全国医药类高职高专规划教材

供中医、针灸推拿、骨伤等专业使用

中医基础理论

>>>（第2版）

主　编　祝建材　于兴娟

副主编　刘明辉　刘锦成　李建民

编　者（以姓氏笔画为序）

　　　　于兴娟　山东中医药高等专科学校

　　　　王　鑫　山东中医药高等专科学校

　　　　王晓戎　安徽中医药高等专科学校

　　　　刘明辉　辽宁医药职业学院

　　　　刘锦成　山东省平邑县中医医院

　　　　李建民　山东省平度市中医医院

　　　　祝建材　山东中医药高等专科学校

　　　　徐加成　山东省莱芜市人民医院

　　　　董文尧　山东中医药大学

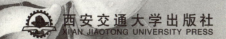

西安交通大学出版社
XI'AN JIAOTONG UNIVERSITY PRESS

图书在版编目(CIP)数据

中医基础理论 / 祝建材，于兴娟主编. —2 版. —西安：西安交通大学出版社，2016.5(2018.6 重印)
ISBN 978-7-5605-8357-0

Ⅰ. ①中… Ⅱ. ①祝…②于… Ⅲ. ①中医医学基础 Ⅳ. ①R22

中国版本图书馆 CIP 数据核字(2016)第 048714 号

书　　名	中医基础理论(第 2 版)
主　　编	祝建材　于兴娟
责任编辑	宋伟丽
出版发行	西安交通大学出版社 (西安市兴庆南路 10 号　邮政编码 710049)
网　　址	http://www.xjtupress.com
电　　话	(029)82668357　82667874(发行中心) (029)82668315(总编办)
传　　真	(029)82668280
印　　刷	陕西金德佳印务有限公司
开　　本	787mm×1092mm　1/16　印张 14.75　字数 351 千字
版次印次	2016 年 5 月第 2 版　2018 年 6 月第 4 次印刷
书　　号	ISBN 978-7-5605-8357-0
定　　价	30.00 元

读者购书、书店添货、如发现印装质量问题，请与本社发行中心联系、调换。
订购热线：(029)82665248　(029)82665249
投稿热线：(029)82668803　(029)82668804
读者信箱：med_xjup@163.com

版权所有　侵权必究

前 言

根据教育部有关高职高专教材建设的文件精神，以高职高专医药技术类专业学生的培养目标为依据，由西安交通大学出版社组织有关高职高专院校教师集体编写了本教材《中医基础理论》。

中医基础理论是一门关于中医学的基本理论、基本知识和基本思维方法的学科，也是阐释和介绍中医学的基本理论、基本知识和基本思维方法的课程。本教材的主要内容包括中医学的哲学基础（精气、阴阳、五行学说）、藏象、精气血津液、经络、体质、病因、病机、养生、防治及康复原则等。教材编写中，遵循"三基""五性""三特定"的原则，为培养应用型人才服务。在保证重点突出的原则下，全书叙述简明、深入浅出、通俗易懂，符合高职高专的教育特色和教学模式。为提高学习的兴趣性和个性化培养，方便学习与理解，在每章节前后，分别提出了学习目标和目标检测。此外，本教材在保证高职高专层次培养目标需要的同时，注意了与本科相同专业同类教材内容的衔接，以便于学生进一步继续学习。

本教材的第一章由祝建材编写，第二章由于兴娟、董文尧编写，第三章由刘明辉、王鑫编写，第四章由祝建材、王晓戎编写，第五章由李建民、董文尧编写，第六章由刘锦程、董文尧编写，第七章由李建民、王鑫编写，第八章由于兴娟、徐加成编写，第九章由刘明辉、徐加成编写。全书由祝建材、于兴娟统稿并修整。

本教材的编写得到了山东中医药高等专科学校的领导及苏新民、赵桂芝等老师的大力支持和帮助，值此表示衷心感谢。

本教材虽经集体讨论、共同审定，但编者水平有限，不足之处在所难免，敬请广大师生在使用过程中提出宝贵意见，以便修订和完善。

编委会
2016.2

目 录

第一章 绪论 (001)
　一、中医学的基本概念 (001)
　二、中医学的历史成就及现代优势 (002)
　三、中医学理论体系的形成与发展概况 (003)
　四、中医学的科学思维 (009)
　五、中医学理论体系的主要特点 (012)
　六、课程的主要内容及学习方法 (019)

第二章 哲学基础 (022)
　第一节 精气学说 (022)
　　一、精与气的基本概念 (023)
　　二、精气学说的基本内容 (023)
　　三、精气学说在中医学中的应用 (025)
　第二节 阴阳学说 (025)
　　一、阴阳的概念和特征 (026)
　　二、阴阳学说的基本内容 (028)
　　三、阴阳学说的应用 (032)
　第三节 五行学说 (035)
　　一、五行的概念、特性及归类 (036)
　　二、五行学说的基本内容 (037)
　　三、五行学说的应用 (040)

第三章 藏象 (047)
　第一节 脏腑 (048)
　　一、五脏 (048)
　　二、六腑 (065)
　　三、奇恒之腑 (069)
　　四、脏腑之间的关系 (070)
　第二节 形体与官窍 (076)
　　一、形体 (076)
　　二、官窍 (078)
　第三节 神与志 (080)
　　一、神 (080)
　　二、志 (083)

第四章 精气血津液 (088)
　第一节 精 (088)
　　一、精的基本概念 (088)

1

二、精的生成 …………………………………………………………… (088)
　　三、精的贮藏与施泄 …………………………………………………… (089)
　　四、精的功能 …………………………………………………………… (090)
　第二节　气 …………………………………………………………………… (090)
　　一、气的基本概念 ……………………………………………………… (090)
　　二、气的生成 …………………………………………………………… (091)
　　三、气的运动与气化 …………………………………………………… (091)
　　四、气的功能 …………………………………………………………… (093)
　　五、气的分类 …………………………………………………………… (094)
　第三节　血 …………………………………………………………………… (097)
　　一、血的基本概念 ……………………………………………………… (097)
　　二、血的生成 …………………………………………………………… (097)
　　三、血的循行 …………………………………………………………… (098)
　　四、血的功能 …………………………………………………………… (099)
　第四节　津液 ………………………………………………………………… (099)
　　一、津液的基本概念 …………………………………………………… (099)
　　二、津液的代谢 ………………………………………………………… (100)
　　三、津液的功能 ………………………………………………………… (102)
　第五节　精气血津液的关系 ………………………………………………… (103)
　　一、气与血的关系 ……………………………………………………… (103)
　　二、气与精的关系 ……………………………………………………… (104)
　　三、气与津液的关系 …………………………………………………… (104)
　　四、血与精的关系 ……………………………………………………… (105)
　　五、血与津液的关系 …………………………………………………… (105)
　　六、精与津液的关系 …………………………………………………… (106)

第五章　经络 …………………………………………………………………… (109)
　第一节　经络的概念和经络系统的组成 …………………………………… (109)
　　一、经络的概念 ………………………………………………………… (109)
　　二、经络系统的组成 …………………………………………………… (109)
　第二节　十二经脉 …………………………………………………………… (111)
　　一、命名 ………………………………………………………………… (111)
　　二、走向与交接规律 …………………………………………………… (111)
　　三、分布规律 …………………………………………………………… (112)
　　四、表里关系 …………………………………………………………… (113)
　　五、流注次序 …………………………………………………………… (113)
　　六、循行部位 …………………………………………………………… (113)
　第三节　奇经八脉 …………………………………………………………… (121)
　　一、奇经八脉的概念及生理特点 ……………………………………… (121)
　　二、奇经八脉的循行和功能 …………………………………………… (122)

第四节　经别、别络、经筋、皮部 …………………………………………… (127)
　　一、经别 …………………………………………………………………… (127)
　　二、别络 …………………………………………………………………… (128)
　　三、经筋 …………………………………………………………………… (129)
　　四、皮部 …………………………………………………………………… (129)
第五节　经络的生理功能 ……………………………………………………… (129)
　　一、沟通联系作用 ………………………………………………………… (130)
　　二、运输渗灌作用 ………………………………………………………… (130)
　　三、感应传导作用 ………………………………………………………… (130)
　　四、调节平衡作用 ………………………………………………………… (130)
第六节　经络学说的应用 ……………………………………………………… (130)
　　一、阐释病理变化 ………………………………………………………… (131)
　　二、指导疾病的诊断 ……………………………………………………… (131)
　　三、指导临床治疗 ………………………………………………………… (131)

第六章　体质 …………………………………………………………………… (135)
第一节　体质的概述 …………………………………………………………… (135)
　　一、体质的概念 …………………………………………………………… (135)
　　二、体质的构成要素 ……………………………………………………… (135)
　　三、体质的基本特点 ……………………………………………………… (137)
　　四、体质的评价标志 ……………………………………………………… (137)
第二节　体质的形成 …………………………………………………………… (138)
　　一、先天因素 ……………………………………………………………… (138)
　　二、后天因素 ……………………………………………………………… (139)
第三节　体质的生理变化 ……………………………………………………… (141)
　　一、体质与年龄 …………………………………………………………… (141)
　　二、体质与性别 …………………………………………………………… (143)
第四节　体质的分类 …………………………………………………………… (144)
　　一、体质的分类方法 ……………………………………………………… (144)
　　二、体质分类及其特征 …………………………………………………… (144)
第五节　体质学说的应用 ……………………………………………………… (147)
　　一、体质与病因 …………………………………………………………… (148)
　　二、体质与发病 …………………………………………………………… (148)
　　三、体质与病机 …………………………………………………………… (148)
　　四、体质与辨证 …………………………………………………………… (149)
　　五、体质与治疗 …………………………………………………………… (149)
　　六、体质与养生 …………………………………………………………… (150)

第七章　病因 …………………………………………………………………… (154)
第一节　外感病因 ……………………………………………………………… (155)
　　一、六淫 …………………………………………………………………… (155)

3

二、疠气		(160)
第二节　内伤病因		(161)
一、七情内伤		(161)
二、饮食失宜		(162)
三、劳逸失度		(163)
第三节　病理产物性病因		(164)
一、痰饮		(165)
二、瘀血		(167)
三、结石		(168)
第四节　其他病因		(170)
一、外伤		(170)
二、虫兽伤		(171)
三、寄生虫		(172)
四、医源因素		(172)
五、先天因素		(174)
第八章　病机		(179)
第一节　发病		(179)
一、发病原理		(179)
二、发病类型		(183)
第二节　基本病机		(184)
一、邪正盛衰		(184)
二、阴阳失调		(186)
三、气血失常		(188)
四、津液失常		(192)
五、内生五邪		(192)
第三节　疾病演变		(194)
一、病位传变		(194)
二、病性转化		(196)
三、疾病转归		(197)
第九章　养生、防治及康复原则		(201)
第一节　养生原则		(201)
一、养生学的意义		(201)
二、养生的基本原则		(202)
第二节　预防原则		(204)
一、预防为主的意义		(204)
二、预防的基本原则		(204)
第三节　治疗原则		(206)
一、治则与治法的关系		(207)
二、中医治疗观		(207)
三、基本治则		(209)

第四节　康复原则 (216)
　　一、康复学的意义 (216)
　　二、康复的基本原则 (216)
附：中医体质分类与判定 (220)
参考文献 (225)

第一章 绪 论

学习目标

【学习目的】 通过本章的学习,明确中医学的基本特点,树立正确的思维观,为后续章节及课程的学习奠定基础。

【知识要求】 掌握整体观念的基本概念,症、证、病、辨证论治的含义;熟悉整体观念的基本内容、辨证与论治的关系及病治异同的意义;了解中医药理论体系的形成和发展概况及中医基础理论的主要内容和学习方法。

【能力要求】 具有初步区别症状与证候的能力;逐步学会运用中医思维方式学习中医学的基本知识与基本理论。

中医学是在中国传统的唯物论和辩证法思想的影响和指导下,通过长期的医疗实践,不断积累,反复总结而逐渐形成的具有独特风格的传统医学科学,是中华民族长期同疾病做斗争的经验总结,具有数千年的悠久历史,是中国传统文化的重要组成部分,为我国人民的保健事业和中华民族的繁衍昌盛做出了巨大贡献。如今,这一传统医药学正焕发出新的光彩,并走向全球为世界人民的卫生保健事业做出新的贡献。

一、中医学的基本概念

中医学是发祥于中国古代的研究人体生命、健康、疾病防治的科学。中医学具有独特的理论体系、丰富的临床经验和科学的思维方法。

(一)中医学的学科属性

中医学属于自然科学的范畴,但亦具有浓厚的社会科学的特点,同时还受到中国古代哲学的影响,所以说,它是以自然科学知识为主体,与人文社会科学等多学科知识相交融的医学科学。

中医学主要探讨人体生、长、壮、老、已的生命规律,研究人体的形态结构、生理功能以及疾病的发生发展和防治规律等,因而中医学具有自然科学的属性。人生活在纷纭复杂的社会之中,人的社会地位、经济条件及人际关系变化,对人体的心身健康必然会产生影响,中医学十分重视人与社会环境的统一性,因而中医学也具有明显的社会科学属性。中医学发源于中国古代,受到当时盛行的哲学思想如精气学说、阴阳学说、五行学说的深刻影响。古代的天文学、气象学、地理学、农学、生物学、植物学、矿物学、军事学、数学以及酿酒技术、冶炼技术等都曾对中医理论体系的形成与发展起到促进作用。正是多学科知识的交融,才构建和形成了中医学独特的理论体系和诊断治疗疾病的特色。

(二)中医学的医学模式

医学模式,又称医学观,是人们考虑和研究医学问题时所遵循的总的原则和总的出发点,即是人们从总体上认识健康和疾病以及相互转化的哲学观点,包括健康观、疾病观、诊断观、治疗观等,影响着某一时期整个医学工作的思维及行为方式,从而使医学带有一定的倾向性、习惯化了的风格和特征。随着社会的发展,人们对健康和疾病本质的理解不断深化,医学模式也由过去的"生物医学模式"向"生物-心理-社会医学模式"发生转变。

中医学以天地人一体的整体观念为指导思想,以人为中心,从人与自然、社会三者的关系去探讨人的生命过程及防治疾病的规律,强调心理因素、体质因素以及社会、自然环境因素对疾病发生发展和防治的影响,要求医生必须"上知天文,下知地理,中知人事",很早就形成了"生物-心理-社会-环境"整体医学模式。中医医学模式体现了现代医学模式新的科学精神,指引着未来医学科学发展的方向。

二、中医学的历史成就及现代优势

(一)历史成就

中医学有五千年的悠久历史,并有着灿烂辉煌的学术成就,至公元16世纪前,一直居于世界医学的先进行列。例如,早在3000多年前的商代的甲骨文中就有关于疾病和医药卫生的记载。成书于春秋战国时期的《黄帝内经》,记载了许多解剖、生理、病理学的认识,大大超越了当时的世界医学水平。1800多年前成书的药物学专著《神农本草经》,记述了黄连治痢、常山截疟、麻黄治喘、海藻治瘿瘤、水银治疥疮等,是世界药物学最早的记载。2世纪时华佗首先使用麻沸散进行全身麻醉,施行剖腹手术,这是世界医学史上最早的腹部外科手术记录。晋代葛洪研究炼丹术,著《抱朴子》,详记了无机物炼制金丹的过程和服用方法,应用了升华、蒸馏等制药法,成为现代化学制药的先驱。659年,唐政府组织编写的《新修本草》,不仅是中国历史上由政府颁发的第一部药典,也是世界上最早的国家药典。宋代宋慈的《洗冤集录》(1247年)在法医学方面有很高的成就,比欧洲最早的法医学著作还早350多年。大约在11世纪,古人就开始应用"人痘接种法"预防天花,成为世界医学免疫学的先驱。16世纪中叶著名的医药学家李时珍编写了闻名于世的《本草纲目》,该书不仅丰富了我国药物学的内容,而且奠定了植物学的基础,被誉为"东方药物巨著"。明清时期,温病学派的形成完善了中医对外感热病的论治方法等。我国现存的中医药古籍约有8000余种,这些浩如烟海的文献,记载着数千年来中医药学的理论和实践经验,中国医药学不愧是一个伟大的宝库。

(二)现代优势

在科技发展日新月异的今天,许多经验性的自然科学由于自身的局限性,相继被实验科学淘汰,而中医学却历经数千年而不衰,至今仍然生机勃勃地屹立于世界医学之林,仍在人类的医疗保健事业中发挥着重要作用。究其原因,这是由自身理论的科学性和优势所决定的,随着疾病谱的变化,崇尚利用天然药物潮流的形成,老龄化社会的到来及健康观的转变,中医学的优势越来越显现出来。归纳起来,中医学具有以下学术优势。

1. 理论优势

中医理论融汇了精气学说、阴阳学说、五行学说等哲学理论,以临床实践为基础,吸收了古代自然、社会、生物、心理等多学科的重要成就,从整体、联系、运动的观念出发综合地研究人体的生命活动及病理变化。它十分重视自然、社会环境对人体健康的影响,在其理论形成之初,就确定了"生物-心理-社会-环境"的整体医学模式雏形,孕育着许多现代医学和生物学新理论、新学说的胚胎与萌芽。正是这些宝贵的理论精髓,赋予了中医学强大的生命力。

2. 治疗优势

辨证论治是中医临床诊治的特色,因人、因时、因地制宜与个体化诊疗,以及整体调节思想,符合人体多样性的特点,符合现代治疗学的发展趋势。中医学以其独特的理论与实践,对诸如病毒性疾病、心脑血管疾病、免疫性疾病、代谢性疾病、心身性疾病、功能性疾病、肿瘤以及老年病等一系列疾病,具有独特的治疗效果。中医药具有"简、便、廉、验"等特点,在农村、社区等基层的卫生保健事业中发挥着不可替代的重要作用。

3. 方药优势

天然药物蕴藏丰富,我国有中药材12807种,历代医籍记载方剂10万多首,目前我国生产的中成药有5000多种,这些经过长期临床实践应用的有效方药,是新药筛选开发的巨大资源,具有开发投资少、风险小、周期短的特点,将成为全球新药研究开发的一个热点,也将成为我国的新兴支柱产业。

4. 养生保健优势

中医学"治未病"的指导思想,是维护健康最为重要的理念,是人类生存智慧最突出的体现,面对当前的现实及人类的未来,都具有十分重要的战略指导意义,"治未病"的观念将引领人类健康发展的方向。中医药学在养生保健和延年益寿方面拥有系统的理论和许多有效的办法,其中根据"药食同源"理论研制开发的具有延缓衰老、调节免疫、抗疲劳等多种功能的保健食品,有着巨大的市场需求。"人人享有卫生保健"是我国人民乃至全人类卫生工作面临的重要任务,天然中药及自然疗法具有毒副作用小、医疗成本低、易应用于基本卫生保健的突出优势。

中医学的优势,也就是中医学的特色。中医学所具备的先进医学模式、重视整体观念、"治未病"思想、个体化诊疗和应用自然药物、自然疗法等特色,不仅符合当今人类医疗保健要求,更显示着自身的科学价值。

三、中医学理论体系的形成与发展概况

中医学具有悠久的历史,经过数千年的经验积累和理论整合,已经形成了一门具有独特理论体系的学科。中医学理论体系的形成和发展,大体上可以分为五个时期。

(一)春秋战国至秦汉时期

春秋战国至秦汉时期,是中医学理论体系的形成时期。

1. 中医理论体系形成的标志

这一时期《黄帝内经》《难经》《伤寒杂病论》《神农本草经》等医学典籍相继问世,标志着中医学理论体系已经确立,也就是理、法、方、药体系基本形成。

(1)《黄帝内经》

《黄帝内经》简称《内经》,成书于战国至秦汉时期,东汉至隋唐仍有修订和补充。《内经》包括《素问》和《灵枢》两部分,共18卷162篇。它是几代医学家共同创作的,是先秦医学经验和理论的总结,内容十分丰富。该书以当时的唯物论和辩证法思想——阴阳五行学说为论理工

具,在整体观念指导下,系统地阐述了人与自然环境的整体统一关系,以及生理、病理、经络、诊法、辨证、针灸、防治原则和预防、养生等问题,不但为中医学理论体系的确立奠定了基础,同时也是中医学在理论与实践诸多方面继续发展的基石。

(2)《难经》

《难经》全名《黄帝八十一难经》,相传系秦越人(扁鹊)所作。该书内容简要,辨析精微。全书以基础理论为主,涉及生理、病理、诊断、治疗等各个方面,尤其对脉学有较详细的论述,对经络学说以及藏象学说中的命门、三焦的论述,则在《内经》的基础上有所发展。该书补充了《内经》的不足,也成为后世指导临床实践的理论基础。

(3)《伤寒杂病论》

《伤寒杂病论》为东汉末年张仲景在继承前人的医学理论基础上,结合自己的医学实践经验撰写的一部医学典籍。该书后世被分成《伤寒论》和《金匮要略》两部书。其中,《伤寒论》以论述外感病为主,用六经为纲进行辨证论治,六经既是辨证的纲领,又是论治的准则;《金匮要略》以论述杂病为主,以脏腑分证为纲,论述了40多种病证,提出了许多有关疾病的病因、病证、诊治和预防等方面辨证论治的规律和原则。总之,《伤寒杂病论》以六经论伤寒,以脏腑辨杂病,提出了"观其脉证,知犯何逆,随证治之"的辨证论治原则,使中医学的基础理论与临床实践紧密结合起来,为临床医学的发展奠定了坚实的基础。

(4)《神农本草经》

《神农本草经》简称《本草》或《本经》,约成书于汉代,托名神农所著,是我国最早的药物学专著。该书总结了汉以前的药物学知识,共记载了365种药物,并根据药物毒性的大小分为上、中、下三品。其中,上品药无毒,主益气;中品药或有毒或无毒,主治病、补虚;下品药有毒,主除病邪、破积聚,不可久服。该书不但准确记载了每种药物的性能、主治,为临床用药提供了方便,而且更重要的是提出了"四气五味"的药性理论,明确了"疗寒以热药,疗热以寒药"的用药原则,使药理学说与病理学说密切结合,使中医药学理论体系更加充实。同时,该书提出单行、相须、相使、相畏、相恶、相反、相杀等"七情合和"的药物配伍理论,为组方提供了重要的理论依据。

2. 中医学理论体系的形成要素

战国至两汉时期,古代哲学、社会科学、自然科学,特别是生物科学均取得了非凡的成就,为中医理论体系的形成奠定了医学观、自然观和方法论的基础。中医学理论体系形成的重要因素,主要有以下几个方面。

(1)古代解剖及生理现象的观察

恩格斯曾经说:"没有解剖学就没有医学。"我国古人早就应用解剖的方法,了解人体的形体结构。《灵枢·经水》载:"夫八尺之士,皮肉在此,外可度量切循而得之,其死可解剖而视之。其脏之坚脆,腑之大小,谷之多少,脉之长短,血之清浊……皆有大数。"这里已明确提出"解剖"一词,并有大量内脏器官形态、位置、大小、容积和重量的记载,特别是对消化系统的描述是相当丰富和准确的,与现代解剖学十分相近。中国古代解剖学的成就为中医藏象学说的形成奠定了形态学基础,其心、肝、肺、脾、肾、胃、大肠、小肠、胆、膀胱、脑、子宫等脏器名称,迄今还为我国现代解剖学和现代医学所沿用。

虽然我国当时的解剖学居于世界的领先地位,但由于历史条件、社会因素和解剖技术的限制,只靠直观的解剖方法得到的知识无法解释复杂的生命现象。因此,古人在长期的生活、生产活动中,对生命现象进行观察,大到天体运行、气候寒暑、地域高下对人体的影响,小到情志喜怒、饮食寒温、劳逸动静给人体带来的变化,皆成为认识内脏生命活动机理及状态的信息。如天暑衣厚汗多尿少,天寒衣薄尿多汗少,为认识体内气血津液受气候寒暑变化的影响提供了依据。又如大怒或情志抑郁时,皆会导致两胁胀痛不适,因而认识到"郁怒伤肝""胁为肝之分野"。"有诸内,必形诸外",中医藏象学说用以表知里、司外揣内的认知方法,构建了以功能联系为主导的藏象理论。

(2)长期医疗实践的反复验证

自从有了人类社会,就有了人类与疾病做斗争的经验积累。从原始社会医药的起源,到战国秦汉时期这一漫长的历史过程中,古代的医药学家积累了丰富的医药学知识,并在此基础上加以整理、总结与升华。在众多医学家的共同努力下,撰写了我国现存最早的医学巨著《黄帝内经》,初步确立了中医学独特的理论体系。东汉末年著名医学家张仲景总结了前人的临床医学成就,并结合自己的实践经验,著成了《伤寒杂病论》,将中医基础理论与临床实践知识紧密结合在一起,确立了辨证论治及理法方药理论体系。因此说,古代长期医疗实践经验的积累,为中医学理论的形成奠定了丰富而坚实的实践基础。

(3)古代社会科学和自然科学的渗透

从春秋战国到秦汉这一时期,各种文化学术流派,如儒家、道家、法家、墨家、阴阳家、兵家等进行了广泛的学术争鸣与交流,呈现了"诸子蜂起,百家争鸣"的繁荣景象,这就为中医理论体系的确立奠定了社会科学和人文科学的基础,也成了《黄帝内经》博大精深的文化底蕴之根源。同时,中医学理论体系在形成和发展的过程中广泛地吸收、渗透和交融了当时高度发展的自然科学如天文学、历学、数学、气象学、地理学、军事学、物候学、解剖学、心理学等多学科知识。如"五运六气学说",就是古代天文、历学、气象、地理、物候、数学等与医学知识有机结合的典范。

(4)古代哲学思想的影响

哲学是人们对世界最一般的理性认识。任何一门自然科学的形成与发展,都离不开哲学,必然受到哲学思想的支配和制约。先秦时期出现的精气学说、阴阳学说、五行学说,对中医学理论体系的形成产生了积极的影响。精气学说作为古代哲学中的朴素唯物论思想,对中医学的唯物主义生命观的建立产生了深刻的影响。阴阳学说和五行学说作为古代哲学中的辩证法思想,促进了中医学方法学体系的建立,推动了中医学理论体系的形成。

(二)晋、隋、唐时期

这一时期,是医学理论、临床各科及药物学的全面发展时期。

1. 医学理论、临床各科的成就

晋·王叔和著《脉经》,丰富了脉学的基本知识和理论;晋·皇甫谧的《针灸甲乙经》为现存最早的针灸学专著;隋·巢元方的《诸病源候论》是我国第一部病因、病机和证候学专书;唐·孙思邈的《千金要方》《千金翼方》以及王焘的《外台秘要》等,集唐以前医学之大成,从理论到临床均有新的发展。

2. 药物学方面的成就

唐代《新修本草》又称《唐本草》,是我国也是世界上第一部药典,反映出此时的药物学已经达到了很高的水平。

(三)宋、金、元时期

宋、金、元时期,许多医药学家在继承了前人已有成就的基础上,根据各自的实践经验,勇于创新,提出自己的独到见解,从而使中医药理论有了新的突破和发展。各种专科和综合性论著,层出叠见。其中,金元四大家的学术争鸣对中医学理论的发展做出了重要的贡献。

1. 医政、药政及医学教育

宋代医政、药政机构比较健全,不仅设立翰林医官局专职医药行政,还在宫廷、京都和地方设有御药院、尚药局等。

医学教育方面,宋代设立了专门的医学教育机构——太医局。分为大方脉(内科)、风科(中风)、小方脉(儿科)、眼科、疮肿兼折伤、产科、口齿兼咽喉科、针灸科、金镞兼书禁科;课程有《素问》《难经》《伤寒论》《脉经》《诸病源候论》《千金方》《太平圣惠方》等。

北宋政府还设立校正医书局,集中大批科学家和医家对从《内经》以下直到唐代的许多医学著作进行考证和校正,然后印刷出版。校书局陆续刊行了《素问》《伤寒论》《金匮要略》《脉经》《难经》《千金要方》等古典医籍,对宋以前中医文献的整理、保存、传播做出了重大贡献。

2. 方书、本草书的大量涌现

北宋政府令王怀隐等编成一百卷的《太平圣惠方》;召海内名医编成二百卷的《圣济总录》;多次修订了《开宝本草》《嘉祐本草》《本草图经》等本草著作。医药学家个人的著作也很多。如唐慎微将《嘉祐补注本草》《本草图经》加以整理,著成《经史证类备急本草》,这是宋代最著名的药物学著作。

3. 临床医学的成就

宋·陈无择的《三因极一病证方论》,阐述了"三因致病说",把复杂的病因分为内因、外因、不内外因三大类,发展了张仲景的病因学说,使中医病因学说进一步系统化、理论化,对后世有深远的影响。

在诊断方法上,脉诊受到特别的重视。宋·崔嘉彦撰《脉诀》,又名《崔氏脉诀》《崔真人脉诀》《紫虚脉诀》。作者鉴于脉理难明,"非言可传,非图可状。"遂以较通俗易晓的文笔,以四言歌诀的形式阐述脉学义理,便于习诵。许叔微《普济本事方》中记载了小儿指纹的诊法。《太平圣惠方》及《小儿药证直诀》已能鉴别出天花、麻疹和水痘,而在郭雍的《伤寒补亡论》已能鉴别斑疹伤寒、水痘、天花、麻疹、荨麻疹五种发疹性疾病,掌握了其主要特点。

在外科方面也有新的突破和发展。宋代陈自明《外科精要》一书的问世,首先明确提出外科的名称。其主张根据脏腑经络虚实,因证用药施治,不可拘泥热毒内攻之说,常用寒凉攻伐之剂。元代御药院外科太医齐德之所著《外科精义》,选集元以前医学著作中有关诊治痈疽、疮疡的论述,结合个人临床经验,强调外科诊治注重整体观念,要求脉证合参、辨证论治、以证遣方、内外兼治。

宋代妇产科很发达,已专门设有产科医生,并有产科专著,妇科学术水平也显著提高。如朱瑞章著《卫生家宝产科备要》,介绍前人的经验并收载产科中"借地、禁草、禁水"三法,有利于减少产褥期并发症;杨子建著《十产论》,详述了横产(肩产式)、倒产(足产式)、偏产(额产式)、坐产式、碍产(脐带绊肩)等各种难产及助产方法,该书所载转胎手法,是医学史上异常胎位转位术的最早记载,它标志着宋代妇产科对难产处理有较高水平;陈自明著《妇人大全良方》,除了论述产科内容之外,还有调经、众疾、求嗣三门,记述了有关月经的生理及异常证候、一般妇科病和不育问题。

宋代的太医局专设有儿科,称为小方脉。在《太平圣惠方》《圣济总录》等医著中都有大量翔实的关于儿科诸证理法方药的全面论述。刘昉等所著的《幼幼新书》是宋代一部重要的儿科学专著,钱乙的《小儿药证直诀》从生理病理到诊治方药都有系统的论述,标志着儿科学已自成体系。

宋代在针灸方面,做了不少整理工作。首先,《太平圣惠方》的第九十九、第一百卷收录了唐以前部分有关针灸的资料。为了使针灸图更形象真实化和富有立体感,王惟一于天圣五年(1027年)奉敕铸造了最早的两具刻有经脉腧穴的铜质人体模型——针灸铜人,同时编写了《铜人俞穴针灸图经》。至今仍为针灸家取位定穴范本的《十四经发挥》,即源于该《图经》。有关针灸的著作还有《针灸资生经》《玉龙歌》等。

法医学也颇有成就。这方面的著作有郑克的《折狱龟鉴》和桂万荣的《棠阴比事》,最著名的是宋慈所著的《洗冤集录》。

4. 学术争鸣

金元医学流派较多,学术争鸣的气氛浓厚。主要代表人物是金元四大家,即金代的刘完素、李杲、张从正及元代的朱震亨等四人。

刘完素(字守真),金代河间人,著有《宣明论方》《素问玄机原病式》。创立"寒凉派",提出"火热论"。他认为各种病证都由火热引起,所以治疗时善用寒凉药。

张从正(字子和,号戴人),金代睢州考城人,著有《儒门事亲》。创立"攻邪派",倡导"攻邪论"。他认为"邪去而元气自复",特别重视"汗、吐、下"三法。

李杲(字明之,号东垣老人),金代真定人,著有《脾胃论》《兰室秘藏》。他继承了张元素的易水学派精髓,并创立了"补土派"。他认为百病都由脾胃虚所致,主张补脾阳。

朱震亨(字彦修,号丹溪),元代义乌人,著有《丹溪心法》《格致余论》。他创立了"滋阴派",倡导"相火论"。

(四)明清时期

在中医学术发展史上,这一时期是中医药学理论的深化发展阶段。这一时期,编辑了大量的医学全书、丛书和类书,中医学理论体系有了进一步的完善,脏象理论得到不断丰富,临床各科的辨证有了进一步的提高,出现了许多有重大意义的医学创新与发明,尤其是温病学说迅速发展。

1. 温补学派盛行

明朝到清初,温补学派颇为盛行。其中薛立斋、孙一奎、赵献可、张景岳、李中梓等大抵都重视脾肾,善于温补。

薛己(字新甫,号立斋),明·吴县人。薛氏自幼即承继祖传之医术,初为疡医(中医外科医师),后却以内科驰名。正德年间选为御医,擢太医院判,嘉靖年间迁太医院使。由于在禁宫多年,得以阅览群书,精通各科医技。中年告归之后,即致力于著作,有《外科枢要》《内科摘要》《女科撮要》《疠疡机要》《正体类要》《口齿类要》等书刊行。其治学的中心思想是以温补脾肾为主,为温补学派的发起人。

孙一奎,明·嘉靖至万历年间安徽休宁人。孙氏虽为丹溪之再传弟子,然其在学术上并不拘泥朱氏的"阳有余阴不足论",而是擅长温补。著有《赤水玄珠》《医旨绪余》《孙氏医案》等。

他为了提高学术水平,曾到湘赣江浙等地寻师访友,广询博采,学识颇丰,成为当时一大名医。

赵献可(字养葵),明代鄞县人。赵氏精于医学,其术宗于薛己,治病以补火为主。著有《医贯》等。赵献可继承了薛氏这种学术后,对命门的研究就特别有兴趣,成为温补学派中一个非常重要的代表人物。

张介宾(字会卿,号景岳,别号通一子),明代山阴人。张氏治方好用熟地,故人称之为张熟地。著有《类经》《类经图翼》《景岳全书》等,创制右归丸、左归丸等方流传至今。

李中梓(字士材,号念莪),明代华亭(今江苏省松江县)人。李氏天性聪明,十二岁就考得童子试的第一名,但因为自幼体弱多病,所以无心于利禄功名,而致力于钻研医学。著有《内经知要》《药性解》《医宗必读》《伤寒括要》《本草通玄》等。他没有拜过任何老师,只靠孜孜不倦地自学,对金元四大家的学术思想有深刻的体会,尤其重视温补脾胃肾,将他所学和自己的心得,在临床上运用,都得到了良好的疗效。

2. 温病学说形成

温病学派的出现,标志着中医学术发展又取得了新的成就。明·吴又可确立了瘟疫病病因学的"戾气学说"新概念,提出了治疗瘟疫病较完整的学术见解,著成《温疫论》,为温病学说的形成奠定了基础。清代叶天士著《温热论》,首创卫气营血辨证;吴鞠通著《温病条辨》,创三焦辨证。这些温病学家大胆地突破了"温病不越伤寒"的传统观念,创立了以卫气营血、三焦为核心的一套比较完整的温病辨证论治理论和方法,从而使温病学在证因脉治方面形成了完整的理论体系。此外,薛生白著《湿热条辨》、王孟英著《温热经纬》,也对温病学说的形成起了重要作用。温病学说和伤寒学说相辅相成,成为中医治疗外感热病的两大学说,在治疗急性热病方面做出了巨大的贡献。

3. 医药学大家李时珍

李时珍(1518—1593年,字东璧,晚年自号濒湖山人),湖北蕲州(今湖北省黄冈市蕲春县蕲州镇)人,明代伟大的医学家、药物学家。其父李言闻是当地名医。李时珍继承家学,尤其重视本草,并富有实践精神,善于向人民群众学习。李时珍三十八岁时,被武昌的楚王召去任王府"奉祠正",兼管良医所事务。三年后,又被推荐上京任太医院判。太医院是专为宫廷服务的医疗机构,当时被一些庸医弄得乌烟瘴气。李时珍在此只任职了一年,便辞职回乡。李时珍曾参考历代有关医药及其学术书籍八百余种,结合自身经验和调查研究,历时27年编成《本草纲目》一书,是我国明以前药物学的总结性巨著。在国内外均有很高的评价,已有多种文字的译本或节译本。另著有《濒湖脉学》《奇经八脉考》等书。

《本草纲目》共52卷,分16部、60类。共收载药物1892种,其中植物药1094种,矿物、动物及其他药798种,有374种为李氏所新增。每种药首先以正名为纲,附释名为目;其次是集解、辨疑、正误,详述产地、形状;再次是气味、主治、附方,说明体用。内容极其丰富,是我国药物学的宝贵遗产,对后世药物学的发展做出了重大贡献。

4. 学术创新

明清时期有不少学术创新,除了上述各派医家之外,颇负盛名的还有王清任。

王清任(字勋臣),直隶玉田(今属河北)人。年轻时即精心学医,并于北京开一药铺行医,医术精湛,颇噪于一时。因其精究岐黄,于古书中对人体结构与实际情况不符,颇有微词,并敢于提出修正批评,其革新精神甚得好评。王清任曾言"著书不明脏腑,岂非痴人说梦;治病不明脏腑,何异盲子夜行",故精心观察人体之构造,并绘制图形,纠正前人错误,写成《医林改错》。

他对中医学中的气血理论有所发挥,特别是在活血化瘀治法方面有独特的贡献。他创制了很多活血逐瘀方剂,注重分辨瘀血的不同部位而分别给予针对性治疗,他的活血化瘀方剂一直在中医界受到重视,并广泛应用于临床,经临床实践验证,疗效可靠。

(五)近代和现代

鸦片战争以后,西方科技和文化传入我国,中西文化发生了大碰撞。随着现代医学在中国广泛地传播,形成中医、西医、中西医结合并存的局面。中医学理论的发展呈现新旧并存的趋势,一是继续收集和整理前人的学术成就,如20世纪30年代曹炳章主编的《中国医学大成》,是一部集古今中医学大成的巨著;二是出现了中西汇通的学术思潮,以唐容川、朱沛文、恽铁樵、张锡纯等为代表的中西医汇通学派,认为中西医各有所长,主张汲取西医之长以发展中医,如唐宗海著《中西汇通医书五种》、张锡纯著的《医学衷中参西录》,从医理、临床各科病症以及治疗用药各方面,均大胆地引用中西医理论互相印证,并创造性地并用中西药物,对后人有较大的影响。同时,西医界也不断吸收和研究中医,如麻黄碱(麻黄)、四氢帕马列丁(延胡索)等都是西医药学家研究中药取得的成果。

自中华人民共和国成立以来,中医学理论取得了长足的发展,在研究的广度和深度及方法上均超过了历史任何时期。当代中医学理论的研究,以系统整理、发掘提高为前提,运用传统方法和现代科学方法,多学科多途径地逐步揭示了中医学理论的奥秘,使中医学的理论不断深化、更新,并呈现有所突破的态势。中医学理论研究已成为世界性的研究课题,各国学者多有建树,随着研究的不断深入,中医学的理论研究也必将取得重大突破,为生命科学的发展做出自己的贡献。

1956年之后,全国各地相继成立了中医院校,各版本的《中医基础理论》相继编写问世,使中医理论体系得以不断完善与提高。60多年来,中医基础理论的研究发展迅速,取得了一大批研究成果。一些学者应用传统的研究方法,对阴阳、五行、藏象、气血、经络、体质、病因、病机、治则等中医基本理论进行了系统的研究,出版了大量中医理论研究专著。一些学者用现代科学技术和方法以及哲学、控制论、系统论、信息论等,对中医药基础理论进行了探讨与研究,促进了中医药学与现代科学的沟通,特别是在藏象学说、体质学说、证候研究、经络研究等方面成绩显著,进一步丰富了中医药理论体系,促进了中医药学的发展。

四、中医学的科学思维

人类对自然的认识,是一个由浅入深、由局部到整体、由现象到本质的不断深化的过程,不同的时代,由于科学技术水平不同,所采用的研究方法也不同。在古代缺乏现代科技手段的条件下,中医学的研究方法主要是直观察验和理性思辨,并逐步形成了一整套独特的思维方法。中医学历经数千年而不衰,这与中医学理论具有鲜明的思维特色是分不开的,独特的科学思维方法创造出中医学特有的理论体系。

(一)中医学思维方法的特点

中医学思维方法,是中医学构建过程中理性认识的方法体系,具有许多鲜明的特点,归纳起来有以下几个方面。

1. 注重宏观观察

科学观察的方法,可分为微观观察和宏观观察。中医学理论体系形成于战国至秦汉之际,由于受到当时社会历史条件的限制和影响,观察方法以宏观观察为主。中医学把人体放到自然界与社会的总体运动和广泛的动态平衡之中进行考察与研究,强调人与自然界的统一、人与社会的统一、形体与精神的统一。中医学的精气学说、阴阳学说、五行学说、藏象学说、病因病机学说、养生学说、治疗学说的形成,无不是注重宏观观察的结果。

2. 重视整体研究

整体研究是在整体观念的指导下进行的。中医认为人是一个有机的整体,人和自然环境、社会环境之间是互相影响的不可分割的整体。为此,中医学研究既注重人体解剖组织结构、内在脏腑器官的客观存在,更重视人体各脏腑组织之间的联系,并强调人体自身内部以及人与外界环境之间的统一和谐,从而形成了"五脏一体""形神一体""天人一体"的独特的理论体系。

3. 强调功能联系

中医学理论十分强调事物与事物之间的功能联系。对人体复杂生命活动的认识,只靠分析其形态结构是难以完成的,因此中医藏象理论的建立,虽然有古代解剖学实践为基础而进行的直观观察,但更注重通过对脏腑功能活动表现于外的"征象"进行的整体观察,是采用功能联系的思维方法来认识的。中医学运用五行学说把脏腑形体官窍构成一个以五脏为中心的生理病理系统,再以五脏藏精、精化为气、气分阴阳、阴阳二气动静协调的理论建立起一个脏腑机能的理论性模型,来阐释各脏腑的复杂机能及其相互关系,阐释人体生长壮老已的生命过程。因此说中医学的脏腑概念,不仅仅是一个形态学的概念,更是一个功能学的概念,是一个生理病理学的概念。

4. 擅长哲学思维

中医学汲取中国古代朴素的唯物论和辩证法思想,作为世界观和方法论构建自身的理论体系,并运用哲学的概念和范畴去阐明医学中的一系列问题,将其在医疗实践活动中积累的经验和通过观察而获得的感性资料上升为理性认识,古代哲学思想对中医学理论体系的形成与发展起到了决定性的作用。中医学借助于中国古代哲学思维的方法和原理,以精气学说、阴阳学说、五行学说等朴素的唯物辩证法思想为指导,以道家和儒家的"中和"平衡思想为核心,以司外揣内、类比、比较、归纳、演绎、分类、试探和反证等为具体的思维方法,对在长期生理、病理现象观察中获得的大量感性资料和在实践中积累的丰富经验进行理性的认识和总结。医学知识与哲学思维的融合,从而逐步形成了具有中国特色的医学理论。

(二)中医学的常用思维方法

中医学的哲学思维方法很多,比较常用的有中和思维、取象比类、司外揣内、归纳与演绎、试探和反证等。

1. 中和思维

中和,又称"中庸""中行""中道",是中国古代哲学中最重要的思维方式之一。中,即不偏不倚,无太过、无不及的平衡状态;和,是对一切有内在联系的事物进行协调,使之达到和谐状态。因此,中和包涵着平衡与和谐两层意思。《中庸》载:"中也者,天下之大本也;和也者,天下之达道也。致中和,天地位焉,万物育焉。"《淮南子》载:"天地之气,莫大于和,和者,阴阳调。"在中国古代,几乎所有的哲学家都把"中和""和谐""平衡"等看做是事物内部的最佳状态。

自然界的平衡,则风调雨顺、万物茂盛;社会的和谐,则秩序井然、国泰民安。"中和"思想的核心是平衡与和谐,这种平衡与和谐的思想贯穿于中医学理论体系的各个方面。其中的阴阳学说、五行学说、精气学说以及整体观、恒动观、生命观、发病观、治疗观等，无不始终贯穿着不偏不倚的"中和"思想。"中和"思想虽源于中国古代哲学，但它已深深地植根于中医学中，并与之融为一体，密不可分，成为了中医学的核心和灵魂。

2. 取象比类

取象比类，又称"援物比类"，即类比思维。这是一种由一事例推导另一事例的推理方法，即根据两种事物之间的一个共同点，去推论和证明他们在另一些特性和规律上也可能是相同的。类比思维是科学认识过程中获取新知识的一种重要方法，历来受到科学家们的重视。中医学从整体观念出发，在对自然界与人体关系悉心观察的基础上，也广泛应用了取象比类的方法，来探索人体的生理病理变化，分析病因病机，并指导立法用药。如以病因中的风邪为例，人们观察到自然界的风，善行数变，轻扬上行，并能动摇树木，因此当患者感受外邪后，出现恶风、汗出、游走性关节疼痛、游走性瘙痒等与自然界风的特性相类似的症状时，就认为是感受风邪所致，采用祛风的方法进行治疗。

类比思维对于中医基础理论的构建起到了相当大的作用，几乎在基础理论的各个部分，都可以看到取象比类的痕迹。但是，我们也应该看到，类比法也存在着一定的局限性，因为事物之间存在着同一性与差异性，同一性提供了类比的逻辑依据，差异性则限制着类比结论的正确性。只注意到两个事物表面的相似之处，就将其作为推理的前提，有时这种推理的结论可能是错误的。因此，对类比结论的正确与否，还必须通过反复的实践进行验证。

3. 司外揣内

司外揣内，又称"察外知内""以表知里"，是通过事物的外在表现，来分析判断事物内在状态和变化的一种思维方法。这也是人们认识事物的最一般的思维方法，中医学将之概括为"有诸内，必形诸外"。此即事物内在的变化，可以在外部表现出来，通过观察外部表现，可以了解内在的变化，是中医学研究人体生理和病理时最常用的方法。如中医藏象学说，就主要是用以表知里的思维方式确定的，藏是指内脏，是里；象是指表现于外的生理病理现象，是表。通过对外在的生理病理现象的观察分析，可以判断内在脏腑的生理病理改变。如《灵枢·本脏》所载："视其外应，以知其内脏，则知所病矣。"例如，肝开窍于目，若见患者目赤肿痛，可诊断为肝火上炎。

以表知里的方法与现代控制论的"黑箱"方法有所类同。所谓"黑箱"，是指那些具有某种功能而内部结构不清楚的系统。从外部观测这类系统的输入变化所引起的输出响应，分析系统的动态过程，推断系统的行为，就是黑箱方法。由于是在没有打开黑箱的情况下进行研究，虽然从总体上把握了人体生命活动的规律，但对内在结构细节的了解却显得笼统，从而在很大程度上限制了总体认识的深入。因此，以表知里的思维方法也存在着其局限性。

4. 归纳和演绎

归纳和演绎是人类认识最早、运用最为广泛的思维方法。这两种推理形式概括了人们认识事物的基本过程，即从个别到一般（归纳），又从一般到个别（演绎）。

（1）归纳

归纳是指从许多个别的事物中概括出一般性概念、原则或结论的思维方法。归纳法在中医基础理论中被广泛运用，如中药的种类很多，为了便于掌握和临床应用，中医学在大量临床经验积累的基础上，把药物的性质归纳为寒、热、温、凉四种，又称"四气"；把药味归纳为辛、甘、酸、苦、咸五味；把药物的作用归纳为升、降、浮、沉四个方面，并进而用阴阳概括为属阴、属阳两大类。这样就可以根据病证的阴阳偏盛偏衰情况，确定治疗原则。再结合药物性能的阴阳属性，选择相应的药物，以纠正由疾病引起的阴阳失调状态，从而达到治愈疾病之目的。

(2)演绎

演绎又称"推演络绎"，是由一般的原理推导出特殊性结论的推理形式。人们以归纳得出的一般的共性结论为依据，去研究个别的、尚未深入研究的或新出现的医学问题。中医经常用阴阳学说、五行学说等哲学思维和原理，说明人体的生理病理变化、指导养生防病和治疗，其中大多渗透着演绎的思维方式。中医经常运用演绎法解释人体的生命活动，并用以指导疾病的诊断和治疗。如按照五行归类，肝属于木，木具有升发和喜条达的特性，故肝具有升发和喜舒畅条达的生理特点。再如心在五行属火、主神志、开窍于舌，而火的特性，具有温热、上升的特性。因此，心火旺则会出现烦躁失眠、口舌生疮等火热上炎的症状，用清心泻火的方法治疗，心火被清，则病证自消。

5. 试探和反证

试探和反证都是从结果来进行反推的思维方法，不同之处，试探法要事先采取一定的措施，再观察结果，而反证法则不必采取措施。这两种方法，在各种科学研究和医学诊疗中，都被广泛使用。

(1)试探

试探，即对研究对象先作一番考查，提出初步设想，依据这种设想采取相应的措施，然后，根据这种措施在实施对象身上所产生的反应，对原有设想作适当修改，以决定下一步措施的一种认知方法。试探法在审察病因中用的最多。如《伤寒论》载："若不大便六七日，恐有燥屎，欲知之法，少与小承气汤，汤入腹中，转矢气者，此有燥屎也，乃可攻之。若不转矢气者，此但初头硬，后必溏，不可攻之，攻之必胀满，不能食也。"这是张仲景用小承气汤试探有无燥屎的思维方法。临床上对于一些病证在未能予以确诊时，往往采取诊断性治疗的方法，通过治疗效果的观察推测疾病的本质，就是试探方法的具体运用。

(2)反证

反证是从结果来追溯和推测原因，并加以证实的一种逆向思维方法。反证法是中医在疾病诊断、治疗中广泛应用的论证方法。如肾虚患者容易出现耳鸣耳聋，用补肾药后，耳鸣耳聋症状可以得到减轻或痊愈，由此反证肾和耳有密切关系，所以说"肾开窍于耳"。再如中医探求病因的主要方法是"审症求因"，即通过分析疾病的症状和体征来推求病因，也是采用的反证方法。

五、中医学理论体系的主要特点

中医药学在长期的医疗实践中，逐步形成了一套独特的理论体系，这一理论体系的主要特点是整体观念、恒动观念和辨证论治。

(一)整体观念

整体，是指联系性、统一性和完整性。整体观念，是中医学关于人体自身的完整性及人与外界环境(自然环境、社会环境)统一性的认识。中医学的整体观念既重视人体自身的统一性和完整性，又认为人和自然环境、社会环境之间是互相影响的不可分割的整体。整体观念是古代唯物论和辩证法思想在中医学中的体现，它贯穿于中医生理、病理、诊法、辨证、养生和防治

1. 人体是一个有机的整体

中医学认为人体是一个以心为主宰、五脏为中心的有机整体。人体由若干脏腑、形体和官窍组成,各个脏腑、形体和官窍都有其各自不同的结构和生理功能,但它们不是孤立的、各不相关的,而是结构上不可分割,生理上相互联系、相互制约,病理上相互影响的。因此,在诊断与治疗疾病时,必须从整体出发,才能诊断明确,治疗得当。

(1) 生理上的整体性

主要体现在两个方面,一是构成人体的各个组成部分在结构与功能上是完整统一的,即五脏一体观;二是人的形体与精神是相互依附、不可分割的,即形神一体观。

五脏一体观 人体由五脏(心、肺、肝、脾、肾)、六腑(胆、胃、小肠、大肠、膀胱、三焦)、五体(皮、肉、筋、脉、骨)、五官(目、舌、口、鼻、耳)、九窍(口、两鼻孔、两目、两耳、前阴、后阴)等共同构成。它们以五脏为中心,通过经络系统"内属于脏腑,外络于肢节"的联络作用,构成了心、肝、脾、肺、肾五大系统(表1-1)。五大系统以五脏为中心,而五脏中又以心为最高统帅,心为"五脏六腑之大主",能主宰整个人体的生命活动。五大系统在正常情况下,彼此之间相互协调和相互制约,并通过精、气、血、津液等作用,共同完成人体的生理活动,从而表现出生命活动的整体联系。这种以五脏为中心的结构与功能相统一的观念,称为"五脏一体观"。

表1-1 人体五大生理系统简表

系统	五脏	六腑	五官	五体	经络
心系统	心	小肠	舌	脉	手少阴心经,手太阳小肠经
肝系统	肝	胆	目	筋	足厥阴肝经,足少阳胆经
脾系统	脾	胃	口	肉	足太阴脾经,足阳明胃经
肺系统	肺	大肠	鼻	皮	手太阴肺经,手阳明大肠经
肾系统	肾	膀胱	耳	骨	足少阴肾经,足太阳膀胱经

形神一体观 形,即形体,是指构成人体的脏腑、经络、组织及精气血津液等生命物质。神,即精神,是指人的精神意识思维活动。形神一体观认为,形与神俱,不可分离。形是神的藏舍之处,神是形的生命体现,神不能离开形体而单独存在,有形才有生命,有生命才产生精神活动。而神一旦产生,就对形体起着主宰作用,故所谓形乃神之宅,神乃形之主。形神统一,是生命存在的保证。

精(包括血和津液)是构成形体的基本物质,也是化气生神的物质基础,精藏于脏腑之中而不妄泄,又受神和气的调控。气是机体内活力很强,不断运动的精微物质,是推动和调节生命活动的根本动力,也是化生神的基本物质,气充则神旺。而气的运行,又赖神的调控,即所谓"神能驭气"。可见,精是构成形体的基本物质,气是生命活动的动力,神是生命活动的主宰,三者共同构成"形与神俱"的有机整体。

(2) 病理上的整体性

脏腑之间、精气血津液之间,在生理上是相互依存、协调统一的,在病理上也必然是相互影响的。脏腑发生病变,可以通过经络反应于体表、组织或官窍;体表、组织、官窍有病,也可以通过经络影响脏腑;脏腑之间亦可以相互影响。

一般地说,局部的病变大都是整体功能失调在局部的病理反映。如目的病变,既可能是肝脏功能失调的反映,也可能是五脏整体功能失常的表现。因而,对局部病变的病理机制,不能单从局部去分析,而应从五脏这个整体去考虑。

人的体表组织与脏腑之间常可相互影响。如内脏有病,可以通过经络反映于相应的体表组织器官;反之,体表组织器官异常,也可通过经络内传于脏腑。如胃火过亢,可致牙龈肿痛;体表感受风寒等邪,可传至肺脏,影响肺的宣降,出现咳嗽、气喘、吐痰等症状。

脏腑之间,在病理上也会相互影响。一个脏腑有了病变,常可影响其他脏腑。如肝火过亢时,不仅出现胁痛、口苦等肝脏病变的症状,而且还可影响到胃的通降功能,出现胃脘胀痛、嘈杂吞酸等症;还可上灼于肺,而见咳嗽、咯血等症。

脏腑组织器官的功能失常,还可影响气、血、津液的代谢;气、血、津液的代谢失常,也可影响脏腑组织器官的功能活动。

人体是形神统一的整体,因而,形与神在病理上也是相互影响的。形体的病变,包括气、血、津液的病变,可引起神的失常;而精神情志异常,也可影响形体而产生病变。

(3)诊断上的整体性

中医在诊断疾病时,亦从整体出发,采用"察外知内"的方法,通过观察五官、形体、舌脉等外在变化,推测内在脏腑的病理变化,从而做出正确的诊断。《灵枢·本藏》载:"视其外应,以知内脏,则知所病矣。"舌诊是中医望诊的重要内容,人体内脏腑的虚实、气血的盛衰、津液的盈亏,以及疾病的轻重顺逆,都可呈现于舌,故察舌可测知内脏的功能状态。另外,切脉、望面色、观毛发、望爪甲、听声音等,也可推测脏腑的状况。由于神是形的生命体现,外在的精神表现是五脏机能状态的重要征象,所以望神是中医望诊的重要内容。这些都是整体观念在中医诊断学中的具体运用。

(4)治疗上的整体性

在治疗疾病时,中医更强调整体观念,即注意脏、腑、形、窍之间的联系,也注意五脏之间的影响,在探求局部病变与整体病变内在联系的基础上确立适当的治疗原则与方法。如对口舌生疮的治疗,因为心开窍于舌,心与小肠相表里,口舌生疮多由心与小肠火盛所致,故可用清心泻火、利尿导热的方法治疗,心火与小肠火得泻,口舌生疮自愈。又如针灸治病,常采用的方法有"从阴引阳,从阳引阴,以左治右,以右治左"(《素问·阴阳应象大论》),"病在上者下取之,病在下者高取之"(《灵枢·终始》)。这都是在整体观念指导下确定的治疗原则。

中医学从形神合一、心身统一的生命观出发,强调治神在疾病防治中的重要作用。在养生方面,非常重视形体和精神的整体调摄,提倡形神共养,即不仅要注意形体的保养,而且要重视精神的调摄,使得形体健壮、精神健旺。在治疗方面,十分重视调理精神和情志在整个疾病治疗和康复过程中的作用,强调"治病先治神",即不仅要治疗发生在形体上的局部的"病",更要调治具有丰富精神情感的整体的"人"。

2. 人体与外界环境的统一性

外界环境包括自然环境和社会环境,两者均是人类赖以生存的必要条件,环境的变化影响着人的机能活动。中医学认为人与自然环境及社会环境都有着密切关系。

(1)人和自然界的统一性

自然界是包括人类在内的一切生物的摇篮,是人类赖以生存和发展的基本条件。大自然存在的阳光、空气、水、温度、磁场、引力、生物圈等,构成了人类世代生存、繁衍昌盛的最佳环境。自然环境包括气候环境与地理环境,古人称之为"天地"。人类是宇宙万物之一,与天地万物有着共同的生成本原,天地环境的变化可直接或间接地影响人体的生命活动,而机体则相应地产生各种生理病理反应,故《灵枢·邪客》载:"人与天地相参也,与日月相应也。"这种人与自然息息相关的认识,即是"天人一体"的整体观。

自然环境对人体生理的影响　气候是自然界阴阳二气的运动变化而产生的阶段性天气征象。在一年四季之中,有春温、夏热、秋凉、冬寒的气候变化,自然界的生物就会发生春生、夏长、秋收、冬藏等相应的适应性变化,而人体也随季节气候的规律性变化而出现相应的适应性调节。如《灵枢·五癃津液别》载"天暑衣厚则腠理开,故汗出……天寒衣薄则腠理闭,气湿不行,水下留于膀胱,则为溺与气。"这是说在天气炎热时,人体就以开泄腠理、出汗散热来适应;而天气寒冷时,为了保温,皮肤就密闭而少汗,多余的水液从小便中排出。人体四时的脉象也随之有相应的变化,春夏脉多浮大,秋冬脉多沉小。如《素问·脉要精微论》载:"春日浮,如鱼之游在波;夏日在肤,泛泛乎万物有余;秋日下肤,蛰虫将去;冬日在骨,蛰虫周密。"

昼夜晨昏的阴阳消长,人体亦与之相应。《素问·生气通天论》载:"故阳气者,一日而主外,平旦人气生,日中而阳气隆,日西而阳气已虚,气门乃闭。"人体阳气白天趋于体表,夜间潜于体内,故机体各项功能活动也随着阴阳的消长而发生有张有弛的变化。

不同的地域气候、地质、水质、风俗及生活习惯等,在一定程度上也影响人体的生理活动和脏腑功能,从而形成不同区域人的体质差异,如东方"其民皆黑色疏理,其病皆为痈疡"(《素问·异法方宜论》);西方"其民华食而脂肥,故邪不能伤其形体,其病生于内"(《素问·异法方宜论》);东南地处卑下,气候湿热,人体腠理多稀疏;西北地处高原,气候燥寒,人体腠理多致密。这都反映了不同地域的人群具有各自鲜明的体质特征。

大自然是人类赖以生存的环境,要牢固树立人与自然相和谐的观念,一方面要尊重自然规律,倍加爱护和保护自然;另一方面要积极地、主动地认识自然,适应自然,在一定程度上改造自然、美化环境,促进人与自然的和谐相处。

自然环境对人体病理的影响　人类适应自然环境的能力是有限的,如果气候变化过于剧烈或急骤,超越了人体的适应能力,或机体的调节机制失常,不能对自然环境的变化做出适应性调节时,就会导致疾病的发生。

人体受季节气候变化的影响,所以不同的季节,多发病及流行病也不同。如《素问·金匮真言论》载:"长夏善病洞泄寒中,秋善病风疟。"此外,一些慢性疾病,往往在气候剧变或季节交替时容易发作或增剧,如慢性咳嗽患者病情多在冬季加重,哮喘病多在季节交替时期发作,关节疼痛的病证常在寒冷或阴雨天气时加重。

昼夜的变化也影响到疾病的过程,一般病证大多是白天病情较轻,傍晚加重,夜间最重。故《灵枢·顺气一日分为四时》载:"夫百病者,多以旦慧昼安,夕加夜甚。"这是因为早晨、中午、黄昏、夜半,人体阳气存在着生、长、衰、入的规律,从而影响到邪正斗争,病情也呈现出慧、安、加、甚的起伏变化。临床对病情观察时,必须注意昼夜变化的规律。

地域环境的不同,对疾病也有一定的影响。由于地域不同,人的体质不同,所患疾病亦有差异,特别是一些地方性疾病,与地理环境的关系更为密切。如《素问·异法方宜》指出,东方傍海而居之人易患痈疡,南方阳热潮湿地方之人易生挛痹;又如《诸病源候论》指出瘿病的发生与"饮沙水"有关,已认识到瘿病与地域水质的密切相关。人们生活在已经习惯的环境中,一旦异地而居,就会感到不适,习惯上称"水土不服"。

自然环境与疾病防治的关系　自然环境对人体的生命活动和病理变化产生着深刻的影响,因而在养生防病中必须顺应自然规律,在疾病治疗中遵循因时因地制宜的原则。正如《素问·阴阳应象大论》所载:"故治不法天之纪,不用地之理,则灾害至矣。"

顺应自然、顺应四时气候变化是中医养生学的最重要原则之一,强调人的生命活动要遵循自然界的客观规律,主动采取各种养生措施,以适应一年四季气候的变化,以达到避邪防病、保健延年的目的。《内经》中提出的"法于四时""四气调神""春夏养阳,秋冬养阴""虚邪贼风,避之有时"等"天人相应"的养生思想至今仍有重大的指导意义。"因时制宜"是中医治疗学的重要原则之一,要求根据不同季节气候特点来考虑治疗用药。《素问·六元正纪大论》载:"用热远热,用温远温,用寒远寒,用凉远凉。"就是说春夏季节,气候温热,人体腠理疏松开泄,即使外感风寒,也不宜过用辛温解表药,以免开泄太过而耗伤气阴;而秋冬季节,气候寒冷,人体腠理致密,阳气内敛,此时当慎用寒凉药物,以防伤阳。此外,由于地有高下之别、气有温凉之殊、人有体质之异,故治疗疾病时还要考虑地理环境的影响,因地制宜,如西北地区慎用寒凉之药、东南地区慎用辛热之品。

(2)人与社会环境的统一性

人不单是生物个体,而是生活在纷纭复杂的社会环境中,具备社会属性。人体的生命活动不仅受到自然环境变化的影响,而且受到社会环境变化的制约。政治、经济、文化、宗教、法律、婚姻、人际关系等社会因素,必然影响着人体的各种生理、心理活动和病理变化,而人也在认识世界和改造世界的交流中,维持着生命活动的稳定、平衡、协调,这就是人与社会环境的统一性。

社会环境对人体的影响　随着社会的变迁,人们的生活条件、生产方式、思想意识和精神状态都会发生相应的变化,从而影响人身心机能的改变。一般来说,社会安定,天下太平,人们丰衣足食,生活有规律,抗病力强,患病较少,故寿命也较长,如《论衡》即指出:"太平之世多长寿人"。反之,社会动乱,战火纷飞,缺衣少食,民不聊生,人的抗病能力下降,各种疾病皆易发生,常发生瘟疫流行,故死亡人数多,平均寿命短。社会的进步,有利于人类的健康,如经济的发展为人们的生活创造了良好的物质条件,文化的提高使人们掌握了更多的预防保健知识。因此,人类的寿命随着社会的进步而延长。但是在社会经济发展的同时,也给人们的健康带来诸多的负面影响,如激烈的社会竞争使人的精神过度紧张;噪音的强烈刺激使人心神不宁;水、土壤及大气的污染成了新的致病因素。

社会地位对人体的影响　个人政治经济地位的高低变化,对人的身心机能有着重要影响,可导致性格、气质和体质的一定差异。个人的社会地位改变,也势必带来物质和精神生活的变化,甚至可影响健康,导致疾病。《素问·疏五过论》指出,"尝贵后贱",可致"脱营"病,"尝富后贫",可致"失精"病,并解释说"故贵脱势,虽不中邪,精神内伤,身必败亡"。这说明社会地位及经济状况的剧烈变化,常可导致人的精神情志的不稳定,从而影响人体脏腑的机能,而致某些身心性疾病的发生。

此外,家庭纠纷、婚姻不遂、亲人亡故、邻里不和、上下级之间或同事之间关系紧张,均可破坏人体生理和心理的协调与稳定,从而损害身心健康,导致疾病的发生。

因此,预防疾病时,必须充分考虑社会因素对人体身心机能的影响,尽量减少不利的社会因素对人的精神刺激,以维持身心健康,预防疾病的发生。在治疗疾病时应"上知天文,下知地理,中知人事"(《素问·著至教论》),注意患者精神与心理的调节,帮助患者消除不良心理状态,从而促进疾病的好转。

(二) 恒动观念

恒动是不停顿的运动、变化和发展。恒动观念是指用运动的、变化的、发展的观点来分析研究生命、健康和疾病等医学问题,而不可拘泥一成不变的、静止的、僵化的观点。

运动是物质的存在形式及其固有属性。世界是运动着的世界,一切物质,包括整个自然界,都处于永恒的无休止的运动之中,动而不息是自然界的根本规律。《素问·六微旨大论》指出:"夫物之生从于化,物之极由乎变,变化之相薄,成败之所由也……。成败倚伏生乎动,动而不已,则变作矣。"中医理论认为,运动是绝对的、永恒的,静止则是相对的、暂时的和局部的。一切事物的发生、发展、变化乃至衰亡,都根基于运动,人类的生命同样具有恒动的特性。

中医理论认为人体的生理功能是一个不断运动变化的平衡协调过程,而生理功能的主要物质基础精、气、血、津液也处于恒动变化之中。气具有很强的活力,无处不到,激发和推动着体内的各种生理活动,气的运动失常则百病乃生。血液在脉管中"流行不止,环周不休",如血液运行发生障碍,则血脉瘀阻而发生疾病。津液也在不断地进行新陈代谢,其生成、输布和排泄之间维持着动态的平衡。

人体脏腑的生理功能,都是建立在脏腑之气的运动变化之上。如在心气的推动下,心脏不停地进行着收缩舒张运动;在肺气的作用下,通过一缩一张,肺脏进行着有节律的呼吸运动,而呼浊吸清;脾是以健运不息为其特征的,脾主运化水谷和水液,维持着人体的消化吸收及水液代谢正常功能。因此,运动不息是脏腑重要的生理特点之一。

中医学同样强调以恒动观念来认识疾病过程及病理变化。从病因作用于机体到发病,机体一直在与致病因素进行着斗争,随着正邪相争的胜与负,疾病也处于不断地变化之中,如病证由表入里、由实转虚、由寒化热、由阳变阴;或由里出表、由虚转实、由热变寒、由阴转阳;脏腑之间、气血津液之间、经络之间均可发生传变。因此,防治疾病也必须以恒动观念为指导,不断把握患者出现的新情况、新变化,未病先防,既病防变,对疑难病证要深入探索,细心分析,随时调整治法及用药,而不可死守一法一方,贻误病情。中医学辨证论治的治疗原则,就充分体现了运动的、变化的辩证法思想。

(三) 辨证论治

辨证论治,是中医学诊断和治疗疾病的基本原则,是中医学对疾病的一种特殊的研究和处理方法,也是中医学的基本特点之一。

1. 病、证、症的基本概念

病,即疾病。疾病是与健康相对的概念。疾病,是指有特定病因、发病形式、病机、发展规律和转归的一种完整的病理过程,如感冒、痢疾、肺痈、哮喘和疟疾等。疾病的这一概念,反映了某一疾病全过程的总体属性。

症,包括症状与体征。症状是疾病的临床表现,即患者主观的异常感觉或某些病态变化,如发热、咳嗽、呕吐、头痛等。而能被觉察到的客观表现则称为体征,如面黄、目赤、舌紫、脉数等。症仅仅是疾病的个别现象,同一个症,可由不同的致病因素引起,其病理机制不尽相同。因此,孤立的症状和体征不能反映疾病或证候的本质,因而不能作为治疗的依据。

证,即证候。"证"与"症"在古代文字上曾通用,但目前已被严格区别。证是指疾病过程中某一阶段或某一类型的病理概括。证候一般由一组相对固定的、有内在联系的、能反映疾病过程中一定阶段本质的症状和体征构成,它提示了疾病的病因、病位、病性和邪正盛衰变化,能反映出疾病过程中某一阶段的病理变化的本质,是中医学确定治法、处方遣药的依据。如气血两虚、脾胃虚寒、肝阳上亢、心脉痹阻等,均是证的概念。

病、证、症三者之间既有严格区别,又有密切联系,三者均统一在人体病理变化的基础上。症是构成疾病和证候的基本要素,疾病和证候都是由症状和体征所构成。内在联系的症状和体征组合在一起,即构成了证候;各阶段或类型的证候贯串并叠合起来,便是疾病的全过程。每一个病有不同阶段的病理变化,因而可以出现不同的证,同一个证候又可见于不同的疾病过程中。病与证都是对疾病本质的认识,但病的重点是全过程,而证的重点是现阶段,所以证比病更具体、更贴切、更具有操作性。证是病理本质的反映,而症仅仅是疾病的个别表面现象,因而证比症更能深刻和准确地揭开疾病的本质。所以说,证是中医认识和治疗疾病的核心。

2. 辨证论治基本概念

辨证论治,是运用中医学理论辨析有关疾病的资料以确立证候,确定治则治法及方药,并付诸实施的思维和实践过程。辨证论治分为辨证和论治两个阶段。

(1)辨证

辨证即辨别、确立证候,就是将四诊(望、闻、问、切)所收集的资料,运用中医学理论进行分析、综合,辨清疾病的原因、性质、部位和发展趋向,然后概括、判断为某种证候的过程。辨证的内容包括辨病因、辨病位、辨病性、辨病势四个方面。

辨病因 即确定病证的致病原因。通过分析疾病的症状和体征,推导出疾病发生的原因和机理,为针对病因治疗提供依据。如风寒表实证的病因是"风寒",肝胆湿热证的病因是"湿热"。

辨病位 即确定病证的所在部位。病证的部位,有在表在里之分,有在气在血之别,或在五脏,或在六腑,不同的辨证方法,采用不同的表达方式。如风寒表实证的病位在"表",肝胆湿热证的病位在"肝胆"。病变部位不同,治疗方法也不同。

辨病性 即确定病证寒热与虚实之性质。致病邪气有阴阳之分,人的体质有强弱之别,人体正气与邪气抗争,导致了寒热与虚实的病理变化。辨清寒热虚实的性质,是正确辨证与施治的关键。如风寒表实证的病性是寒与实,肝胆湿热证的病性以热与实为主。

辨病势 即辨明疾病发展变化的趋势及转归。疾病一般都有一定的传变规律,伤寒病多按六经传变,温病常为卫气营血或上中下三焦传变,内伤杂病也常常出现脏腑之间的相互传变。如风寒表实证治疗得当可汗出而解,失治或误治可病传阳明、少阳,甚至直中太阴。肝胆湿热证多缠绵难愈,常常病传脾胃,导致运化失司;又可导致气血瘀滞、水湿内停,而发生癥瘕、臌胀等病证。因此,掌握了疾病的传变规律,可以洞察疾病发展变化的趋势及转归的全局。

(2)论治

论治又称施治,是在通过辨证得出证候诊断的基础上,确定相应的治疗原则,选择适当的治疗方法和措施来处理疾病的思维和实践过程。论治过程一般分为因证立法、随法选方和处方遣药三个步骤。

因证立法 证候是辨证的结果,也是论治的依据。论治的第一步是根据辨证的结果,确定相应的治疗方法。如风寒表实证当用辛温解表法;肝胆湿热证当用疏肝利胆、清利湿热法。

随法选方 因证立法之后,依据治法选择对应的治疗方剂,或选择适应的治疗手段与措施。如风寒表实证常选用麻黄汤或荆防败毒散为主方;肝胆湿热证则多选用茵陈蒿汤或龙胆泻肝汤等为主方。有些病证可采用针灸、推拿等方法治疗,但也必须根据治法要求来进行穴位配方及确定手法。

遣方用药　选方之后,再根据患者的具体情况,对方剂进行加减变化,并确定每味药物的用量、炮制方法、服药方法和服药时间等。同时根据病情的需要,调理饮食、起居等,以增强药物的治疗效果。

辨证与论治,是诊治疾病过程中相互联系、不可分割的两个方面。辨证是认识疾病,确定证候;论治是依据辨证的结果,确立治法和处方遣药。辨证是论治的前提和依据,论治是辨证的延续和目的。通过论治的效果,可以检验辨证是否正确。因此,辨证论治是理论与实践相结合的体现,是理、法、方、药理论体系在临床中的应用,是中医学认识疾病和处理疾病的基本原则。

3. 辨证与辨病相结合

中医诊断疾病,既以辨证为重点,但也十分重视辨病。辨证是对证候的辨析,以确定证候为目的;而辨病是对疾病的辨析,以确定疾病的诊断为目的。辨证的重点是认识现阶段疾病的本质,辨病的重点是认识疾病全过程的本质,因此,辨证与辨病的结合,从不同的角度对疾病本质进行认识,使诊断更全面、准确,治疗更有针对性、全局性。一般是辨病为先,以病为纲。例如,患者临床表现为恶寒发热、头痛、鼻塞、咳嗽、流涕等症状,初步诊断为感冒(病),再根据患者寒热的轻重、流涕的清浊、咳痰的颜色与稀稠、口渴与否、脉象、舌象等情况进行辨证。若患者恶寒重、发热轻、无汗、头痛、流清涕、咳嗽痰稀薄色白、口不渴、舌苔白润、脉浮紧,其证为风寒表实证(病因为风寒,病位在表,病性为寒,正邪抗争有力)。若患者身热较著、微恶风寒、头胀痛、咳嗽痰黏稠而黄、咽喉肿痛、鼻流浊涕、口微干、舌苔薄白微黄、脉浮数,其证为风热表实证(病因为风热,病位在表,病性为热,正邪抗争有力)。风寒表实证治法为辛温解表;风热表实证治法为辛凉解表,然后分别根据不同治法进行处方遣药。这就是中医诊治疾病的全过程。可见辨证论治既区别那种不分主次,不分阶段,一方一药治一病的辨病定治;又不同于见痰治痰,见血止血,头痛医头,脚痛医脚的对症治疗。

4. 同病异治和异病同治

个体化诊疗是辨证论治的特点和优势,符合现代临床医学发展的趋势。同一种疾病,由于发病的时间、地区以及患者机体的反应性不同,或处于不同的发展阶段,所以表现的证不同,因而治法也不一样,此即"同病异治"。如麻疹因病变发展的阶段不同,因而治疗方法也各有不同。初起麻疹未透,宜发表透疹;中期热毒蕴肺,治宜清热解毒;而后期则为余热未尽、肺胃阴伤,则又须以养阴清热为主。不同的疾病,在其发展过程中,由于发生了相同的病理变化,出现了具有相同性质的证,因而也可采用同一方法治疗,此即"异病同治"。如久泻之后,出现脱肛,属于中气下陷证;而产后调理不当,引起子宫下垂,也属于中气下陷证,这两种病都可以用升提中气的方法治疗。这种针对疾病发展过程中不同质的矛盾采用不同方法去解决的法则,就是辨证论治的精髓。

六、课程的主要内容及学习方法

(一) 主要内容

本课程主要是阐述人体的生理、病理、病因以及疾病防治原则等基本理论、基本知识和基本技能的一门综合性学科。除绪论外主要内容有：中医学的哲学基础、中医学对正常人体的认识、中医学对疾病的认识、中医养生、防治和康复原则等。

中医学的哲学基础，包括精气学说、阴阳学说和五行学说，是中医学的主要哲学思想，是中医学方法体系构建的思想基础。本章主要阐述精气学说、阴阳学说和五行学说的基本理论及其在中医学中的应用。

中医学对正常人体的认识，包括精气血津液、藏象学说、经络学说和体质学说。这些内容是中医基础理论的核心，本教材做了较详细的介绍。

精气血津液，四者既是脏腑功能活动的物质基础，又是脏腑功能活动的产物。本章着重阐述精、气、血、津液的概念、生成、作用及其相互关系。

藏象学说，是研究人体各脏腑、组织、器官的生理功能、病理变化及其相互关系的学说，是指导临床各科辨证论治的基础。本章阐述五脏、六腑、奇恒之腑及形体官窍的生理功能和相互关系，并介绍神与志的基本概念及分类。

经络学说，是研究人体经络系统的生理功能、病理变化以及与脏腑关系的学说。本章重点阐述十二正经和奇经八脉的基本概念、分布、走向与交接规律，经络的生理功能及经络学说在病理、诊断、治疗上的运用。

体质学说，是研究体质与健康、疾病关系的学说。本章介绍体质的概念、形成、分类及体质学说在中医学中的应用。

中医学对疾病的认识，包括病因、病机两章。它们是中医认识疾病的基础理论。

病因，是指引起疾病的原因。病因学说主要是研究病因的性质及其致病特点的学说。本章主要阐述各种致病因素的性质、特点及其所致病证的临床表现。

病机，即疾病发生、发展与变化的机理。本章阐述疾病变化的一般规律，主要内容有疾病的发生、传变、转归及正邪盛衰、阴阳失调、气血失常等基本病机。

养生、防治及康复原则，即养生、防病治病及康复的基本法则。本章介绍中医养生的基本原则及"治未病"的思想，重点阐述治病求本、扶正祛邪、治标与治本、正治与反治、调整阴阳、调理气血、调理脏腑及三因制宜等治疗原则，并简要介绍康复的意义和基本原则。

(二)学习方法

本课程是中医学的一门主干课程，是学习中医药学各门课程的基础，因此，要充分认识学好《中医基础理论》的重要性，明确学习目的，讲究学习方法。

1. 理解与记忆

中医基础理论是中医学的基本理论知识，学习起来比较枯燥乏味。因此，在学习过程中要运用中医的科学思维方法，善于思考，在理解中增强记忆，在熟记的同时加深理解。

2. 理论联系实际

中医基础理论来源于中医医疗实践，又指导着中医医疗实践，因此，在学习过程中，应坚持理论联系实际，参加临床见习及病案分析等教学活动，通过实践加深对理论的理解。

3. 辩证地认识中西医两个医学体系

中西医是两个不同的医学理论体系，各有长短，要坚持以辩证唯物主义和历史唯物主义为指导思想，正确认识中医学的学术特点与优势，正确处理两个医学体系的关系，努力掌握中医的基本理论、基本知识和基本技能，为学好中医药学各门课程打下坚实的基础。

目标检测

一、选择题

(一) 单项选择题

1. 奠定中医学理论基础的古典医籍是（　）
   A.《难经》　　B.《神农本草经》　C.《黄帝内经》　D.《伤寒杂病论》　E.《本草纲目》
2. 我国现存最早的药物学专著是（　）
   A.《新修本草》　B.《神农本草经》　C.《千金要方》　D.《本草备要》　E.《本草纲目》
3. 我国人痘接种术始于（　）
   A. 汉代　　B. 晋代　　C. 明代　　D. 宋代　　E. 唐代
4. 我国的医学分科始于（　）
   A. 商代　　B. 秦代　　C. 周代　　D. 唐代　　E. 宋代
5. 我国历史上第一部由国家颁行的药典是（　）
   A.《千金要方》　B.《神农本草经》　C.《新修本草》　D.《本草纲目》　E.《三因方》
6. 改正了古医书在人体解剖方面某些错误的古代医家是（　）
   A. 刘完素　　B. 陈言　　C. 吴有性　　D. 王清任　　E. 唐宗海
7. 人体生命活动的主宰是（　）
   A. 肝　　B. 心　　C. 脾　　D. 肺　　E. 肾
8. 人体的脉象常随季节的变化而有不同的表现，春季的表现是（　）
   A. 洪　　B. 浮　　C. 弦　　D. 沉　　E. 数

(二) 多项选择题

9. 金元时期学术争鸣的代表人物有（　）
   A. 刘完素　　B. 张从正　　C. 李杲　　D. 叶天士　　E. 朱震亨
10. 标志着中医理论体系初步形成的古典医籍是（　）
    A.《内经》　B.《脉经》　C.《伤寒杂病论》　D.《神农本草经》　E.《难经》
11. 中医学理论体系的主要特点包括（　）
    A. 整体观念　　B. 唯物论　　C. 审因论治　　D. 辨证论治　　E. 辨证法
12. 中医的证包括了（　）
    A. 病变原因　　B. 病变性质　　C. 病变部位　　D. 邪正关系　　E. 病变过程
13. 下列属于症状的是（　）
    A. 发热　　B. 头痛　　C. 感冒　　D. 恶寒　　E. 中风

二、问答题

1. 中医学理论体系形成的要素有哪些？其思维方法有哪些特点？
2. 中医四大经典著作的主要内容是什么？其在中医学理论体系形成中有何重要作用？
3. 何谓整体观念？其在中医学中有何指导意义？
4. 简述自然环境对人体生理的影响。
5. 何谓恒动观念？其在中医学中有何指导意义？
6. 简述辨证与论治的关系。
7. 何谓辨证论治？辨证的具体内容有哪些？

第二章 哲学基础

学习目标

【学习目的】 通过学习精气学说、阴阳学说及五行学说,为后续章节及课程的学习奠定基础。

【知识要求】 掌握阴阳、五行的基本概念及特性,阴阳五行学说的基本内容;了解精气学说的相关内容及阴阳五行学说在中医学中的应用。

【能力要求】 具有能初步应用精气学说说明一般的自然界现象和人体的生理现象的能力;能初步应用阴阳学说、五行学说说明和分析人体的生理病理现象。

哲学是关于自然、社会和思维最一般的共同运动规律的科学,是理论化、系统化的世界观和方法论。科学离不开理论思维,离不开世界观和方法论的指导。哲学与科学之间存在着相互依赖、相互影响的密切关系。

医学是研究生命运动规律的自然科学,要探索生命的奥秘,就必须以先进的哲学思想来构建自己理论体系的方法论。中医学理论体系形成于"诸子蜂起,百家争鸣"的战国至秦汉时期,在这一时期,中国古代哲学思想得到较大的发展。代表古代文化进步和科技发展的精气学说、阴阳学说和五行学说,不仅盛行于天文、地理、气象、历法、农业、军事、政治等各个自然和社会科学领域,而且也渗透到医学领域,对中医学的形成与发展产生了极为深刻的影响。

精气学说、阴阳学说和五行学说是古人用以认识自然和解释自然的世界观和方法论,是我国古代的唯物论和辩证法,是对中医学理论体系的形成和发展最有影响的古代哲学思想,也是中医学思维模式最重要的理论依据。

中国医药学来源于我国劳动人民几千年同疾病做斗争的实践。古代医学家们在长期的医疗实践的基础上,将精气学说、阴阳学说和五行学说的基本观点和方法运用于医学领域,与中医学自身固有的理论和经验相融合,借以阐释人体的生理功能及病理变化,并用以指导临床的诊断和治疗,成为中医学理论体系的重要组成部分。

中医学的医学观、方法论和理论体系,具有明显的中国传统文化的特征。中医学历经数千年而不衰,至今仍屹立于世界医学之林,即是因为其理论与方法的科学性和优势所决定的。因此,要学习和研究中医学,就必须首先学习中医学的哲学思想,掌握精气学说、阴阳学说和五行学说的基本理论和基本知识。

第一节 精气学说

精气学说,是研究精气的内涵及其运动变化规律,并用以解释宇宙万物的构成本质及其发展变化的一种古代哲学思想。

一、精与气的基本概念

（一）精的基本概念

精，又称精气，在中国古代哲学中，一般泛指气，是一种充塞宇宙之中无形而运动不息的极细微物质，是构成宇宙万物的本原；在某些情况下专指气中的精粹部分，是构成人类的本原。

精的概念，首见于《道德经》，《周易》《管子》《吕氏春秋》《淮南子》等也有记述。各家所论，皆认为精是宇宙万物的本原，因而与气的内涵是同一的。

精概念的产生，源于"水地说"。古人在观察自然界万物的发生与成长过程中，认识到自然界万物由水中或土地中产生，并依靠水、地的滋养、培育而成长与变化，因而把水、地并列而视为万物生成之本原。如《管子·水地》说："地者，万物之本原，诸生之根菀也。"又说："水者，何也？万物之本原也，诸生之宗室也"。自然界的水即天地之精，万物赖以生长发育之根源，因而在"水地说"的基础上引申出"精"的概念，嬗变为精为万物之源。

（二）气的基本概念

气，在古代哲学中，指存在于宇宙之中的无形而运动不息的极细微物质，是构成宇宙万物的共同本原。

气的概念源于"云气说"。云气是气的本始意义，如《说文解字》说："气，云气也"。古人把在日常生活中看到的种种自然现象，运用"观物取象"的思维方法，将直接观察到的云气、风气、水气及呼吸之气等加以概括、提炼，抽象出气的一般概念，认为自然界有形之物皆由风、云之类无形无状而变化多端、运行不息之物所造就。在气概念的形成过程中，先哲们抽象出冲气、天地之气、自然之气、精气等不同概念。两汉时期出现了"元气说"，先秦时期出现的各种气的概念被两汉时期的"元气说"所同化。认为元气是宇宙的本源，是构成宇宙万物最基本、最原始的物质。这就是后世所谓的"元气一元论"。

二、精气学说的基本内容

精气学说是研究和探讨物质世界生成本原、相互关系及发展变化的古代哲学理论，是中医学认识事物生成变化的本原说和中介说。精气是物质世界的本原，宇宙万物皆由精气所构成，自然界是一个万物相通、天地统一的有机整体。人体是由精气所构成的。

（一）精气是构成万物的基本物质

精气学说认为，精气是构成天、地和自然界万物的基本物质。万物生成皆因精气聚合，万物的消亡则是由于精气的离散。万物的生死在于精气的聚散，但作为物质元素的精气是永恒的，其运动变化也是永恒的。原始的精气可分为性质相反的阴阳两个方面，阴阳二气相互作用，从而化生万物，一切事物和现象都是精气运动变化的结果。

精或气生万物的机理，古代哲学家常用天地之气交感、阴阳二气合和来阐释。精或气自身的运动变化，分为天地阴阳二气。即所谓"积阳为天，积阴为地"（《素问·阴阳应象大论》）。精或气有"无形"与"有形"两种不同的存在形式。所谓"无形"，即精或气处于弥散而运动的状态，充塞于无垠的宇宙空间，是精或气的根本存在形式。由于用肉眼看不见，故称其为"无形"。所谓"有形"，即精或气处于凝聚而稳定的状态，一般都可以用肉眼看清其具体性状。有形之物为气凝聚而成。但习惯上仍然把弥散之气称为"气",而将有形的实体称为"形"。无形之气凝聚而成有质之形,形散质溃又复归于无形之气。因而以气为本原,"无形"与"有形"之间处于不断的转化之中。

(二)精气的运动与变化

1. 气的运动

气的运动,称为气机。气的运动形式多种多样,但主要有升、降、聚、散等几种。升与降、聚与散,虽然是对立的,但保持着协调平衡关系。

2. 气化

气化,是指气的运动产生宇宙各种变化的过程。气化的主要形式有以下几种。

(1)气与形之间的转化

无形之气交感聚合成有形之物,是"气生形"的气化过程;有形之物死亡消散,化为无形之气,乃是"形化气"的气化过程。

(2)形与形之间的转化

有形之物在气的推动与激发下也可相互转化,如自然界冰化为水、水化为雾霜雨雪等。

(3)气与气之间的转化

天气下降于地,可变为地气;地气上腾于天,又变为天气。

(4)有形之体自身的不断更新变化

植物的生长化收藏,动物的生长壮老已等变化,皆属有形之体自身的不断更新的气化过程。动植物的这些变化是在有形之体的内部与自然界的无形之气之间的升降出入转换中进行的,它们与自然界共处于一个统一体中。

气化过程分为"化"与"变"两种不同的类型。化,是指气的缓和的运动所促成的某些改变,类似于今天所说的"量变";变,是指气的剧烈运动所促成的显著变化,类似于今天所说的"质变"。气的运动及其维持的气化过程是永恒的,不间断的,它们是宇宙万物发生、发展与变化的内在机制。

(三)精气是天地万物相互联系的中介

1. 维系着天地万物之间的相互联系

精气作为天地万物之间的中介,维系着天地万物之间的相互联系,使它们成为一个整体。这一由无形之气把整个宇宙万物联系成一个整体的认识,就是"天地一体"的观点。人为宇宙万物之一,处于天地气交之中,故也是这个整体的一部分,通过气的中介作用,人与天地万物的变化息息相通。

2. 使万物得以相互感应

事物的相互感应是自然界普遍存在的现象,各种物质形态的相互影响、相互作用都是感应。如磁石吸铁、日月吸引海水形成潮汐,以及日月、昼夜、季节气候变化影响人的生理病理过程等,皆属于自然感应现象。由于形由气化,气充形间,物感则应,故以气为中介,有形之物间、有形之物与无形之气间,不论距离远近,皆能相互感应。

(四)天地精气化生为人

人为宇宙万物之一,宇宙万物皆由精或气构成,那么人类也由天地阴阳精气交感聚合而化生。《管子·内业》说:"人之生也,天出其精,地出其形,合此以为人。"

人类与宇宙中的他物不同,不仅有生命,还有精神活动,故由"精气",即气中的精粹部分所化生。如《淮南子·精神训》说:"烦气为虫,精气为人。"人有天地阴阳精气凝聚而生,人死又复散为气。人的生死过程,就是气的聚散过程。

三、精气学说在中医学中的应用

(一)对中医学整体观念构建的影响

精气的概念涵盖了自然、社会、人类的各个层面,精气是自然、社会、人类及其道德精神获得统一的物质基础;精气是宇宙万物的构成本原,人类为自然万物之一,与自然万物有着共同的化生之源;运行于宇宙中的精气,充塞于各个有形之物间,具有传递信息的中介作用,使万物之间产生感应。这些哲学思想渗透到中医学中,促使中医学形成了同源性思维和相互联系的观点,构建了表达人体自身完整性及人与自然社会环境统一性的整体思维。

(二)对中医学精气生命理论构建的影响

1. 对中医学精理论建立的影响

古代哲学所谓的精是构成宇宙万物的共同本原的思想,渗透到中医学中,在类比思维的启发下,形成了中医学的精理论。认为精是人的形体和精神的化生之源,是构成人体和维持人体生命活动的最基本物质。人体的各脏腑形体官窍,是由精化生的"异构体",他们之间存在着密切的联系。推动和调控人体生命活动的气与神,也由精化生,精是气和神的化生本原。

2. 对中医学气理论形成的影响

中医学关于气是人体生命活动的动力,是维持人体生命活动的根本认识,与古代哲学关于气是运动不息的、是推动宇宙万物发生、发展和变化的动力等思想对中医学的渗透有关。

中医学关于人身诸气皆一身之气的划分的观点,是受了古代哲学"元气一元论"思想的影响而产生;关于人气分阴阳,阴阳之气的升降出入运动维持人体生命进程的理论也受到古代哲学气别阴阳,以成天地,天地之气升降交感,阴阳上下合和而生养万物的观点影响;人气在体内不断升降出入运动的认识,可能来源于古人在"导引""气功"锻炼中对自身之气上下运行的体验;人体中的气是感应传递信息的载体的认识,也受古代哲学中气是宇宙万物之联系的中介思想的影响而产生。

总之,古代哲学的精与气,其内涵是同一的,是关于宇宙本原的概念;中医学所讲的人体内的精与气,其内涵是有别的,是关于人体生命的产生和维系的认识。中医学中精与气的概念是具体的,而不是古代哲学抽象的概念。两者对生命本原的认识也不同,中医学认为人体生命是由父母的生殖之精相合而成,精是构成人体生命的本原,而气由精化,是生命的维系。古代哲学的生命本原说认为人体生命是由存在于宇宙中的精或气所构成。

第二节　阴阳学说

阴阳学说,是研究阴阳的内涵及其运动变化规律,并用以阐释宇宙万事万物的发生、发展和变化的一种古代哲学理论。阴阳学说是在气一元论的基础上建立起来的中国古代的朴素的对立统一理论,它是古人探索宇宙本质和解释宇宙的一种世界观和方法论,属于中国古代唯物论和辩证法的范畴。

阴阳的概念大约形成于西周。西周时期的著作中已有"阴阳"一词的多处记载。《周易》中的易卦由阴爻（－ －）和阳爻（－－－）组成。"－ －"表示阴，"－－－"表示阳，阴爻和阳爻分别以符号的形式标示了阴阳的概念。《周易》把阴阳从哲学高度进行概括，指出"一阴一阳谓之道"，"立天之道，曰阴与阳"，把阴阳的存在及其运动变化视为宇宙的基本规律。古人以阴阳学说作为认识世界的一种方法论，广泛应用于天文、地理、气象、历法、农学、医学等自然科学之中，促进了这些自然科学的不断发展。

春秋战国时期，医学家们开始将阴阳的概念应用于医学理论之中。《内经》运用阴阳学说来阐释医学中的许多问题，说明人体的生理功能、病理变化，并用以指导疾病的诊断与防治。从此，阴阳学说与医学密切结合，牢不可分，成为中医学理论体系的重要组成部分。阴阳学说是中医理论体系的哲学基础和重要内容，是理解和掌握中医理论的一把钥匙。如《灵枢·病传》所载："明之阴阳，如惑之解，如醉之醒。"又如《景岳全书·传忠录》所载："设能明彻阴阳，则医理虽玄，思过半矣。"

一、阴阳的概念和特征

（一）阴阳的基本概念

阴阳，是中国古代哲学的一对范畴，是对自然界相互关联的某些事物和现象对立双方属性的概括，它既可以代表两个相互对立的事物，也可以代表同一事物内部存在的相互对立的两个方面。阴阳是事物本身所具有的对立统一属性，含有对立统一的意思，所谓"阴阳者，一分为二也"（《类经·阴阳类》）。

阴阳最初是指日光的向背，即朝向日光者为阳，背向日光者为阴。在此基础上，认识到向阳的地方光明、温暖，背阳的地方黑暗、寒冷，于是古人即以光明与黑暗、温暖与寒冷分阴阳，出现了阴阳的引申义。在长期的生活实践中，先民们遇到种种两极现象，于是不断地引申其义，将天地、上下、日月、水火、昼夜、动静、升降、内外、雌雄等相反的事物和现象，都以阴阳来加以概括。

阴阳学说是中国古代朴素的对立统一理论，是用以认识自然和解释自然的一种世界观和方法论。阴阳是一个抽象的概念，并不专指某一具体的事物和现象，故《灵枢·阴阳系日月》指出"阴阳者，有名而无形……"。

（二）事物的阴阳属性

事物或现象的阴阳属性，是由其性质、位置、趋势等因素所决定的。一般地说，凡是运动的、外向的、上升的、温热的、明亮的、轻清的、兴奋的，统属于阳的范畴；相对静止的、内守的、下降的、寒冷的、晦暗的、重浊的、抑制的，统属于阴的范畴。如以天地而言，天在上为阳，地在下为阴；以水火而言，水性寒凉向下属阴，火性温热升腾属阳。将这种区分事物和现象阴阳属性的方法引入医学领域，则人体具有推动、温煦、兴奋等作用的物质和功能，统属于阳；人体具有凝聚、滋润、抑制等作用的物质和功能，统属于阴。但必须指出的是，用阴阳来概括或区分属性的事物或现象，必须是相互关联的一对事物或现象，或是一个事物中相互对立的两个方面。《素问·阴阳应象大论》指出"水火者，阴阳之征兆也"，因此中医学常以水火作为阴阳的征象，水为阴，火为阳，反映了阴阳的基本特性。如水性寒而趋下，火性热而炎上。其运动状态，水比火相对的静，火较水相对的动，寒热、上下、动静，如此推演下去，即可以用来说明事物的阴阳属性。现将事物或现象的阴阳属性,归纳如下(表2-1)。

表2-1 事物和现象的阴阳属性归类

属性 \ 事物和现象	空间	时间	温度	湿度	季节	重量	亮度	事物运动
阳	上、外	白天	温热	干燥	春夏	轻	光亮	上升 动
阴	下、内	黑夜	寒凉	湿润	秋冬	重	晦暗	下降 静

(三)阴阳的普遍性、关联性、相对性和可分性

事物的阴阳属性,是根据事物或现象不同的运动趋势、不同的功能属性、不同的空间和时间等,通过相互比较而归纳出来的。因此事物的阴阳属性,既有绝对性的一面,又有相对性的一面。若该事物的总体属性未变,或比较的对象或层次未变,它的阴阳属性是固定不变的。事物阴阳属性的绝对性,主要表现在其属阴或属阳的不可变性,即不可反称性。如上述的水与火,水属阴,火属阳,其阴阳属性一般是固定不变的,不可反称的。水不论多热,对火来说,仍属阴;火不论多弱,对水来说,仍属阳。其他如天与地、日与月、上与下、升与降、动与静、寒与热、明与暗、温煦与凉润、兴奋与抑制、推动与宁静、弥散与凝聚等,其阴阳属性具有不可变性和不可反称性,故说事物的阴阳属性在某种意义上是绝对的。

若事物的总体属性发生了改变,或比较的层次或对象变了,则它的阴阳属性也随之改变,故事物阴阳属性在某种意义上说又是相对的。事物阴阳属性的相对性,主要表现在以下三个方面。

1. 阴阳属性互相转化

事物的阴阳属性在一定条件下,可以发生相互转化,阴可以转化为阳,阳也可以转化为阴。如属阴的寒证在一定条件下可以转化为属阳的热证;属阳的热证在一定条件下也可以转化为属阴的寒证。病变的寒热性质变了,其证候的阴阳属性也随之改变。再如人体气化过程中,精属阴,气属阳。精代谢为能量(气),为阴转化为阳;消耗能量而化生营养物质(精),为阳转化为阴。

2. 阴阳之中复有阴阳

属性相反的两种事物或一事物内部相互对立的两个方面可以划分阴阳,而其中的任何一方又可以再分阴阳,即所谓阴中有阳,阳中有阴。例如:昼为阳,夜为阴。而白天的上午与下午相对而言,则上午为阳中之阳,下午为阳中之阴;夜晚的前半夜与后半夜相对而言,则前半夜为阴中之阴,后半夜为阴中之阳。由此可见,自然界中相互关联又相互对立的事物可以概括为阴阳两类,一事物内部又可分为阴和阳两个方面,而每一事物内部的阴或阳的任何一方,还可以再分阴阳。事物这种既相互对立而又相互联系的现象,在自然界是无穷无尽的。故《素问·阴阳离合论》说:"阴阳者,数之可十,推之可百,数之可千,推之可万,万之大,不可胜数,然其要一也。"

3. 比较对象不同

事物的阴阳属性往往是通过比较来确定的。若比较的对象发生了改变,那么事物的阴阳属性也随之发生改变。如一年四季中的春天,与冬天比较,其气温而属阳;若与夏天比较,则其气凉而属阴。

二、阴阳学说的基本内容

阴阳学说的基本内容,包括对立制约、互根互用、交感互藏、消长平衡、相互转化和阴阳自和六个方面(图2-1)。

(一)对立制约

阴阳对立制约,是指属性相反的阴阳双方在统一体中的相互斗争、相互制约和相互排斥。阴阳学说认为,自然界中的一切事物或现象都存在着相互对立的阴阳两个方面,如上与下、左与右、天与地、动与静、出与入、升与降、昼与夜、明与暗、寒与热、水与火,等等。阴阳双方既是对立的,又是统一的,统一是对立的结果。

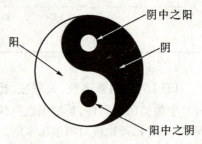

图2-1 阴阳对立、互根、互藏示意图

阴阳的相互对立,主要表现在它们之间的相互斗争、相互制约。正是由于阴与阳之间的这种相互对立制约才维持了阴阳之间的动态平衡,促进了事物的发生发展和变化。如自然界中春、夏、秋、冬四时气候周而复始、循环不已的变化,正是阴阳二气相互制约、相互对抗的结果。春夏之所以温热,是因为春夏阳气上升抑制了寒凉之气;秋冬之所以寒冷,是因为秋冬阴气上升抑制了温热之气的缘故。

阴阳的对立制约,不仅促进了自然界一切事物的发展变化,同时也贯穿于人体生命过程的始终。人体在正常生理状态下,相互对立的阴阳两方面,也不是平静而各不相干的共处于统一体中,而是处于相互制约、相互对抗的动态平衡中。阴阳平衡,则人体的生命活动健康有序。故《素问·生气通天论》载:"阴平阳秘,精神乃治。"如果阴阳的这种动态平衡遭到破坏,就会导致疾病的发生。所以《素问·阴阳应象大论》载:"阴胜则阳病,阳胜则阴病。"

(二)互根互用

阴阳互根,是指一切事物或现象中相互对立着的阴阳两个方面,具有相互依存、互为根据的关系。即阴和阳的任何一方都不能脱离另一方而单独存在。如上为阳,下为阴,没有上,就无所谓下,没有下,也无所谓上;左为阳,右为阴,没有左,就无所谓右,没有右,也无所谓左;热为阳,寒为阴,没有热,就无所谓寒,没有寒,也无所谓热。所以说阳依存于阴,阴依存于阳;每一方都以另一方的存在作为自己存在的前提。阴阳之间的这种相互关系,称为阴阳互根。

阴阳互用,是指阴阳双方不断地促进和助长对方,如营养物质为阴,人的机能活动为阳,营养物质可以转化为机能活动,而机能活动又能促进营养物质的化生。又如气与血,气无形为阳,血有形为阴,气可生血,血可生气。《素问·阴阳应象大论》载:"阴在内,阳之守也;阳在外,阴之使也。"即是对阴阳互根互用的高度概括。

运用阴阳互根互用关系,可以广泛地用来阐释自然界的气候变化和人体的生命活动。如春夏阳气生而渐旺,阴气也随之增长,天气虽热而雨水增多;秋冬阳气衰而渐少,阴气随之潜藏,天气虽寒而降水较少。如此维持自然界气候的相对稳定,即《素问·阴阳应象大论》所谓"阳生阴长,阳杀阴藏"。就构成人体和维持人体生命活动基本物质的精和气而言,精有形而属阴,气无形而属阳。精能化气,气能生精,精与气之间存在着相互资生和相互促进的关系。如果人体内阳气与阴液、物质与功能等阴阳互根关系遭到严重破坏,以至一方已趋于消失,而使另一方也就失去了存在的前提,呈现孤阳或孤阴状态。这种阴阳的相离,意味着阴阳矛盾的消失,那么生命也就即将结束了。

(三)交感互藏

阴阳交感,是指阴阳二气在运动中相互感应而交合,亦即相互发生作用。阴阳交感是宇宙万物赖以生成和变化的根源。古代哲学家认为,精气是宇宙万物构成的本原。由于精气的自身运动而产生了相互对立的阴阳二气。阳气升腾而为天,阴气凝结而为地。天气下降,地气上升,天地阴阳二气相互作用,交感合和,产生宇宙万物,并推动着它们的发展和变化。

在自然界,天之阳气下降,地之阴气上升,阴阳二气交感,形成云、雾、雷电、雨露,生命得以诞生,从而化生出万物。在阳光雨露的沐浴滋润下,万物才得以成长。在人类,男女媾精,新的生命个体诞生,人类得以繁衍。如果没有阴阳二气的交感运动,就没有生命,也就没有自然界。可见,阴阳交感是生命产生的基本条件。

阴阳交感是在阴阳二气运动的过程中进行的,没有阴阳二气的运动,也就不会发生阴阳交感。阴阳的相互交感,使对立着的两种事物或力量,统一于一体,于是产生了自然界,产生了万物,产生了人类,并使自然界时时处于运动变化之中。

阴阳互藏,是指相互对立的阴阳双方的任何一方都包含着另一方,即阴中涵阳、阳中涵阴、阴中有阳、阳中有阴。如《类经·运气类》载:"天本阳也,然阳中有阴;地本阴也,然阴中有阳,此阴阳互藏之道。"事物或现象的阴阳属性是相对的,是依据其所涵属阴与属阳成分的比例大小而决定的。阴中涵阳,是指属阴的事物或现象也涵有属阳的成分,但该事物或现象的整体属性仍为阴;阳中涵阴,是指属阳的事物或现象也涵有属阴的成分,但该事物或现象的整体属性仍为阳。

阴阳互藏是阴阳二气交感合和的动力根源。《素问·六微旨大论》载:"天气下降,气流于地;地气上升,气腾于上。故高下相召,升降相因,而变作矣。"天之阳气为何能降,地之阴气为何能升,《周易·乾传》的解释是"本乎天者亲上,本乎地者亲下"。就是说天气虽然在上,但内涵地之阴气,即阳中有阴,有"亲下"之势,故天气在其所涵地之阴气的作用下下降于地;地气居下,但内寓天之阳气,即阴中涵阳,有"亲上"之势,故地气在其所涵天之阳气的鼓动下上升于天,如此则"动静相召,上下相临,阴阳相错,而变由生也"(《素问·天元纪大论》)。可见阴升阳降而致天地二气交感的内在动力机制在于阴阳互藏之道。

阴阳互藏又是构建阴阳双方相互依存、相互为用关系的基础。阴中寓阳,因而阴依阳而存在,阴以阳为根而化;阳中涵阴,因而阳依阴而存在,阳以阴为源而生。若阴中无阳则为"孤阴",阳中无阴则为"孤阳"。阴阳互藏也是阴阳消长与阴阳转化的内在依据,阴中寓阳,阴才有向阳转化的可能性;阳中藏阴,阳才有向阴转化的可能性。

(四)消长平衡

消,即减少;长,即增加。阴阳消长是指事物中所含阴阳的量和阴阳之间的比例不是一成不变的,而是不断地消长变化着的。阴阳消长是阴阳运动变化的一种形式,而导致阴阳出现消长变化的根本原因,在于阴阳之间存在着的对立制约与互根互用的关系。相互对立的阴阳双方,若因某种缘故,使阴阳中的任何一方增长而强盛,势必对另一方产生过强的制约,从而引起对方的消减,称之为"此长彼消"。若阴阳中任何一方不足,无力制约对方,势必引起对方的增长,称之为"此消彼长"。互根互用的阴阳双方,若互用得当,一方旺盛,则可促进另一方亦随之增长,称之为"此长彼长"。阴阳双方中任何一方虚弱,无力资生助长对方,结果对方亦随之消减而虚弱,称之为"此消彼消"。

1. 阴阳互为消长

在阴阳双方彼此对立制约的过程中,阴与阳之间可出现某一方增长而另一方消减,或某一方消减而另一方增长的互为消长的变化。

(1)此长彼消

此长彼消即阳长阴消或阴长阳消。如以四时气候变化而言,从冬到春及夏,气候从寒冷逐渐转暖变热,这是"阳长阴消"的过程;由夏到秋及冬,气候由炎热逐渐转凉变寒,这是"阴长阳消"的过程。四时气候的变迁,寒暑的更替,反映了阴阳消长的过程,但从一年的总体来说,阴阳还是处于相对的动态平衡状态的。

(2)此消彼长

此消彼长包括阳消阴长和阴消阳长。以一日昼夜变化为例,中午至黄昏及夜半,为阳消阴长;夜半至清晨及中午,为阴消阳长。

2. 阴阳皆消皆长

在阴阳双方互根互用的过程中,阴与阳之间又会出现某一方增长而另一方亦增长,或某一方消减而另一方亦消减的皆消皆长的消长变化。

(1)此长彼长

此长彼长即阴随阳长或阳随阴长。如四季气候变化中,随着春夏气温的逐渐升高而降雨量逐渐增多,即是阴随阳长。人体补充营养物质(阴),就能产生能量,增加了气力,则属阳随阴长。

(2)此消彼消

此消彼消即阴随阳消或阳随阴消。随着秋冬气候的转凉而降雨量逐渐减少,即阴随阳消。人体生理活动中,饥饿时出现的气力不足,即是由于阴(精)不足不能化生阳(气)而导致阳的不足,即阳随阴消(表2-2)。

表2-2 阴阳消长的四种类型比较

类型	消长变化机理	消长变化形式	临床意义举例
此长彼消	阴阳中的任何一方增长而强盛,制约对方太过致使对方消减	阴长阳消 阳长阴消	阴胜则阳病 阳胜则阴病
此消彼长	阴阳中的任何一方的衰减,制约对方力量减弱,导致对方相对亢盛	阴消阳长 阳消阴长	阴虚生内热 阳虚生内寒
此长彼长	阴阳双方相互依存和资助,一方旺盛,可促进另一方亦随之增长	阴随阳长 阳随阴长	气旺生血 血盛助气
此消彼消	阴阳双方中的一方虚弱,无力资助对方,使对方亦随之消减	阴随阳消 阳随阴消	阳损及阴 阴损及阳

3. 阴阳平衡

阴与阳之间的互为消长是不断进行着的,是绝对的;而阴与阳之间的平衡则是相对的,是动态的平衡。阴阳只有不断地消长和不断地平衡,才能推动事物的正常发展,对人体来说,才能维持正常的生命活动。如果这种"消长"超过一定的限度,不能保持相对平衡,就会出现阴阳的偏盛偏衰,在人体则呈现"阳盛则热""阴盛则寒""阳虚则寒""阴虚则热"的病理状态。

(五)相互转化

阴阳转化,是指相互对立的阴阳双方,在一定条件下,可以各自向相反的方面转化,即阴可以转化为阳,阳可以转化为阴。

阴阳双方的消长变化发展到一定阶段,事物内部阴与阳的比例出现了颠倒,则该事物的属性就会向相反的方向转化,所以说转化是消长的结果。因此,在事物的发展过程中,如果说阴阳的消长是一个量变的过程,阴阳的转化则是在量变基础上发生的质变。

阴阳相互转化,必须具备一定的条件。《素问·阴阳应象大论》以"重阴必阳""重阳必阴""寒极生热""热极生寒"来阐述阴阳转化的机理,其中"重"和"极"就是阴阳转化的条件。

阴阳的相互转化,存在着渐变和突变两种形式。如四时寒暑的交替,一日之中的昼夜变化等,都属于渐变形式。若炎夏突降冰雹,急性热病中由高热突然体温下降、面色苍白、四肢厥冷等,则属于突变形式。

在疾病的发展过程中,阴阳的转化常常表现为在一定条件下寒证与热证、虚证与实证的相互转化。如邪热壅肺的患者,表现为高热、面红、咳喘、烦渴、脉数有力等,属于阳热实证。若邪热极盛,耗伤正气,正不敌邪,而突然出现面色苍白、四肢厥冷、精神萎靡不振、脉微欲绝等一派虚寒表现的阴证,此即属阳证转化为阴证。再如寒饮中阻的患者,本为阴证,但寒饮停留日久,郁滞不行,可以化热,转为阳证。上述两个病例中,前者的热毒极盛,后者的寒饮久停,即是促成阴阳相互转化的内在必备条件。

(六)阴阳自和

阴阳自和,是指阴阳双方自动维持和自动恢复其协调平衡状态的能力和趋势。对生命体来说,阴阳自和是生命体内的阴阳二气在生理状态下的自我协调和在病理状态下的自我恢复平衡的能力。阴阳合和,万物自生,这是中国古代哲学的重要观点。

阴阳自和是阴阳的本性,是阴阳双方自动地向最佳目标的发展和运动,是维持事物或现象协调发展的内在机制。中医学运用阴阳自和的理论来说明人体阴阳自动协调促使机体健康恢复的内在机制,用以阐明人体内的阴阳二气具有自身调节的能力。阴阳自和是阴阳的深层次运动规律,它可以揭示人体疾病自愈的内在变化机制。

综上所述,阴阳的对立制约、互根互用、交感互藏、消长平衡、转化及自和,是从不同角度来说明阴阳之间的相互关系及其运动规律的,表达了阴阳之间的对立统一关系。阴阳之间的这些关系及其运动规律并不是孤立的,而是彼此互相联系的。阴阳的对立互根是阴阳最普遍的规律,说明了事物之间既相反又相成的关系。事物之间的阴阳两个方面通过对立制约而取得了平衡协调,通过互根互用而互相促进,不可分离。阴阳交感是万物产生和发展的前提,万物就在阴阳交感过程中产生。阴阳的互藏则是阴阳交感的动力根源,同时也是阴阳消长转化的内在根据。阴阳的消长和转化是阴阳运动的形式。阴阳消长是在阴阳对立制约、互根互用基础上表现出的量变过程,阴阳转化则是在量变基础上的质变,是阴阳消长的结果。阴阳的动态平衡由阴阳之间的对立制约、互根互用及其消长转化来维系,而阴阳自和表达了其自动维持和自动恢复这一动态协调平衡的能力与趋势。如果阴阳的这种动态平衡遭到了破坏,又失去了自和的能力,在自然界就会出现反常现象,在人体则会由生理状态进入疾病状态,甚至死亡。

三、阴阳学说的应用

阴阳学说贯穿在中医学理论体系的各个方面,用来说明人体的组织结构、生理功能、病理变化,并指导着临床诊断与治疗。

(一)说明人体的组织结构

人体是一个有机的整体,其组织结构可以用阴阳加以概括说明。人体脏腑组织的阴阳属性,就大体部位来说,上部为阳,下部为阴;体表属阳,体内属阴;外侧属阳,内侧属阴。就体内脏腑来说,六腑属阳,五脏属阴;上部的心肺属于阳,下部的肝肾属于阴。《素问·金匮真言论》载:"夫言人之阴阳,则外为阳,内为阴。言人身之阴阳,则背为阳,腹为阴。言人身之脏腑中阴阳,则脏者为阴,腑者为阳。肝心脾肺肾五脏皆为阴,胆胃大肠小肠膀胱三焦六腑皆为阳。……故背为阳,阳中之阳心也;背为阳,阳中之阴肺也;腹为阴,阴中之阴肾也;腹为阴,阴中之阳肝也;腹为阴,阴中之至阴脾也。"具体到每一脏腑,又有阴阳之分,如心有心阴心阳,肾有肾阴肾阳等。人体经络系统亦分阴阳,如十二正经循行于肢体外侧者,称为手足三阳经,循行于肢体内侧者,称为手足三阴经。总之,人体脏腑、经络等组织结构,均可根据其所在的上下、内外、表里、前后等相对部位、相对的功能活动特点用阴阳加以概括,并进而说明它们之间的对立统一关系。

(二)说明人体的生理功能

中医学认为人体的正常生理活动,是阴阳双方保持着对立统一的协调平衡的结果。对人体的各种生理活动,也可以用阴阳来加以概括。

人体的生理功能,体现在阴精(物质)与阳气(功能)对立统一的复杂关系之中。阴精是阳气的物质基础,没有阴精,无以化生阳气,即没有物质基础,就不可能产生能量。阳气是阴精的能量表现,没有阳气,无以化生阴精,即没有功能活动,就不可能转化为营养物质。阴精与阳气、物质与功能之间,能很好地体现出阴阳双方的对立、互根、消长、转化关系。只有阴与阳,物质与功能之间保持动态平衡的状态,才能维持人体正常的生理活动。故《素问·生气通天论》载:"阴平阳秘,精神乃治。"

人体中气和血的生理活动也能体现出阴阳双方的对立互根、消长转化关系。气属阳,血属阴。气具有生血、行血和摄血等功能,所以气的功能正常才能维持血的正常功能。而血又具有载气和养气等功能,所以血的功能正常也有助于气充分发挥其生理效应。可见,气和血之间也体现着阴阳双方的对立统一关系。

(三)说明人体的病理变化

阴阳学说认为,阴阳两者之间的协调平衡,即"阴平阳秘",是人体进行正常生命活动的基本条件。若这种平衡协调的关系被破坏,阴阳失去了平衡,就会产生病理改变,疾病由此而生。因此,阴阳平衡失调是疾病发生的根本病机。

疾病的形成和发展主要取决于两方面的因素:一是正气,二是邪气。正气与邪气也有阴阳两种属性,正气有阴精与阳气之别,邪气有阴邪(如寒邪、湿邪等)和阳邪(如风邪、暑邪等)之分。疾病发生发展的过程,就是正邪斗争的过程,正邪斗争就会导致阴阳失调,出现阴阳偏盛和偏衰等各种病理变化。

1. 阴阳偏盛

阴阳偏盛是指阴或阳的任何一方过于亢盛所形成的病理变化。《素问·阴阳应象大论》指出"阴胜则阳病，阳胜则阴病，阳胜则热，阴胜则寒。"

（1）阳胜

阳胜即阳偏盛，是指阳邪侵犯人体，或机能活动中属于阳的一方超过正常的生理限度，达到亢盛的程度。由于阳的特性是热，故说"阳胜则热"。如温热之邪侵犯人体，可出现高热、烦躁、面红目赤、脉数等热象。由于阳能制约阴，故阳气过亢必然消耗和制约人体的阴液，从而引起阴液不足的病理变化，即所谓"阳胜则阴病"。如外感温热病在其发展过程中，往往会出现口干咽燥、舌红少津等阴液耗伤的临床表现。

（2）阴胜

阴胜即阴偏盛，是指阴邪侵犯人体，或机能活动中偏于阴的一方超过正常的生理限度，达到亢盛的程度。由于阴的特性是寒，故说"阴胜则寒"。如寒邪侵犯脾胃，可出现面白形寒、脘腹冷痛、大便稀溏、舌淡苔白、脉沉迟或沉紧等寒象。由于阴能制约阳，故阴过亢必然会损伤和制约人体的阳气，从而引起阳气不足的病理变化，故"阴胜则阳病"。随着病情的发展，可出现肢冷、蜷缩、下利清谷、脉沉微欲绝等阳衰之象。

2. 阴阳偏衰

阴阳偏衰是指阴或阳任何一方低于正常水平的病理变化。

（1）阳虚

阳虚是指体内的阳气虚损，推动、温煦作用明显降低的病理变化。根据阴阳对立制约的理论，阳虚不能制约阴，则阴相对偏盛而出现一系列虚寒之象。如机体阳气虚弱，可出现面色苍白、畏寒肢冷、神疲蜷卧、自汗、脉微弱等虚寒之症。故说"阳虚则寒"。

（2）阴虚

阴虚是指体内的阴液亏虚，滋润和濡养作用不足的病理变化。阴虚不能制约阳，故导致阳的相对偏亢而出现热象。如久病伤阴或素体阴液不足等，都可出现潮热、盗汗、五心烦热、口干咽燥、舌红少津、脉细数等虚热之症。故说"阴虚则热"。

3. 阴阳转化

人体中的阴阳两方面，在相互消长的过程中，除了造成阴阳偏盛偏衰的病理变化以外，还可以在一定条件下，各自向相反的方向转化，即阴证可以转化为阳证，阳证也可以转化为阴证。故《素问·阴阳应象大论》指出"重寒则热，重热则寒"，《灵枢·论疾诊尺》指出"重阴必阳，重阳必阴"。

4. 阴阳互损

由于阴阳之间互根互用，所以任何一方虚损到一定程度时，必然导致另一方的不足。如阳虚至不能化生阴液时，可出现阴虚的现象，即"阳损及阴"。同样，阴虚至不能化生阳气时，也可出现阳虚的现象，称"阴损及阳"。阳损及阴和阴损及阳在发展过程中，最终都导致"阴阳俱虚"。

（四）用于疾病的诊断

由于疾病发生、发展变化的根本原因在于阴阳失调，所以任何疾病，尽管其症状与体征错综复杂，千变万化，但都可用阴阳来加以概括说明。如《素问·阴阳应象大论》载："善诊者，察色按脉,先别阴阳。"阴阳学说用于疾病的诊断,主要包括分析四诊所搜集的资料和概括各种证候的阴阳属性。

1. 分析四诊资料

分析四诊资料,即将望、闻、问、切四诊所搜集的各种资料,以阴阳理论概括其属性。

(1) 色泽辨阴阳

观察面部的颜色和光泽,可以辨别疾病的属性。如色泽鲜明为病属于阳,色泽晦暗为病属于阴。

(2) 声息辨阴阳

听取患者语言、呼吸等方面的声音,可以辨别病情的阴阳属性。如语声高亢洪亮、言多而躁动者,多属实证、热证,为阳;语声低微无力,少言而静者,多属虚证、寒证,为阴。呼吸有力,声高气粗者,大多属于阳证;呼吸微弱,动则气喘者,大多属于阴证。

(3) 症状辨阴阳

通过询问患者或陪诊者,了解患者的寒热、润燥、动静等情况,以辨别病证的阴阳属性。如身热恶热者属阳,身寒喜暖者属阴;躁动不安者属阳,蜷缩静卧者属阴。

(4) 脉象辨阴阳

辨脉之部位、至数、形状等,可区分病证的阴阳属性。如以诊脉的部位分,寸为阳、尺为阴;以脉动的至数分,则数者为阳、迟者为阴;以脉之形状特点分,则浮大洪滑为阳、沉小细涩为阴等。

2. 概括疾病证候

在临床中,还可用阴阳学说来概括分析错综复杂的各种证候,以帮助认识疾病的本质,做到执简驭繁。在八纲辨证中,表证、热证、实证属阳;里证、寒证、虚证属阴。如患者出现高热、烦渴、大汗出、脉洪大等,则概括为阳证;出现畏寒肢冷、面色苍白、大便溏泻、脉沉迟等,则概括为阴证。

(五) 用于指导疾病的防治

由于疾病产生的根本原因是阴阳失调,因此调整阴阳,使之维持或恢复相对平衡,是养生和疾病治疗的基本原则,也是阴阳学说用于疾病防治的主要内容。具体地说有指导养生、确定治疗原则、概括药物性能三方面的内容。

1. 指导养生

养生最根本的原则就是要"法于阴阳",即遵循自然界阴阳变化的规律来调理人体之阴阳,使之能适应外界的变化,保持人与自然的协调统一,以延年益寿。所以《素问·四气调神大论》载:"春夏养阳,秋冬养阴,以从其根,故与万物沉浮于生长之门。"指出了调养四时阴阳的基本原则。

2. 确定治疗原则

由于疾病发生、发展的根本原因是阴阳失调,因此,调整阴阳,恢复阴阳的协调平衡,就是治疗疾病的基本原则。故《素问·至真要大论》载:"谨察阴阳所在而调之,以平为期。"

(1) 阴阳偏盛的治疗原则

阴阳偏盛形成的是实证,故总的治疗原则是"实则泻之",即损其有余。分而言之,阳偏盛而导致的实热证,则用"热者寒之"的治疗方法;阴偏盛而导致的寒实证,则用"寒者热之"的治疗方法。若在阳盛或阴盛的同时,由于"阳胜则阴病"或"阴胜则阳病"而出现阴虚或阳虚时,则又当兼顾其不足,于"实者泻之"之中配以滋阴或助阳之品。

(2)阴阳偏衰的治疗原则

阴阳偏衰出现的是虚证,故总的治疗原则是"虚则补之",即补其不足。分而言之,阴偏衰产生的是"阴虚则热"的虚热证,治疗当滋阴制阳,用"壮水之主,以制阳光"的治法,《内经》称之为"阳病治阴"。阳偏衰产生的是"阳虚则寒"的虚寒证,治疗当扶阳抑阴,用"益火之源,以消阴翳"的治法,《内经》称之为"阴病治阳"。

(3)阴阳互损的治疗原则

阴阳互损导致阴阳两虚,故应采用阴阳双补的治疗原则。对阳损及阴导致的以阳虚为主的阴阳两虚证,当以补阳为主,兼以补阴;对阴损及阳导致的以阴虚为主的阴阳两虚证,当以补阴为主,兼以补阳。如此则阴阳双方相互资生,相互为用。

3. 概括药物性能

阴阳学说用于疾病的治疗,不仅用于确定治疗原则,而且也用来分析概括药物的性能,作为指导临床用药的根据。药物的性能,一般地说,主要靠它的气(性)、味和升降浮沉来决定,而药物的气、味和升降浮沉,又皆可以用阴阳来归纳说明。

药性,是药物的寒、热、温、凉四种特性,又称"四气"。其中寒凉属阴,温热属阳。一般说来,属于寒性或凉性的药物,能清热泻火,减轻或消除机体的热象,阳热证多用之;属于热性或温性的药物,能散寒温里,减轻或消除机体的寒象,阴寒证多用之。

五味,是指酸、苦、甘、辛、咸五种味。有些药物具有淡味或涩味,故实际上不止五味,但习惯上仍称为"五味"。辛味有发散之性,甘味能滋补与缓急,淡味有渗泄作用,酸味能收敛,苦味能降能坚,咸味能软坚和泻下。故辛、甘、淡三味属阳,酸、苦、咸三味属阴。如《素问·至真要大论》载:"辛甘发散为阳,酸苦涌泄为阴,咸味涌泄为阴,淡味渗泄为阳。"

升降浮沉,是指药物在体内发挥作用的趋向。升是上升,浮是向外浮于表;升浮之药,其性多具有上升发散的特点,故属阳。降是下降,沉为向内沉于里;沉降之药,其性多具有收涩、泻下、重镇的特点,故属阴(表2-3)。

表2-3 药物性能的阴阳属性归纳

属性	四气	五味	升降浮沉
阳	温 热	辛 甘(淡)	升 浮
阴	凉 寒	酸 苦 咸	降 沉

临床用药,就是要依据药物性能的阴阳属性,针对病证的阴阳盛衰情况,选择相应的药物,以纠正阴阳的失调状态,从而达到治愈疾病的目的。

第三节 五行学说

五行学说是研究木、火、土、金、水五类物质的内涵、特性、归类方法以及生克乘侮规律,并用以解释宇宙万物发生、发展、变化及相互关系的一种古代哲学思想,属于中国古代唯物论和辩证法的范畴。五行学说认为世界是物质的,主要由木、火、土、金、水五种基本物质构成,自然界各种事物和现象的发展变化,都是这五种物质不断运动和相互作用的结果。

中医学在发展过程中,深受五行学说的影响。将五行学说应用于医学领域,以阐释人体局部与局部、局部与整体、体表与内脏的有机联系以及人体与外界环境的统一,并用以说明人体的生理、病理,指导疾病诊断和治疗。五行学说对中医理论体系的形成起了较大推动作用,对中医学的发展产生了深远的影响。

一、五行的概念、特性及归类

(一)五行的概念

"五",是指木、火、土、金、水五类基本物质;"行",是指运行、运动变化的意思。五行,即指木、火、土、金、水五类基本物质及其运动变化。

五行的最初涵义与"五材"有关。我国古代劳动人民在长期的生活和生产实践中,认识到木、火、土、金、水是人们生活中不可缺少的五种最基本物质。如《尚书正义》载:"水火者,百姓之所饮食也;金木者,百姓之所兴作也;土者,万物之所资生也,是为人用。"又如《左传》载:"天生五材,民并用之,废一不可。"随着人们对物质世界认识的不断深化,进而对这五种物质的特性、相互关系、运动变化等,加以抽象推演,才形成了五行学说。由此,五行学说中的"五行",不再特指木、火、土、金、水五类基本物质本身,而是一个抽象的哲学概念。古人以五行的抽象特性,采用取象比类和推演络绎的方法,来归纳和概括自然界的各种事物和现象,并以五行的"相生""相克"关系来解释各种事物和现象发生、发展变化的规律。

(二)五行的特性

五行虽然来自于木、火、土、金、水,但实际上已超越了五种具体事物的本身,具有抽象的特征和更广泛的涵义。

1. 木曰曲直

曲,屈也;直,伸也。曲直,即指树木的枝条具有生长、柔和,能屈能伸的特性。引申为凡具有生长、升发、条达、舒畅性质或作用的事物,均归属于木。

2. 火曰炎上

炎,即炎热;上,指上升。炎上是指火具有炎热、升腾、明亮的特性。引申为凡具有温热、向上等性质或作用的事物均归属于火。

3. 土爰稼穑

"爰"通"曰";稼,指种植谷物;穑指收获谷物。稼穑是指土地能种植收获农作物。引申为具有生化、承载、受纳性质或作用的事物,均归属于土。

4. 金曰从革

从,由也;革,即变革。从革,即说明金的产生是通过变革而实现的。金质地沉重,且常用于杀戮,引申为具有收敛、肃杀、下降、清洁等性质或作用的事物,均归属于金。

5. 水曰润下

润,即滋润、濡润;下,指下行、向下。润下乃指水滋润下行的特性,引申为凡具有寒凉、滋润、下行性质或作用的事物,皆归属于水。

(三)事物和现象的五行归类

五行学说依据五行各自的特性,对自然界的各种事物和现象进行归类,从而构建了五行系统。事物和现象五行归类的方法,主要有取象比类法和推演络绎法两种。

1. 取象比类法

"取象",即是从事物的形象(形态、作用、性质)中找出能反映本质的特有征象;"比类",即是以五行各自的抽象属性为基准,与某种事物所特有的征象相比较,以确定其五行归属。事物或现象的某一特征与木的特性相类似,则将其归属于木;与水的特性相类似,则将其归属于水;其他以此类推。例如:以方位配五行:日出东方,与木升发特性相似,故东方归属于木;南方炎热,与火特性相类似,故南方归属于火;日落于西方,与金之沉降相类似,故西方归属于金;北方寒冷,与水之特性相类似,故北方归属于水;中原地带土地肥沃,万物繁茂,与土之特性相类似,故中央归属于土。

2. 推演络绎法

推演络绎法即根据已知的某些事物的五行归属,推演归纳其他相关的事物,从而确定这些事物的五行归属。例如:已知肝属木(大前提),由于肝合胆、主筋、其华在爪、开窍于目(小前提),因此可推演络绎胆、筋、爪、目皆属于木;同理,心属火,则小肠、脉、面、舌与心相关,故亦属于火;脾属土,胃、肌肉、唇、口与脾相关,故亦属于土;肺属金,大肠、皮肤、毛发、鼻与肺相关,故亦属于金;肾属水,膀胱、骨、发、耳、二阴与肾相关,故亦属于水。

五行学说以五行特性为依据,运用取象比类和推演络绎的方法,将自然界千姿百态、千变万化的各种事物和现象分别归属于木、火、土、金、水五大类,而每一类事物和现象之间都有着相同的或相似的特定属性,彼此构成了一定的联系。

中医学在天人相应思想指导下,以五行为中心,以空间结构的五方、时间结构的五季、人体结构的五脏为基本框架,将自然界的各种事物和现象以及人体的生理病理现象,按其属性进行归纳,从而将人体的生命活动与自然界的事物或现象联系起来,形成了联系人体内外环境的五行结构系统,用以说明人体以及人与自然环境的统一(表2-4)。

表2-4 事物属性的五行归类

自然界							五行	人体					
五音	五味	五色	五化	五气	五方	五季		五脏	五腑	五官	五体	五志	五液	五脉
角	酸	青	生	风	东	春	木	肝	胆	目	筋	怒	泪	弦
徵	苦	赤	长	暑	南	夏	火	心	小肠	舌	脉	喜	汗	洪
宫	甘	黄	化	湿	中	长夏	土	脾	胃	口	肉	思	涎	缓
商	辛	白	收	燥	西	秋	金	肺	大肠	鼻	皮	悲	涕	浮
羽	咸	黑	藏	寒	北	冬	水	肾	膀胱	耳	骨	恐	唾	沉

二、五行学说的基本内容

(一)五行的生克制化

五行的生克制化关系,是事物运动变化的一般规律,在自然界属于正常情况,在人体则维持了正常的生理活动。正因为这五类基本物质之间具有生克制化关系,物质世界才会维持事物生化不息的动态平衡。

1. 五行相生

五行相生，是指五行之间存在着递相资生、助长和促进的关系。其顺序是：木生火，火生土，土生金，金生水，水生木。五者依次资生，循环无端（图2-2）。

在相生关系中，任何一行都具有"生我""我生"两方面关系。"生我"者为母，"我生"者为子，故相生关系又称为"母子关系"。以水为例：生我（水）者为金，我（水）生者为木，故金为水之母，木为水之子。金与水是母子关系，水与木也是母子关系。

2. 五行相克

相克，又称"相胜"。五行相克，是指五行之间存在着递相克制、制约的关系。其顺序是：木克土，土克水，水克火，火克金，金克木（图2-2）。

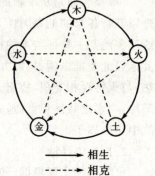

图2-2 五行生克制化示意图

在五行相克关系中，任何一行都具有"克我""我克"两方面的关系。"克我"者为我所不胜，"我克"者为我所胜。所以，五行的相克关系，又叫"所胜""所不胜"关系。以金为例，克我（金）者为火，我（金）克者为木，故火为金之所不胜，木为金之所胜。

3. 五行制化

制，即制约、克制；化，即化生、变化。五行制化是指五行之间既相互资生，又相互制约，维持平衡协调，推动事物间稳定有序的变化与发展。相生相克是不可分割的两个方面。没有生就没有事物的发生与成长，没有克就不能维护正常协调关系下的变化与发展，因此，必须生中有克（化中有制），克中有生（制中有化），相反相成，五行之间这种生中有制、制中有生、相互生化、相互制约的生克关系，称之为制化。故明·张介宾《类经图翼·运气上》言："盖造化之机，不可无生，亦不可无制。无生则发育无由，无制则亢而为害。"

五行制化的规律是：木生火，火生土，而木又克土；火生土，土生金，而火又克金；土生金，金生水，而土又克水；金生水，水生木，而金又克木；水生木，木生火，而水又克火。如此循环往复（图2-2）。

由于五行中每一行都存在着"生我""我生""克我""我克"四个方面的联系，因此对每一行来说都是克中有生、生中有克，形成五行间既相互生化，又相互制约的"制化"关系。没有生，就没有事物的发生和成长；没有克，就不能维持正常协调关系下的变化与发展。只有"化中有制""制中有化"，才能维持和促进事物相对的平衡协调和发展变化。

（二）五行的相乘与相侮

五行相克关系失去协调，就会打乱五行的正常克制关系，而出现反常的变化。相克关系的异常包括"相乘"和"相侮"两方面。

1. 五行相乘

乘，有乘虚侵犯的意思。五行相乘是指五行中一行对其所胜一行的过度制约或克制，属于相克太过，使事物之间失去了正常协调关系。五行相乘的次序与相克相同，即木乘土、土乘水、水乘火、火乘金、金乘木（图2-3）。

导致五行相乘的原因有"太过"和"不及"两种情况。太过导致的相乘是指五行中的某一行过于亢胜，对其所胜一行克制太过，引起其所胜一行的虚弱，从而导致五行之间的协调关系失常。以木克土为例:正常情况下,木能克土,土为木之所胜。若木气过于亢盛,对土克制太过,可致土的不足。这种由于木的亢盛所引起的相乘,称为"木旺乘土"。不及导致的相乘是指五行中的某一行过于虚弱,难以抵御其所不胜一行正常限度的克制,从而使其更加虚弱。仍以木克土为例,正常情况下,木能制约土,若土气不足,木虽然处于正常水平,土仍难以承受木的克制,因而造成木乘虚侵袭,使土更加虚弱。这种由于土的不足而引起的相乘,称为"土虚木乘"。

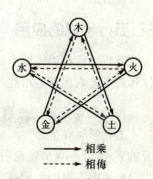

图2-3 五行乘侮示意图

相乘与相克虽然在次序上相同,但本质上是有区别的。相克是正常情况下五行之间的制约关系,相乘则是五行之间的异常制约现象。在人体,相克表示生理现象,相乘表示病理现象。

2. 五行相侮

侮,有恃强凌弱的意思。五行相侮是指五行中某一行对其所不胜一行的反向制约或克制,属反克,又称反侮。其次序是:木侮金,金侮火,火侮水,水侮土,土侮木(图2-3)。

导致相侮的原因亦有"太过"和"不及"两种情况。太过所致的相侮是指五行中的某一行过于强盛,使其所不胜一行不仅不能克制它,反而受到它的反向克制。以金克木为例:当木气过于亢盛时,其所不胜一行的金不仅不能克制木,反而受到木的欺侮。这种由于木的过亢而发生的反向克制现象,称为"木亢侮金"。不及所致的相侮是指五行中某一行过于虚弱,不仅不能制约其所胜的一行,反而受到其所胜一行的"反克"。以木克土为例:当木过于虚弱时,则不仅不能制约土,反而受到土的反克。这种由于木的虚弱而发生的反向克制现象,称为"木虚土侮"。

总之,五行的相乘和相侮,都是异常的克制现象,二者之间既有区别又有联系。相乘是按五行的相克次序发生的过度克制现象,相侮则是与五行相克次序相反方向发生的克制现象。因而,相乘和相侮之间有着严格的区分。但在发生相乘时,可同时发生相侮;发生相侮时,也可同时发生相乘。如当木过于强盛时,既可以乘土,又可以侮金;金虚时,既可受到木的反侮,又可受到火的相乘。可见,相乘和相侮之间也有着密切的联系。《素问·五运行大论》载:"气有余,则制己所胜而侮所不胜;其不及,则己所不胜,侮而乘之,己所胜,轻而侮之。"这是对五行相乘和相侮产生的原因及其相互关系所作的很好说明。

(三)五行的母子相及

五行相生关系异常,则会出现"母子相及"的反常变化。所谓"及",即连累的意思。五行的母子相及包括母病及子和子病及母两种情况,皆属于五行之间相生关系异常的变化。

1. 母病及子

母病及子,是指五行中的某一行异常,累及其子行,导致母子两行皆异常。如水生木,水为母,木为子。若水不足,不能生木,导致木亦虚弱,终致水竭木枯、母子俱衰。

2. 子病及母

子病及母又称为"子盗母气",是指五行中的某一行异常,影响到其母行,终致子母两行皆异常。如木生火,木为火之母,火为木之子,火旺必损木,木损则生火无力,终至母子皆衰。

总之,五行相生、相克维持了事物整体的平衡和稳定,属于正常现象;五行相乘、相侮和母子相及则破坏了事物整体的平衡和稳定,属于反常现象。

三、五行学说的应用

五行学说在中医学中的应用,主要是以五行的特性和生克乘侮的规律,具体地分析研究人体各脏腑组织器官的功能及相互关系,解释人体病理机制,并指导临床诊断和治疗。

(一)说明五脏的生理功能及相互关系

五行学说在生理方面的应用,主要包括以五行特性类比五脏的生理特点,构建天人一体的五脏系统,以生克制化说明五脏之间的相互联系等几个方面。

1. 说明五脏的生理特点

按五行学说的分类方法,将人体的五脏分别归属于五行,并以五行的特性来说明五脏的生理功能。如木有生长、升发、舒畅、条达的特性,肝喜条达而恶抑郁,具有疏泄的功能,故肝归属于木。火有温热、升腾的特性,心阳亦有温煦之功,故心归属于火。土性敦厚,万物依土而化生,脾主运化水谷,化生精微以营养五脏六腑及四肢百骸,为气血生化之源,故脾归属于土。金性清肃、收敛,肺具有肃降的特性,以清肃下降为顺,故肺归属金。水性滋润,有寒凉、闭藏的特性,肾藏精,主水,亦有封藏之性,故肾归属于水。

2. 说明五脏之间的生理联系

人体是一个有机整体,五脏的功能活动不是各不相关的,而是彼此联系的。五行学说不仅用五行的特性来说明五脏的生理特点,还运用五行生克制化理论来说明五脏生理功能的内在联系,即五脏之间存在着相互资生和相互制约的关系。

(1)说明五脏之间的资生关系

木生火,即肝生心,肝藏血以济心,肝之疏泄可助心行血。火生土,即心生脾,心阳可温煦脾阳,以助脾之运化。土生金,即脾生肺,脾化生水谷精微以养肺。金生水,即肺生肾,肺津下行以养肾阴,肺气清肃以助肾主纳气。水生木,即肾生肝,肾藏精以养肝血,肾阴资助肝阴以防肝阳上亢。

(2)说明五脏之间的制约关系

木克土,即肝克脾,肝气条达,可以疏泄脾气,以防脾气壅滞。土克水,即脾克肾,脾之运化水液,可防止肾水泛滥。水克火,即肾克心,肾水上济于心,可防心火过亢。火克金,即心克肺,心火之温煦,可防止肺气清肃太过。金克木,即肺克肝,肺之清肃下降,可制约肝阳的上亢。

(3)说明五脏之间的协调平衡

根据五行学说的脏腑归类,五脏中的每一脏都具有生我、我生和克我、我克的生理联系。每一脏在功能上因有他脏资助而不至于虚损,又因有他脏制约而不至于过亢;本脏之气过盛,则有他脏之气制约;本脏之气亏虚,又可由他脏之气补之。这种制化关系能有效防止任何一脏的太过和不及,从而维持五脏整体系统的协调平衡。

3. 构建天人一体的五脏系统

五行学说除以五行特性类比五脏的生理特点,确定五脏的五行属性外,还以五脏为中心,推演络绎整个人体的各种组织结构与功能,将人体的形体、官窍等分属于五脏,构建了以五脏为中心的生理病理系统。同时又将自然界的五方、五气等与人体的五脏联系起来,建立了以五脏为中心的天人一体的五脏系统,体现了天人相应的整体观念。

应当指出的是,以五行的特性及其生克次序来说明五脏的生理功能及其相互资生、相互制约的关系,存在一定的局限性。因为五脏的生理功能是多样的,其相互间的关系也是复杂的。五行的特性并不能说明五脏的所有功能,而五行的生克制化也难以完全解释五脏间复杂的生理联系。因此,在研究五脏的生理功能及其相互间的内在联系时,不能只局限于五行之间的生克制化理论。

(二)说明五脏病变的相互影响

五行学说可用于说明病理情况下脏腑之间的相互影响,这种病理上的相互影响称之为"传变"。

1. 相生关系的传变

相生关系的传变,是指病变顺着或逆着五行相生次序的传变,包括"母病及子"和"子病犯母"两个方面。母病及子,是指疾病从母脏传及子脏。如肾属水,肝属木,水能生木,肾为母脏,肝为子脏,故肾病及肝即是母病及子。子病犯母,是指疾病的传变由子脏传至母脏。如肝属木,心属火,木能生火,肝为母脏,心为子脏,故心病及肝即是子病犯母。

2. 相克关系的传变

相克关系的传变,是指病变顺着或逆着五行相克次序的传变,包括"相乘"和"相侮"两个方面。引起相乘的原因不外两种:一是某脏过盛,而致被克之脏受到过分制约;二是某脏过弱,不能耐受所不胜之脏的制约,从而出现克伐太过。如肝木过旺可乘脾土(木旺乘土),脾土过弱易被肝木所乘(土虚木乘)。引起相侮的原因亦不外两种:一是某脏过盛而使所不胜之脏受到反向制约;二是某脏过弱,其所胜之脏对其反向制约。如肝火旺盛反侮肺金,称之为"木火刑金";脾土虚衰不能制约肾水,称之为"土虚水侮"。总之,脏腑之间病变的相互影响,可用五行的母子相及和乘侮规律来阐释。

(三)指导疾病的诊断

人体是一个有机整体,当内脏有病时,可以反映到相应的体表组织器官,出现色泽、声音、形态、脉象等方面的异常。正如《灵枢·本藏》所载:"视其外应,以知其内脏。"五行学说把五脏与五色、五音、五味等以五行分类归属联系起来,因此,在临床诊断疾病时,可以综合望、闻、问、切四诊所得资料,按五行归属及生克乘侮规律,来推断病情。如面见青色、喜食酸味、脉见弦象,其病多在肝;面色红、口味苦、脉洪数,多为心火亢盛之病;脾虚患者,若面见青色,为木来乘土,是肝亢乘脾;心脏患者,面见黑色,为水来乘火,往往见于肾水上泛凌心等。

五行学说还将色、脉结合起来,以五行的生克乘侮规律来推断病情的顺逆。色脉相合,其病顺;若色脉不合,已见其色,不得其脉,得克则死,得生则生。如肝病色青见脉弦,为色脉相合,其病顺;若不得弦脉反见浮脉,则属克己之脉(金克木),为病逆,预后不佳;若得沉脉则属相生之脉(水生木),其病顺,预后较好。

但是,疾病的临床表现往往是错综复杂的,要正确诊断疾病,必须四诊合参,不可拘泥于五行理论的推断,以免误诊而影响治疗。

(四)指导疾病的治疗

具体表现在以下五个方面。

1. 指导脏腑用药

不同药物,有不同颜色与气味。色有青、赤、黄、白、黑"五色",味有酸、苦、甘、辛、咸"五味"。根据五行归属理论,青色、酸味入肝;赤色、苦味入心;黄色、甘味入脾;白色、辛味入肺;黑色、咸味入肾。如白芍、山茱萸味酸入肝经以补肝,黄连味苦以泻心火,白术色黄味甘入脾经以补益脾气,石膏色白味辛入肺经以清肺热,玄参、熟地色黑味咸入肾经以滋养肾阴等。但这种用药方法是较片面的,临床脏腑用药,除色味外,必须结合药物的四气(寒、热、温、凉)和升降浮沉等理论综合分析,辨证用药。

2. 控制疾病传变

一脏受病,可以波及他脏而致疾病发生传变。因此,在治疗时,除对本脏病进行治疗外,同时还要根据五行的生克乘侮规律,来调整脏腑的太过和不及,以控制其进一步的传变。《金匮要略》指出:"见肝之病,知肝传脾,当先实脾。"就是说,肝病时,如肝气太旺,肝旺则必乘脾土,根据木乘土的规律,治疗肝病的同时要注意健脾,以防肝病传脾。

3. 指导确定治则治法

(1)根据相生规律确定的治则治法

包括"虚则补其母"和"实则泻其子"。"补母",适用于母子关系的虚证。"泻子",适用于母子关系的实证。

根据"虚则补其母"的原则所确定的治疗方法,常用的有以下几种。

滋水涵木法 又称滋肾养肝法或滋补肝肾法。适用于肾阴虚损而致的肝阴不足,甚或肝阳上亢的病证。

培土生金法 又称健脾补肺法。适用于脾气虚弱,不能充养肺气而见肺脾俱虚的证候,或因肺气虚而引起的肺脾两虚证。

金水相生法 即滋养肺肾法。适用于肺虚不能输布精微以滋肾;或肾阴不足,不能上滋肺阴而致肺肾阴虚者。

益火补土法 又称温肾健脾法或温补脾肾法,适用于肾阳衰微而致脾阳不振,或脾阳亏虚,久病及肾的脾肾阳虚证。

应当指出的是,如按五行相生规律,心属火,脾属土,火生土即是心生脾。"火不生土",本应理解为心火不生脾土。但自从命门学说兴起之后,这个概念有所改变。临床上多将此"火"专指肾阳(或命门之火)而言,"火不生土"的含义,也就变成肾阳亏虚不能温煦脾阳了,很少再指心与脾的关系。

根据"实则泻其子"的原则所确定的治疗方法,常用的有以下几种。

肝火泻心法 是用清心火以治疗肝火旺盛的方法,适用于心肝火旺证。

利水祛痰法 是用利水以治疗肺实痰壅的方法,适用于肺肾同病,痰气壅滞,咳逆上气之证。

心火泻胃法 是用泻胃火以治疗心火旺的方法,适用于胃腑有热,熏蒸于心而致的神志不宁等。

(2)根据相克规律确定的治则治法

包括"抑强"和"扶弱"两个方面。乘侮他脏者为强,表现为机能亢进;被他脏乘侮者为弱,表现为机能衰退。治疗时必须同时采取抑强扶弱的治疗原则,使双方的力量对比恢复均衡。抑强,用于相克太过引起的相乘和相侮。抑其强者,则其弱者的功能自然易于恢复;扶弱,用于相克不及引起的相克和相侮。扶其弱者,增强其力量,有利于恢复脏腑的正常生理功能。

根据抑强扶弱原则确定的治疗方法主要有以下几种。

抑木扶土法 又称疏肝健脾法或调理肝脾法,是通过疏肝、平肝,佐以健脾来治疗肝旺脾虚证的方法,适用于木旺乘土或土虚木乘之证。

培土制水法 又称敦土利水法,是通过温运脾阳或温肾健脾以治疗水湿停滞病变的方法,适用于脾虚不运,水湿泛滥而致的水肿胀满之候。

佐金平木法 又称滋肺清肝法,是滋肺阴清肝火以治疗肝火犯肺病证的方法,适用于肝火犯肺证。

泻南补北法 又称泻火补水法或滋阴降火法,是用泻心火补肾水以治疗心肾不交病证的方法,适用于肾阴不足、心火偏亢、水火失济的心肾不交证。

4. 指导中医情志疗法

脏腑和情志同归属于五行,不同的情志变化之间也有着相生相克的关系。因此,临床上可运用不同情志变化间的相互制约关系,来治疗精神情志病证。早在《内经》中就有关于治疗情志疾病的论述。如怒伤肝,悲胜怒(金克木);喜伤心,恐胜喜(水克火);思伤脾,怒胜思(木克土);忧伤肺,喜胜忧(火克金);恐伤肾,思胜恐(土克水)。这种利用情志间的相互制约关系治疗精神情志病证的方法,就是所谓的"以情胜情"法。

5. 指导针灸取穴

在针灸治疗中,根据病情也常用五行的生克乘侮规律来选穴治疗。如治疗肝的虚证时,根据"虚则补其母"的原则,可用补法针刺肾经的经穴;而治疗肝的实证,根据"实则泻其子"的原则,针刺时可取心经的经穴用泻法予以治疗。通过补虚泻实,以恢复脏腑的正常功能。

以五行的生克规律指导疾病的治疗,有其一定的实用价值,因此在临床上,既要正确地掌握五行生克规律,又要根据具体病情进行辨证论治。

精气学说、阴阳学说和五行学说,是中国古代朴素的唯物论和辩证法。精气学说作为一种自然观,奠定了中医学理论的基石,而阴阳学说和五行学说作为方法论,构筑了中医学理论体系的基本框架。精气学说旨在说明天地万物的物质统一性,阴阳学说旨在说明一切生命现象都包含着阴阳矛盾运动,而五行学说则具体说明事物之间的结构关系和调节方式,三者渗透于医学领域中,成为中医学哲学思想的基础。精气学说、阴阳学说和五行学说虽各具特点,但又是相互联系、一脉相承的。世界本原于气,气之动静而分阴阳,阴阳合和化生五行,五行是构成宇宙万物的基本元素。中医学按气-阴阳-五行的逻辑结构,从气-阴阳-五行的矛盾运动,阐述了生命运动的基本规律,构筑了中医学的理论体系,建立了中医学的整体医学模式。

需要指出的是,精气学说、阴阳学说和五行学说属于古代的哲学范畴,对中医学理论体系的形成和发展起了很重要的作用,是学习中医必须理解和掌握的内容。但阴阳五行学说毕竟是一种古代的哲学理论,限于当时的历史条件,还不可能形成完备的理论,也不可能完全解释宇宙间的一切事物和人体复杂的生命现象。特别是五行学说,由于它采用了直观的"取象比类"和主观的"推演络绎"方法,因而不可避免地存在着机械的弊端。所以,对于阴阳五行学说,我们既要肯定它的实用价值,又要看到它的局限性。

 目标检测

一、选择题

(一)单项选择题

1. 使天地万物相互感应的是(　　)

A. 精气　　　　B. 阴阳之气　　　C. 五行之气　　　D. 风气　　　　E. 云气
2.《素问·六微旨大论》所说是以升降出入,无器不有,说明气的运动具有(　　)
　　A. 特殊性　　　B. 普遍性　　　　C. 对立性　　　　D. 统一性　　　E. 以上都不是
3. 自然界用来区分阴阳属性的最主要标志是(　　)
　　A. 内与外　　　B. 明与暗　　　　C. 上与下　　　　D. 左与右　　　E. 水与火
4. 言人体脏腑之阴阳,则心为(　　)
　　A. 阳中之阳　　B. 阳中之阴　　　C. 阴中之阴　　　D. 阴中之阳　　E. 阴中之至阴
5. 言人体脏腑之阴阳,则肝为(　　)
　　A. 阳中之阳　　B. 阳中之阴　　　C. 阴中之阳　　　D. 阴中之至阴　E. 阴中之阴
6. 阴胜则阳病,阳胜则阴病说明了阴阳之间的哪种关系(　　)
　　A. 阴阳交感　　B. 对立制约　　　C. 互根互用　　　D. 消长平衡　　E. 相互转化
7. 属于阴中之阴的时间是(　　)
　　A. 上午　　　　B. 下午　　　　　C. 前半夜　　　　D. 后半夜　　　E. 以上都不是
8. 下列哪一项不属于阴阳互根的关系(　　)
　　A. 阳在外,阴之使也　　　　　　　B. 孤阴不生,独阳不长
　　C. 阴在内,阳之守也　　　　　　　D. 重阴必阳,重阳必阴
　　E. 阴损及阳,阳损及阴
9. 阴阳交感是指(　　)
　　A. 阴阳二气的运动　　　　　　　　B. 阴阳二气的和谐状态
　　C. 阴阳二气相互对立的状态　　　　D. 阴阳二气相互感应
　　E. 阴阳二气在运动中相互感应而交合的过程
10. 五行学说中木的特性是(　　)
　　A. 炎上　　　　B. 稼穑　　　　　C. 润下　　　　　D. 从革　　　　E. 曲直
11. 在五行生克规律关系中,下列哪项是错误的(　　)
　　A. 木克土　　　B. 火生土　　　　C. 金生水　　　　D. 金克木　　　E. 水克木
12. 下列不符合五行生克规律的是(　　)
　　A. 木为水之子　　　　　　　　　　B. 水为火之所不胜
　　C. 火为土之母　　　　　　　　　　D. 金为木之所胜
　　E. 金为土之子
13. 下列属于母子关系的是(　　)
　　A. 水和火　　　B. 土和金　　　　C. 金和木　　　　D. 木和土　　　E. 金和火
14. 下列何项归属于五行之土(　　)
　　A. 目　　　　　B. 舌　　　　　　C. 口　　　　　　D. 鼻　　　　　E. 耳
15. 下列何项归属于五行之金(　　)
　　A. 筋　　　　　B. 脉　　　　　　C. 肉　　　　　　D. 皮　　　　　E. 骨
16. 下列何项归属于五行之水(　　)
　　A. 恐　　　　　B. 喜　　　　　　C. 怒　　　　　　D. 思　　　　　E. 忧
17. 在五行学说中,五季中的长夏应归属于(　　)
　　A. 木　　　　　B. 火　　　　　　C. 土　　　　　　D. 金　　　　　E. 水

18. 下列说法中,不符合五行相生规律的是(　　)
    A. 木为水之子　　B. 水为木之母　　C. 火为土之母　　D. 土为金之子　　E. 火为木之子
19. 以下不属于五行相克关系传变的是(　　)
    A. 木旺乘土　　B. 土虚木乘　　C. 木火刑金　　D. 水不涵木　　E. 土虚水侮
20. 以下不属于五行相生关系传变的是(　　)
    A. 肝火犯肺　　B. 肾病及肝　　C. 心病及肝　　D. 脾病传肺　　E. 肺病及肾
21. 按五行生克规律,肾的所不胜是(　　)
    A. 心　　　　　B. 肝　　　　　C. 脾　　　　　D. 肺　　　　　E. 膀胱
22. 根据五行相克规律确立的治法是(　　)
    A. 培土生金　　B. 滋水涵木　　C. 金水相生　　D. 佐金平木　　E. 益火补土

(二) 多项选择题

23. 精气的存在形式有(　　)
    A. 有形　　　　B. 无形　　　　C. 弥散　　　　D. 凝聚　　　　E. 运动
24. 在自然界,气的运动形式主要有(　　)
    A. 升　　　　　B. 降　　　　　C. 出　　　　　D. 聚　　　　　E. 散
25. 以下哪些属于以气为中介而相互感应的现象(　　)
    A. 磁石吸铁　　B. 乐器共振　　C. 公鸡司晨　　D. 海水潮汐　　E. 人体昼精夜瞑
26. 按照事物或现象阴阳属性的划分原则,下列各项中属阴的有(　　)
    A. 发散　　　　B. 明亮　　　　C. 温煦　　　　D. 抑制　　　　E. 晦暗
27. 按照事物或现象阴阳属性的划分原则,下列各项中属阳的有(　　)
    A. 温煦　　　　B. 抑制　　　　C. 潜藏　　　　D. 滋润　　　　E. 推动
28. 从夏至到冬至的气候变化是(　　)
    A. 阴消阳长　　B. 阳消阴长　　C. 由阴转阳　　D. 由阳转阴　　E. 热极生寒
29. 药物五味中属阴的是(　　)
    A. 辛味　　　　B. 酸味　　　　C. 甘味　　　　D. 苦味　　　　E. 咸味
30. 药物五味中属阳的是(　　)
    A. 辛味　　　　B. 酸味　　　　C. 甘味　　　　D. 苦味　　　　E. 咸味
31. 五脏分阴阳,在五脏中属阴的是(　　)
    A. 心　　　　　B. 肺　　　　　C. 脾　　　　　D. 肝　　　　　E. 肾
32. 根据事物阴阳属性划分原则,属阳者为(　　)
    A. 外　　　　　B. 表　　　　　C. 腹　　　　　D. 背　　　　　E. 五脏
33. 下列各项中属于五行相克关系者为(　　)
    A. 木与火　　　B. 火与金　　　C. 金与木　　　D. 水与木　　　E. 土与水
34. 下列各项中,依据五行相生规律确定的治法是(　　)
    A. 滋水涵木法　B. 益火补土法　C. 佐金平木法　D. 金水相生法　E. 壮水制火法

二、问答题

1. 古代哲学中精、气的含义是什么?与医学中的精、气概念有什么联系与区别?
2. 精气学说的主要内容是什么?
3. 如何分析事物和现象的阴阳属性?

4. 阴阳学说的基本内容是什么？
5. 五行的特性是什么？何谓五行相生、相克、制化、相乘、相侮？
6. 五行学说应用于中医学的哪些方面？试举例说明以五行相生相克理论指导确定的常用治则治法。
7. 事物阴阳属性的相对性表现在哪些方面？
8. 如何理解阴阳的互根与互用？

第三章 藏 象

学习目标

【学习目的】 通过学习脏腑的生理病理及相互之间的关系等基本理论,为后续章节及课程打下基础。

【知识要求】 掌握五脏六腑的生理功能以及脏与脏、脏与腑、腑与腑之间的相互关系。熟悉藏象的概念及脏腑的特点;五脏六腑的生理特性;奇恒之腑的生理功能;神与志的概念、分类以及与五脏的关系;形体官窍的生理功能和生理联系。了解藏象学说的形成;五脏主时理论;五脏六腑的病理变化。

【能力要求】 具备初步运用藏象学说说明人体的生理活动与病理变化的能力。

"藏象"一词,首载于《素问·六节藏象论》。藏,今写作"脏",是指藏于体内的脏腑器官,即内脏。象,其涵义有二:一是指内脏的解剖形态;二是指内脏表现于外的生理、病理现象。《类经·藏象类》注云:"象,形象也。藏居于内,形见于外,故曰藏象。"可见,中医学的"藏象",是对人体内脏的形态结构、生理功能、病理变化和表现于外的生命现象的高度概括。

藏象学说是通过对人体生理、病理现象的观察,研究人体各个脏腑的生理功能、病理变化及其与外界环境相互关系的学说,是中医基本理论体系的核心,对于临床实践具有普遍的指导意义。

藏象学说的形成,主要与以下四个方面相关:①古代解剖学的知识。《灵枢·经水》载:"夫八尺之士,皮肉在此,外可度量切循而得之,其死,可解剖而视之。其脏之坚脆,腑之大小,谷之多少,脉之长短,血之清浊……皆有大数。"可见,古代的解剖知识为藏象学说的形成奠定了形态方面的基础。②长期对人体生理和病理现象的观察。如皮肤受凉而感冒,会出现鼻塞、打喷嚏、咳嗽等症状,从而推断出皮毛、鼻和肺之间存在着某些联系。③反复医疗实践的总结。如许多目疾,从肝着手治疗而获愈,久之,便得出"肝开窍于目"的理论;根据"气血者,人之神"的原理,用养血安神的药物治愈心悸、失眠等心神不宁的病证,佐证了"心主神志"的论点。④古代哲学思想的渗透。以阴阳、五行学说为代表的古代哲学思想渗透到中医学中,对藏象理论的形成也起了重要作用。如用阴阳学说说明人体的部位、功能等多个方面,五行学说则促进了五行藏象体系的建立,体现出人与自然环境的统一性。

藏象学说的基本特点是以五脏为中心的整体观。主要体现在以下两个方面:①以五脏为中心,以气血津液为基础,以形神活动为根本,通过经络系统"内属于脏腑,外络于肢节"将六腑、五体、五官、九窍、四肢百骸等构成了一个有机整体,以维持生命活动的协调与统一。②天人相应,即人体五脏的生理活动与自然界季节气候及地域环境等密切联系,形成一个内外环境息息相关的统一体。

藏象学说的内容,包括脏腑、形体与官窍、神与志等,其中以五脏理论最为重要。

第一节 脏 腑

脏腑分为脏、腑和奇恒之腑三类(表3-1)。

表 3-1 五脏、六腑、奇恒之腑比较

	五脏	六腑	奇恒之腑
脏腑名称	心、肺、脾、肝、肾	胆、胃、大肠、小肠、膀胱、三焦	脑、髓、骨、脉、胆、女子胞
形态特点	实体性器官	管腔性器官	形多中空,类似于腑
功能特点	藏精气(化生和贮藏精气)	传化物(受纳和传导水谷)	内藏精气,类似于脏
运动特点	藏而不泻,满而不实	泻而不藏,实而不满	似脏非脏,似腑非腑

脏有五,即心、肺、肝、脾、肾,合称五脏。脏,即藏,有贮藏之意,为精气贮藏之所。五脏的共同生理功能是主"藏精气",即化生和贮藏精、气、血、津液等精微物质。五脏主藏精气,精气盈满为宜,所以五脏的共同生理功能特点是"藏而不泻""满而不能实"。五脏的形态结构属实体性器官,分别位于胸腔和腹腔之中。

腑有六,即胆、胃、小肠、大肠、膀胱、三焦,合称六腑。腑,通府,有府库之意,乃水谷盛存之处。六腑共同的生理功能是主"传化物",即受纳和腐熟水谷,传化和排泄糟粕。在六腑消化和传导水谷饮食物过程中,宜虚实更替,实则水谷充盈,虚则水谷排空,所以六腑的共同生理功能特点是"泻而不藏""实而不能满"。六腑的形态结构属中空的管腔器官,主要位于腹腔之中,三焦则分布于胸腹腔。

奇恒之腑是脑、髓、骨、脉、胆、女子胞之合称。它们的形态结构多为中空,与腑相似;但其功能多主藏精气,与腑有别而类于脏,故称之为奇恒之腑。其中脑位于颅腔,胆和女子胞位于腹腔,髓居骨中,骨与脉又属形体。胆本为六腑之一,但其所藏之胆汁为精汁,类似于五脏"藏精气",故又将其归作奇恒之腑。

"脏腑"是中医学特有的概念,与西医学"脏器"的概念有所不同。脏器,是西医学的一个形态学概念,是指机体的内、外器官而言。如心、肝、脾、肺、肾、胆、胃、胰腺、膀胱等,为内脏器官;眼、耳、鼻等,为感觉器官。就其结构来说,是一个纯形态学的或实体性的结构,而其功能则是通过直接对该器官的解剖分析而获得。然而,中医学的整体观察和"以象测藏"的认识方法,决定了"脏腑"的结构是一个在形态性结构框架的基础上赋予了功能性结构成分而形成的形态功能合一的结构。例如心"如倒垂莲蕊"的形态及"主血脉"的功能,无疑是通过解剖分析而发现的,而其"主神志"的功能则是通过整体观察推理而赋予心的。因此,中医学中"脏腑"的概念,不仅是一个解剖学概念,而更重要的是一个功能单位的概念,一个生理、病理学概念。因此,"脏腑"与"脏器"的名称虽然大致相同,但其内涵却不大一样。一个中医学脏腑的功能可能包括西医学几个脏器的功能;而一个西医脏器的功能,可能分散在中医学的好几个脏腑的功能之中。

一、五脏

五脏即心、肺、肝、脾、肾的合称。五脏是人体生命活动的中心,五脏理论是藏象学说的核心内容。

(一) 心

心位于胸腔，两肺之间，膈膜之上，外有心包护卫。由于心对人体生命活动起着主宰的作用，故古称心为"君主之官""生之本""五脏六腑之大主"。心的主要生理功能是主血脉和主神志。心的主要生理特性是阳脏而主通明，心与小肠相表里，在体合脉，其华在面，开窍于舌，在志为喜，在液为汗。

1. 主要生理功能

(1) 主血脉

主，有主持、管理之意。血，即血液；脉，即脉管，是气血运行的道路，又称之为"血府"。心主血脉，包括主血和主脉两方面。

主血　是指心气具有推动血液在脉内运行的生理功能。心与血脉相连，构成一个密闭的循环系统，这个系统的生理功能都由心所主。在生命活动中，心脏不停的搏动，将血液输送到全身，发挥其营养和滋润的作用。故《素问·五藏生成》载："诸血者，皆属于心。"而心脏的正常搏动，主要依赖心气的推动和调控作用。心气充沛，能够维持正常的心力、心率和心律，血液才能在脉内正常运行，表现为面色红润光泽，脉象和缓有力，节律整齐；反之，心气不足，心脏搏动无力，则血液亏虚，可见面色无华、心悸气短、脉象细弱无力等。

心主血的另一内涵是心的生血作用。《素问·阴阳应象大论》说："心生血。"所谓心生血，主要是指饮食水谷经脾胃的运化，化为水谷精微，水谷精微再化为营气和津液，营气和津液进入脉中，经过心火（即心的阳气）的作用，才能化为赤色血液，即所谓"奉心化赤"。正如《血证论》所说："火者，心之所主，化生为血液以濡养周身。"若心阳虚衰，也可以影响血液的化生。

主脉　是指心气推动和调控心脏的搏动及脉管的舒缩，使脉道通利，血液流畅。脉为血之府，是容纳和运输血液的通路。心气充沛，心脏有节律的搏动，则脉管有规律的舒缩，血液循脉道布散全身，发挥营养和滋润作用，以维持人体正常的生命活动。

血液能正常运行，发挥营养和滋润作用，除心气充沛外，还有赖于血液的充盈和脉道的通利。血液充盈，心主血脉的生理功能才能发挥正常；脉道通利，则血行无阻，周流全身。因此，心气充沛、血液充盈、脉道通利，是血液正常运行必备的三个条件。

心主血脉的功能正常与否，可从面色、胸部感觉、舌色及脉象等方面表现出来。如心主血脉的功能正常，则面色红润光泽，舌质淡红荣润，脉搏和缓有力、节律整齐。若心主血脉的功能异常，心血不足，血脉空虚，则面色无华、心悸失眠、舌质淡白、脉细涩无力；心火亢盛，则面赤、心中烦热、舌红、舌尖起芒刺或溃烂疼痛、脉滑数；心脉痹阻，则面色晦暗、心胸憋闷或刺痛、舌质青紫或见瘀点瘀斑、脉涩或结代。

(2) 主神志

主神志又称心主神明或心藏神。心具有主宰五脏六腑、形体官窍的一切生理活动和精神意识思维活动的功能。神，有广义和狭义之分。广义之神，是指整个人体生命活动的主宰及其外在表现的总和，是对人体生命活动的高度概括，可通过人的眼神、表情、言语、应答、动作姿态等表现出来；狭义之神，是指人的精神、意识、思维活动。心所藏之神，既包括广义之神，也包括狭义之神。

心主神志的生理功能体现在两个方面：①主宰人的生命活动。人体的脏腑、经络、形体、官窍,各有不同的生理功能,但它们都必须在心神的主宰和协调下,分工合作,才能进行复杂的生命活动,故《灵枢·邪客》称心为"五脏六腑之大主"。②主司人的精神、意识和思维活动。人的精神、意识和思维活动,虽然是大脑的生理功能,即大脑对外界客观事物的反映,但藏象学说则将人的精神、意识和思维活动分归于五脏,而且由心主宰。如《灵枢·本神》载:"所以任物者为之心。"心是接受外界客观事物并做出反应,进行意识和思维活动的脏器。各种复杂的精神活动,都是在心的主导下,由五脏协作共同完成的。由于心为藏神之脏,因此情志致病,首伤心神,次及相应脏腑,导致脏腑气机紊乱。

心主神志的功能正常,则精神振奋、神志清晰、思维敏捷、睡眠安稳,各脏腑、组织、器官功能协调。心主神志的功能失常,可见精神萎靡、反应迟钝、失眠多梦、神志不宁,甚则狂妄谵语或昏迷不省人事以及各脏腑功能失调等。

心主神志与心主血脉的功能是密切相关的。心主神志,能调节心气行血,有利于心主血脉。血液又是神志活动的物质基础之一。如《灵枢·营卫生会》载:"血者,神气也。"心血充足,则能养神,而使心神灵敏不惑。心藏神的功能失常,可引起血行异常,如心神失常、心烦失眠、脉搏加快;反之,心主血脉的功能失常,亦可引起心神异常,可见失眠、多梦等症。

2. 心的生理特性

心的生理特性是:为阳脏而主通明。心位于胸中,在五行属火,为阳中之阳,故称为阳脏,又称"火脏"。火性光明,烛照万物。心喻为阳脏、火脏,其意义在于说明心以阳气为用,心之阳气有推动心脏搏动,温通全身血脉,兴奋精神,以使生机不息的作用。心主通明,是指心脉以通畅为本,心神以清明为要。心脉畅通,固需心阳的温煦和推动作用,但也须有心阴的凉润和宁静作用。心阳与心阴的作用协调,心脏搏动有力,节律一致,速率适中,脉管舒缩有度,心血才能循脉运行通畅。心神清明,固然需要心阳的鼓动和兴奋作用,但也须有心阴的宁静和抑制作用。心阳能推动和鼓舞人的精神活动,使人精神振奋,神采奕奕,思维敏捷;心阴的宁静作用,能制约和防止精神躁动。心阳与心阴的作用协调,则精神内守,既无亢奋,也无抑郁。因此,古代医家把心喻为人身之"日",如清·高士宗《医学真传·头痛》说:"盖人与天地相合,天有日,人亦有日,君火之阳,日也。"唐宗海《血证论》也说:"心为火脏,烛照万物。"实际是强调心以阳气为用,以及心阳的温通血脉和兴奋精神的作用,并非忽略心阴的作用。若心的阳气不足,失于温煦鼓动,既可导致血液运行迟缓,瘀滞不畅,又可引起精神萎顿,神识恍惚;心阴不足,失于凉润宁静,可致血行加速,精神虚性亢奋。

3. 心的生理联系

(1)心合小肠

心与小肠通过经脉相互络属,构成表里关系。

(2)在体合脉,其华在面

心在体合脉,是指心与脉在结构上相接相连,形成一个密闭循环的管道系统。脉道的舒缩与通利依赖于心气的推动与调节,故称心在体合脉。

华,有荣润、光彩之意。其华在面,是指心的功能状态常可显露于面部。由于头面部血脉极为丰富,全身气血皆上注于面,故面部的色泽变化能反映心的生理功能和病理变化。心气旺盛,血脉充盈,脉道通畅,则面色红润而有光泽。心气不足,心血亏虚,则面色无华;心火亢盛,则面色红赤;心脉痹阻,则面色青紫;心阳暴脱,则面色苍白或晦暗。故《素问·五藏生成》载:"心之合,脉也;其荣,色也。"

(3) 在窍为舌

窍,指孔窍、苗窍。心在窍为舌,又称心开窍于舌,是指心的气血盛衰在舌象上反映最明显,因此观察舌的变化可以了解心主血脉和主神志功能是否正常。

舌为心之窍,其理论依据主要有三方面:①心与舌体在经络上有密切联系。《灵枢·经脉》载:"手少阴之别……循经入于心中,系舌本。"②心与舌在生理上密切相关。心主行血生血,使气血上注于舌,保持舌体的正常形态和色泽;心主神志,使精神思维活动正常,保证舌能发挥其司味觉、搅拌食物和辅助发音等生理功能。③舌黏膜薄而透明,舌体血管又极为丰富,所以舌质色泽变化可直接反映心主血脉的功能状态。可见,从舌的变化可以察知心的功能状态。心的功能正常,则舌体红活荣润、柔软灵活、味觉灵敏、语言流畅。心的功能异常,亦可从舌上反映出来。如心阳不足,则舌质淡白胖嫩;心阴不足,则舌质红绛瘦瘪;心火上炎,则舌质红赤,甚至起刺生疮;心血瘀阻,则舌质紫暗或有瘀点瘀斑;心神失常,则舌强、语謇或失语等。

(4) 在志为喜

喜,是人对外界信息的反应,属于良性刺激。喜乐适度对心的生理功能有调节作用,但喜乐过度或不及,均可使心神受伤。如过度喜乐,则使人喜笑不休,精神涣散不收;不及则使人易悲、精神不振。另外,心为神明之主,不仅喜能伤心,而且五志过极均能损伤心神。所以《灵枢·邪气藏府病形》载:"愁忧恐惧则伤心。"

(5) 在液为汗

汗,是津液通过阳气的蒸化后,经汗孔排出肤表的液体,如《素问·阴阳别论》载:"阳加于阴谓之汗。"汗液的生成、排泄与心血、心神的关系密切。心的功能失常可导致汗出异常,如心气虚常见自汗;心阴虚多见盗汗。故有"津血同源""血汗同源",以及"汗为心之液"之说。另外,汗液的排泄又受心神的调节,所以情绪的波动,亦可见有汗出现象。

(6) 与夏气相通应

人与自然界是一个统一的整体,自然界的四时阴阳消长变化,与人体五脏功能活动是相互关联、相互通应的。心与夏气相通应,是说心为阳中之阳,在五行属火,夏季气候炎热也属火,同气相求,故心阳在夏季最为旺盛,功能最强。

附:心包络

心包络,简称心包,是心脏外面的包膜,具有保护心脏、通行气血以养心体等作用。在经络学说中,手厥阴心包经与手少阳三焦经相为表里,故将心包络归属于脏。古代某些医家认为,心为君主,不得受邪,所以外邪犯心,则心包络当先受病,故心包有"代心受邪"的功用。后世明清温病学派受"心不受邪"思想的影响,在温病学说中,将外感温热病邪影响心神而出现神昏、谵语等病理变化,称之为"热入心包"或"痰热蒙蔽心包"。实际上,心包受邪所表现的病证,就是心的病证,心和其他脏腑一样,皆可受到邪气的侵袭而发病。

(二) 肺

肺位于胸腔,左右各一,覆盖于心之上,犹如宰辅,故《素问·灵兰秘典论》称之为"相傅之官"。肺的主要生理功能是主气、司呼吸,通调水道,朝百脉,主治节。肺的生理特性主要有肺为华盖、肺为娇脏与肺气宣降。肺与大肠相表里,在体合皮,其华在毛,在窍为鼻,在志为悲(忧),在液为涕。

1. 主要生理功能

(1) 主气、司呼吸

肺主气，首见于《内经》，如《素问·五藏生成》说："诸气者，皆属于肺"。肺主气包括主呼吸之气和主一身之气两方面。

主呼吸之气 肺主呼吸之气的功能又称为"司呼吸"，是指肺主管呼吸运动，为体内外清浊之气交换的场所。《素问·阴阳应象大论》说："天气通于肺。"人体通过肺，吸入自然界的清气，呼出体内的浊气，吐故纳新，使体内之气与自然界之气不断得到交换，从而保证人体生命活动的正常进行。

主一身之气 是指肺有主持一身之气的生成及调节全身气机的作用。故《素问·六节藏象论》说："肺者，气之本"。

肺主一身之气体现在两个方面：①气的生成方面，肺主持宗气的生成，对一身之气的生成起着重要作用。宗气是由肺吸入之清气与脾胃化生的水谷精气相结合而成。因此，肺的呼吸功能健全与否，直接影响着宗气的生成，同时也影响着全身之气的生成。②对全身气机的调节作用。由于肺气的升降出入，带动着全身气机的升降出入，所以肺对全身气机有重要的调节作用。故《素问·五脏生成篇》说："诸气者，皆属于肺"。

肺的呼吸均匀协调，不断地吸清呼浊，这是气的生成和气机调畅的根本条件。若肺的呼吸功能失常，必然影响宗气的生成，进而影响一身之气的生成，导致一身之气的不足，并影响到全身气机的升降出入运动，致使气机失调。若肺丧失了呼吸功能，清气不能入，浊气不能出，宗气不能生成，气的运动停止，人的生命随之而停止。所以说，肺主一身之气和呼吸之气，实际上都取决于肺的呼吸功能。

(2) 通调水道

肺通调水道，又称"肺主行水"。通，即疏通；调，即调节；水道，即水液运行和排泄的通道。肺通调水道，是指肺具有疏通和调节水液代谢的通道从而推动体内水液的输布、运行和排泄的功能。肺通调水道的功能，主要体现在两方面：①通过肺的宣发作用，将脾转输于肺的津液向上向外布散，上至头面诸窍，外至全身皮毛肌腠，以充养、润泽各组织器官，而且将输送到皮毛肌腠的津液，在卫气的推动和调节作用下，化为汗液，通过汗孔排出体外。②通过肺气的肃降作用，将脾转输的津液向内向下输布，以充养、滋润脏腑，而且还将代谢后的水液不断地向下输送，成为尿液生成之源，再经肾和膀胱的气化作用，生成尿液而排出体外。所以说"肺主通调水道"或"肺主行水"。又因肺为华盖，在五脏六腑中位置最高，参与调节全身的水液代谢，故又有"肺为水之上源"之说。肺的通调水道功能正常，则皮肤润泽，排汗正常，小便通畅。如果肺的通调水道功能失常，就会发生水液停聚，生痰成饮，甚则水泛为肿。故治疗肺失宣降而致的痰饮或水肿等病证，常用"宣肺化痰"或"宣肺利水"之法。

(3) 朝百脉，主治节

朝，即朝向、汇合之意。肺朝百脉，是指全身的血液通过诸脉而流经于肺，通过肺的呼吸运动进行气体交换，然后再将富含清气的血液输布到全身。全身的血脉统属于心，心气的推动是血液运行的基本动力。而血液的运行又依赖于肺气的推动与调节，即肺气具有助心行血的作用。通过肺的呼吸运动，调节全身气机，从而促进血液的运行。同时，肺吸入自然界的清气与脾胃运化而来的水谷精微相结合，生成宗气，而宗气有"贯心脉"以推动血液运行的作用。肺气充沛，宗气旺盛，气机调畅，则血运正常。肺气不足，不能助心行血，则可导致心血运行不畅，出现心悸胸闷、唇青舌紫等症;反之,心气虚衰或心阳不振,心血运行不畅,也可影响肺气的宣降,出现咳嗽、气喘等症。

治节,即治理调节。肺主治节的作用主要体现于四个方面:①肺主呼吸,使人的呼吸运动有节奏的一呼一吸,完成体内外气体的正常交换;②随着肺的呼吸运动,治理和调节着全身的气机,即调节着气的升降出入运动;③由于肺调节着气的升降出入运动,因而能辅助心脏,推动和调节着血液的运行;④肺的宣发和肃降,治理和调节着津液的输布、运行和排泄。因此,肺主治节,实际上是对肺的主要生理功能的高度概括。

2. 肺的生理特性

(1)肺为相傅,有"华盖"之称

《素问·灵兰秘典论》说:"肺者,相傅之官,治节出焉。"肺为相傅,指肺辅助心脏对全身起着治理调节作用。肺居胸中,位置最高,覆盖心脏,在其他脏腑之上,故有"华盖""脏之盖"之称。在上者宜下,故其气以肃降为顺。

(2)肺为娇脏,喜润恶燥

娇脏,即娇嫩之脏,是指肺清虚娇嫩而易受邪气侵袭的特性。肺为清虚之体,肺叶娇嫩,不容纤芥;肺外合皮毛,开窍于鼻,与天气直接相通。故六淫、疫气等外邪侵袭机体,无论从口鼻而入,还是从皮毛而入,均易犯肺而致病。肺朝百脉,为"脏之长",故它脏之寒热病变,亦常累及于肺。因肺叶娇嫩,不耐寒热燥湿,也不耐药力,故临床用药应以轻清、宣散为宜,不可过寒过热过润过燥,故称肺为"娇脏"。肺与秋气相通应,秋燥最易伤肺阴,清润之品能养肺,故说肺"喜润恶燥"。

(3)主宣发肃降

宣发,即升、宣布散;肃降,即清肃和下降。肺主宣发是指肺气具有向上升宣和向外周布散的作用;肺主肃降是指肺气具有向下向内清肃通降的作用。肺的宣发与肃降功能,是由肺气的升降运动来实现的,故称"肺气宣发"和"肺气肃降"。

肺气的宣发作用,主要体现在三方面:①呼出体内浊气。机体在新陈代谢过程中产生的浊气,通过肺的呼吸运动,将废气排出体外。②向上升宣和向外周布散精微物质。即在肺气的推动作用下,将脾转输的部分水谷精微和津液上输头面诸窍,外布全身皮毛肌腠。③宣发卫气,调节腠理,控制汗液的排泄。肺气宣发卫气于肌表,调节腠理开合,将代谢后的水液化为汗液,并在卫气的作用下控制和调节其排泄。如《灵枢·决气》说:"上焦开发,宣五谷味,熏肤,充身,泽毛,若雾露之溉。"若外感风寒而致肺失宣发,则呼吸不利,鼻塞喷嚏,胸闷咳喘;卫气郁遏,腠理闭塞,则恶寒无汗;津液内停,痰饮内生,阻塞气道,则见呼吸困难,喘咳不得卧等症。

肺气的肃降作用,主要体现在三方面:①吸入自然界之清气。肺气下降,才能将吸入之清气与脾转输的水谷精微融合成宗气。②向下向内布散精微物质。就是将肺吸入之清气和脾转输至肺的部分水谷精微及津液,向下向内布散于其他脏腑,以发挥滋润营养的作用。③向下输送浊液。肺气下降,将脏腑代谢后产生的浊液下输肾和膀胱,成为尿液生成之源。肺居胸中,为五脏六腑之华盖,其气以清肃下降为顺。因此,肺失肃降,可见呼吸表浅,咳喘气逆,或小便不利、水肿等水液代谢障碍的病变。

肺气的宣发和肃降,是相互制约,相互为用的两方面。肺的宣发功能正常,将气津等不断地向上向外布散,有利于肺气下降;肺的肃降功能正常,将精气和津液等向下向内布散,有利于肺气的宣发。只有宣发与肃降的功能协调,则气道通畅,呼吸均匀,体内外气体得以交换,水谷精微及津液得以正常的输布和代谢。在病理情况下,宣发与肃降的功能失调,就会发生"肺气失宣"或"肺失肃降"的病变。一般而言,外邪侵袭,多影响肺气的宣发,以肺气失宣的病变为主;内伤及肺,多影响肺气的肃降,以肺失肃降的病变为主。宣发与肃降失常又是相互影响的,如外感风寒常以肺失宣发的胸闷鼻塞,恶寒无汗等症为主,又可兼见肺失肃降的咳喘气逆等症。

3. 肺的生理联系

(1)肺合大肠

肺与大肠通过经脉互相络属,构成表里关系。

(2)在体合皮,其华在毛

皮毛,包括皮肤、汗孔、毫毛等组织,是一身之表。具有防御外邪,调节津液代谢,调节体温和辅助呼吸的作用。肺合皮毛的机理主要体现在两方面:①通过肺气的宣发,向外布散卫气和输精于皮毛,以温养和滋润皮毛。皮毛得养,则润泽光亮,以发挥保卫机体,抵御外邪侵袭的屏障作用。若肺气不足,宣发卫气和输精于皮毛的生理功能减退,则卫表不固,抵御外邪侵袭的能力下降,则易于感冒,甚或皮毛失养,多见有皮毛憔悴枯槁等症。②主司皮毛汗孔的开合,以调节肺的呼吸功能。汗孔不仅是排泄汗液的门户,同时随着肺的宣发和肃降参与体内外气体交换,故汗孔又有"气门"之称。如寒邪袭表,毛窍闭塞,卫气郁遏,肺气失宣,则见恶寒无汗、呼吸不利等症。

(3)在窍为鼻

肺在窍为鼻,又称肺开窍于鼻。肺与鼻的关系体现在两方面:①鼻为呼吸出入的通道,具有通气功能,而肺主气、司呼吸,故有"鼻为肺窍"之说。②鼻主司嗅觉,协助发音,其功能主要依赖于肺气的宣发作用。肺气宣畅,则呼吸通利,嗅觉灵敏,声音能彰;若肺失宣发,则呼吸不利、鼻塞不通或嗅觉不灵、不闻香臭。

此外,喉为呼吸的门户和发音器官,肺的经脉经过咽喉,故喉的通气和发音功能也与肺气的宣发有关。肺气虚弱,则声音低微;风寒束肺,则声音嘶哑或失音等。

(4)在志为悲(忧)

悲,指悲伤;忧,指忧愁。悲和忧虽略有差异,但对人体生理功能的影响是类同的,故皆为肺之志。悲和忧均属不良情绪变化,对人体的主要影响是使气不断地消耗,可见呼吸气短、精神萎靡、倦怠乏力等症状。如果肺气充盛,则对外来不良情志刺激的耐受力强,不易产生过度的悲忧;反之,肺气虚损,宣降失常时,机体对外来不良情志刺激的耐受力下降,易产生悲忧的情绪变化。

(5)在液为涕

涕是鼻腔黏膜分泌的黏液,具有润泽鼻窍、保持呼吸道通畅的作用。涕由肺所主,主要依赖于肺气的宣发作用。肺的宣发功能正常,涕不外流而润泽鼻窍,则肺气通畅,呼吸均匀。在病理情况下,肺寒则鼻流清涕;肺热则涕稠黄浊;肺燥则鼻干少涕。

(6)与秋气相通应

肺与秋同属于五行之金。秋季气候清肃,万物收敛,人体肺脏喜清肃下行,为阳中之阴,同气相求,故与秋气相应。也就是说肺金之气应秋而旺,肺的肃降和收敛功能强盛。

(三)脾

脾位于中焦偏左,横膈之下,与胃以膜相连。脾的主要生理功能是主运化,主升,主统血。

脾的生理特性主要有脾气主升与喜燥恶湿。脾与胃同居中焦,是人体对饮食物进行消化、吸收并输布其精微的主要脏腑。人出生以后,生命活动的维持,气血津液的化生,均依赖于脾胃运化的水谷精微,故称脾胃为"后天之本""气血生化之源"。脾与胃相表里,在体合肌肉,主四肢,在窍为口,其华在唇,在志为思,在液为涎。

1. 主要生理功能

(1) 主运化

运,即转运输送;化,即消化吸收。脾主运化,是指脾具有把饮食水谷转化为精微物质,并将精微物质吸收及转输到全身各个脏腑组织器官的生理功能。脾的运化功能包括运化水谷和运化水液两方面。

运化水谷　水谷泛指各种饮食物。运化水谷是指脾气促进饮食物的消化和吸收并转输其精微的过程。饮食物的消化吸收,虽在胃和小肠中进行,但必须依赖脾运化功能的参与。其运化过程大体分为三个阶段:①促进水谷的消化。即促进胃的受纳、腐熟和小肠的受盛化物,将饮食物化为精微和糟粕两部分。②吸收精微物质。即水谷的精微部分,在脾气运动的参与下,促进胃肠道的吸收。③转运输送精微物质。脾所吸收的精微物质,一方面通过脾直接向四周布散;另一方面将精微物质上输于肺,经过肺的宣发肃降而输布全身,内养五脏六腑,外养四肢百骸,皮毛筋骨等。因此,脾运化水谷的功能强健,能为化生气血津液等提供充足的养料,全身各脏腑组织器官才能得到足够的营养,以维持正常的生理活动。若脾运化水谷的功能减退,可引起食欲不振、腹胀便溏等消化不良的症状,甚则可因精微吸收障碍,气血化生不足,不能营养周身,引起体倦乏力,日渐消瘦等病变。

运化水液　是指脾具有吸收、转运、输布水液,防止水液在体内停滞的功能。其功能主要表现在三方面:①在脾气运化的参与下,将胃和小肠等吸收的水液,通过脾气的转运作用上输于肺,再由肺的宣发肃降布散全身,以发挥濡润滋养的作用。②脾居中焦,为水液升降输布的枢纽。如肺气的宣发肃降,肾气的蒸腾气化等,都离不开脾气的枢转作用,使之上行下达,畅通无阻,从而维持了水液的代谢平衡。③输送至各脏腑组织的津液被利用后,多余的水液,在脾气的转运输送作用下,经过肺和肾等脏腑的气化功能,化为汗液和尿液排出体外。如果脾运化水液的功能减退,导致水液在体内停滞,或产生湿、痰、饮等病理产物,或流注肠道而成泄泻,或溢于肌肤而成水肿。如《素问·至真要大论》说:"诸湿肿满,皆属于脾。"

脾运化水谷和运化水液两方面的功能,是相互促进、相互影响的,一种功能失调常可导致另一方面的功能失常,故其病理往往是同时并见。

另外,脾胃为"后天之本""气血生化之源"的理论,对养生防病有着重要意义。在日常生活调护中,要注意保护脾胃,使脾的运化功能强健,气充血足,正气旺盛,不易被邪气侵袭而发病。否则,脾气不健,气血亏虚,则易感受邪气而发病,故有"百病皆由脾胃衰而生也"的说法。

(2) 主统血

统,即统摄、控制之意。脾主统血,是指脾气有统摄、控制血液在脉中正常运行而不逸出脉外的功能。故有"心主血,肝藏血,脾能统摄于血"及"五脏六腑之血,全赖脾气统摄"之说。脾气统摄血液的功能,实际是气对血的固摄作用。脾气健运,则一身之气充盛,固摄功能强健。若脾气虚弱,运化不利,气生无源,固摄功能减退,则血不归经而导致出血。脾气有升举的特性,而且主一身之肌肉,因此,临床上习惯把下部出血和皮下肌肉出血,如便血、尿血、崩漏及肌衄等,称为"脾不统血"。脾不统血是由气虚所致,出血除色淡质稀外,常伴有肢倦乏力、纳呆、腹胀等脾气不足之征象。

2. 脾的生理特性

(1)脾气主升

升,即上升。脾气主升,是指脾气运动的特点以上升为主,具体表现在升清和升举内脏两方面。

升清　清,指水谷精微等营养物质。脾主升清,是指脾气的上升转输作用,将水谷精微等营养物质上输心肺,化为气血,以营养全身各脏腑组织器官。脾气的升清作用,实际是脾气运化功能的表现形式。脾主升清与胃主降浊相对而言。脾以升为健,胃以降为和。脾升胃降,升清降浊,相反相成,共同完成饮食物的消化、吸收和输布。若脾气虚弱,不能升清,气血化源不足,可见面色无华、头晕目眩、神疲乏力;清气不升,反下走肠道,则见便溏、泄泻。正如《素问·至真要大论》所说:"清气在下,则生飧泄。"

升举内脏　脾主升举内脏,是指脾气上升具有维持内脏位置的相对恒定,防止其下垂的作用。脾升举内脏的功能正常,是防止内脏位置下移的重要保证。若脾虚日久,无力升举,反而下陷,可见腹胀下坠,久泻滑脱,甚则可导致某些内脏下垂,如胃下垂、肾下垂、子宫脱垂、脱肛等。故临床治疗内脏下垂,常采用健脾升陷法。

(2)脾为阴土,喜燥恶湿

脾乃阴中之至阴,在五行属土,故为阴土。脾与胃相对而言,脾为太阴湿土之脏,胃为阳明燥土之腑。脾喜燥恶湿是与胃喜润恶燥相对而言。脾之所以有喜燥恶湿的生理特性,是与其运化水液的生理功能分不开的。脾为湿土,与自然界湿气相通,同气相感,故外感湿邪易伤于脾,使脾失健运,而见腹满、纳呆、体困、溏泄等症。脾主运化水液,无论是外湿困脾,还是脾气虚弱,都可引起水液代谢障碍,致内生湿邪,或湿留成饮,或聚湿生痰,或湿流皮下为水肿,或湿停肠间成泄泻。湿邪易伤脾,脾虚易感湿邪,故有"脾喜燥而恶湿"之说。因燥可胜湿,所以脾病的临床用药,常以香燥之药健脾以化湿,而慎用滋腻助湿之品;治疗湿病时,往往是祛湿法与理脾法同用,即所谓"治湿不理脾,非其治也"(《医林绳墨·湿》)。

3. 脾的生理联系

(1)脾合胃

脾与胃通过经脉互相络属,构成表里关系。

(2)在体合肉,主四肢

脾在体合肉,或称脾主肌肉,是指脾的运化功能与肌肉的壮实及其功能活动的发挥有着密切的联系。全身之肌肉,均有赖于脾胃运化的水谷精微和津液来营养滋润,才能丰满壮实,以发挥正常的收缩运动功能。如《素问·痿论》载:"脾主身之肌肉。"

人体的四肢,同样依赖脾胃运化的水谷精微及津液的营养和滋润,以维持其正常的生理活动。因此,脾的运化功能强健,为肌肉、四肢提供足够的营养物质,则肌肉丰满强壮,四肢灵活有力;脾失健运,精微物质的生成和转输障碍,肌肉、四肢也随之失去营养,则肌肉消瘦,四肢软弱无力,甚至痿废不用。

(3)在窍为口,其华在唇

脾在窍为口,又称脾开窍于口,是指人的食欲、口味与脾的运化功能密切相关。脾气健运,则食欲旺盛、口味正常;脾失健运,湿浊内生,则见食欲不振、口淡乏味,或口腻、口甜等口味异常的感觉。

脾之华在唇,是指口唇的色泽可反映脾运化功能的盛衰。如脾气健运,营养充足,气血充盈,则口唇红润而有光泽;反之,脾失健运,营养不足,气虚血少,可见口唇色淡无华。

(4)在志为思

脾在志为思,是指脾的生理功能与思虑相关。思虽为脾志,但与心主神志有关,故有"思出于心,而脾应之"之说。正常限度内的思虑,是人人皆有的情志活动,对机体的生理活动及脾的运化功能并无不良影响。但思虑过度,或所思不遂,则会影响气的正常运行,导致气滞或气结。从影响脾脏的生理功能来说,一方面阻碍脾气的运化功能,使脾胃之气结滞,表现为不思饮食或食不知味、脘腹胀闷;另一方面影响脾的升清功能,出现头晕目眩、气短乏力等症。

(5)在液为涎

涎为口津,即唾液中质地较清稀少沫的部分,具有润泽口腔,保护口腔黏膜的作用,在进食时分泌增多,有助于食物的吞咽和消化。脾在液为涎,是指脾的运化和统摄能产生和控制涎液的分泌。脾的运化功能正常,则涎液化生适量,上注于口而不溢于口外。若脾胃不和或脾虚失摄,则导致涎液分泌急剧增加,而发生口涎自出等病理现象,故说"脾在液为涎"。

(6)与长夏之气相通应

长夏(夏至~处暑)之时,气候炎热,雨水较多,天阳下迫,地气上腾,湿被热蒸,蕴酿生化,万物华实,符合土生万物之象,而人的脾主运化,化生精气血津液,以奉生身,正合"土爰稼穑"之理,故脾与长夏同气相求而相通应。长夏之湿虽主生化,而湿之太过,反因其脾,使脾运不展。故至夏秋之交,脾弱者易为湿伤,诸多湿病由此而起。又因时逢炎夏,湿与热兼,湿热交相为病,多见身热不扬、肢体困重、脘闷不舒、纳呆泄泻等湿热不解的症状。

(四)肝

肝位于腹腔,横膈之下,右胁之内,下附有胆。肝的主要生理功能是主疏泄和主藏血。肝的生理特性主要有肝气升发与肝为刚脏。肝与胆相表里,在体合筋,其华在爪,在窍为目,在志为怒,在液为泪。

1. 主要生理功能

(1)主疏泄

疏,即疏通;泄,即宣泄、畅达、升发。肝主疏泄,是指肝具有疏通、畅达全身气机,进而促进精血津液的运行输布、脾胃的运化、胆汁的分泌排泄及情志的畅达等作用。肝主疏泄主要表现在四个方面。

调畅气机,促进血与津液运行　气机,是指气的升降出入运动。机体脏腑、经络、形体、官窍的机能活动,全赖于气的升降出入运动。由于肝气的生理特性是主升、主动,喜条达而恶抑郁,这对于全身气机的疏通、畅达及气的升降出入运动协调平衡,具有重要的调节作用。肝的疏泄功能正常,则气机调畅、气血和调、经络通利,脏腑及组织器官的功能活动协调有序,血与津液等液态物质的运行输布无阻。若肝失疏泄,调畅气机的功能失常,常见有两方面的病理现象:①肝失疏泄,调畅气机的功能减退,气的升发不足,气机疏通和畅达受阻,形成气机不畅,甚或气机郁结的病理变化,称为"肝气郁结"。临床多见胸胁、两乳或少腹等肝经循行部位的胀痛不适。②肝的疏泄太过,导致肝气亢逆,过于升发,称为"肝气上逆"。临床多见头目胀痛、面红目赤、急躁易怒等症。同时,因肝气上升太过,血随气逆,亦可导致吐血、咯血等血从上溢的病理变化,甚或发生卒然昏倒、不省人事的临床表现。

肝的疏泄调畅气机作用,能促进血液的运行和津液的输布排泄。若肝失疏泄,气机郁结,既可导致血行障碍,形成瘀血,或为癥积,或为肿块,在女子可出现经行不畅、痛经、经闭等;又可导致津液的输布排泄障碍,形成水湿痰饮等病理产物,或为痰阻经络而成痰核,或为水停肌肤而成水肿。

促进脾胃的运化　饮食物的消化、吸收,主要依赖于脾胃的功能活动,但肝的疏泄功能,又是保证脾胃正常消化吸收的重要条件。故《血证论·脏腑病机论》载:"木之性主于疏泄,食气入胃,全赖肝木之气以疏泄之,而水谷乃化。"肝对脾胃的影响,主要体现在两个方面:①促进脾升胃降:肝主疏泄,调畅气机,有助于脾胃之气升降,只有脾升胃降,饮食物的消化吸收才能正常进行。如肝气犯脾,导致脾气不升,可出现腹胀、肠鸣、腹泻、胁肋胀痛等症;肝气犯胃,导致胃失和降,可出现恶心呕吐、呃逆、嗳气、泛酸、胃脘胀痛等症。②分泌排泄胆汁:胆附于肝,内藏胆汁,在肝的疏泄作用下,泄注于小肠,具有帮助消化饮食物的作用。若肝失疏泄,可影响胆汁的分泌排泄,导致脾胃的消化吸收障碍,出现胁肋不适、口苦、纳食不化、厌油腻食物,甚至出现黄疸等病症。

调畅情志　情志活动是指人的情感、情绪变化,是精神活动的一部分。情志活动主要由心所主,这与心主血脉、血是神志活动的物质基础密切相关。而血液的正常运行,又依赖于气机的调畅,同时因肝主疏泄,能调畅气机,调节血量,所以肝也具有调畅情志的功能。肝的疏泄功能正常,气机条达通畅,气血和调,则精神愉快、心情舒畅。反之,肝失疏泄,气机不畅,可见有两方面的情志活动异常:①肝的疏泄不及,肝气郁结,症见抑郁不乐、多愁善虑、嗳气太息,甚则沉默寡言、悲伤欲哭。②肝的疏泄太过,肝气上逆,常见急躁易怒、面红目赤、头胀头痛等症。肝的疏泄功能失常与情志异常,往往互为因果。如肝疏泄的功能失常,可引起情志活动异常,而大怒或过度抑郁等持久的情志刺激,亦可影响肝的疏泄功能,导致肝气郁结或肝气上逆等病理变化。故有"肝喜条达而恶抑郁"及"暴怒伤肝"之说。

调节生殖功能　妇女的排卵和月经来潮,男子的排精等,与肝的疏泄功能密切相关。冲脉为血海,任脉主胞胎,冲任二脉与女性生理功能有密切的关系。肝经与冲任二脉相通,肝的疏泄功能参与冲任二脉气血的调节。肝的疏泄功能发挥正常,冲任协调,则月经周期正常,经行通畅,应时而下;肝失疏泄,冲任失调,气血不和,则月经周期紊乱、经行不畅,甚或痛经、闭经。由于肝主疏泄和藏血,对女子的生殖机能尤为重要,故有"女子以肝为先天"之说。男子之精,闭藏于肾而疏泄于肝,肝肾协调则藏泄有度,精液的排泄有节,保证了男子的性与生殖功能正常。若肝失疏泄,藏泄失度,则见遗精、滑泄或阳强不泄等。

(2)主藏血

肝主藏血,是指肝脏具有贮藏血液、调节血量和收摄血液的生理功能。

贮藏血液　肝脏贮藏一定的血量,一是濡养肝脏及其形体官窍,以发挥其正常的生理功能。故《素问·五藏生成篇》载:"肝受血而能视,足受血而能步,掌受血而能握,指受血而能摄。"二是滋养肝阴,涵养肝气。一方面制约肝气(阳)勿使过亢,从而维持肝的疏泄功能,使之冲和条达;另一方面又可防止血随气逆而出血。三是为经血之源。肝藏血,冲脉起于胞中与肝经相通,与女子月经来潮密切相关,故有"冲为血海""肝主血海"之说。女子以血为本,肝藏血充足,则冲脉血液充盛,以保证月经按期来潮。肝贮藏血液的功能失常,多表现两方面的病变:①肝藏血不足,形体官窍等失养,如目失血养,则两目干涩昏花或为夜盲;筋失血养,则筋脉拘急、肢体麻木或屈伸不利,活动受限;在女子冲任血虚不充,则月经后期、经量减少甚或经闭等。②肝不藏血,血溢脉外,可见吐血、衄血或妇女月经量多,甚或崩漏等肝藏血失职的各种出血症状。

调节血量　在正常生理状态下,人体各部分的血液需求量是相对恒定的。但随着机体活动量的增减、情绪的变化,以及外界气候变化等因素,人体各部分的血液需求量也随之有所改变。这种变化是通过肝的调节血量和疏泄功能实现的。当机体活动剧烈或情绪激动时,肝脏就会将所贮存的血液向外周输布,以供机体需要;当人体处于安静休息或情绪稳定时,机体外周的血液需求量相应减少,部分血液便又归藏于肝。《素问·五藏生成篇》指出"人卧血归于肝。"王冰注解说:"肝藏血,心行之,人动则血运于诸经,人静则血归于肝脏。何者?肝主血海故也。"指出肝脏具有贮藏血液和调节血量的生理功能。

肝贮藏血液和调节血量两者之间密切相关。调节血量是以贮藏血液为前提,只有充足的血量贮备,才能发挥对外周血量的有效调节作用。肝的贮藏血液,又依赖于肝对外周血量的调节作用,才能保证血量充足,两者相辅相成,相互为用。

收摄血液　肝藏血之"藏",还有约束、固摄之义。《图书编》载:"肝者凝血之本。"《卫生宝鉴》载:"夫肝摄血者也。"肝具有收摄血液、主持凝血、防止出血的功能。肝的这种作用是通过肝气与肝血来实现的。肝气属阳,能固摄血液,以防止其逸于脉外而发生出血;肝血属阴,阴主凝聚,使出血之时能迅速凝固。因此,只有在肝的气血调和、阴阳协调的状态下,才能发挥正常的凝血功能而防止出血。

肝的疏泄功能和藏血功能也是密切相关的。肝主疏泄关系到人体气机的调畅,肝主藏血关系到血液的贮藏和调节,故两者的密切关系主要体现在气与血的调和。肝的疏泄功能正常,气机调达,血运通畅,肝就能有效地贮藏血液和调节血量。反之,肝疏泄的功能也有赖于肝藏血的功能正常,肝藏血充足,肝体得养,才能发挥其正常的疏泄功能。另外,肝所藏的阴血充足,还能够抑制肝阳,防止疏泄太过而亢逆,从而维持柔和条达的疏泄状态。

2. 肝的生理特性

(1)肝主升发

肝主升发,是指肝具有升生阳气以启迪诸脏,升发阳气以调畅气机的作用。故又言肝主升生之气。肝在五行属木,通于春气。类比春天树木的生长伸展和生机勃发之性,肝气具有条达疏畅、升发生长和生机盎然的特性。《素问·四气调神大论》说:"春三月,此曰发陈,天地俱生,万物以荣。"春天阳气始发,内孕生升之机,推动自然万物的生长变化。肝气通于春,内藏生升之气,肝气升发则生养之政可化,诸脏之气生生有由,化育既施,则气血冲和,五脏安定,生机不息。人体气血阴阳的运行,法于自然阴阳升降消长之道。其气机的升降出入运动,具体体现在脏腑经络的各种功能活动中。其中肝气对气机的影响主要表现为升举、疏通之作用。少阳肝脏应阳升之方,行春升之令,其气以升发为顺,主人体一身阳气之升腾。由于肝气主升发之特性,决定了肝之病变以升泄太过为多见,临床多表现肝阳上亢、肝气上逆的病理变化,故前人有"肝气肝阳常有余"之说。

(2)肝为刚脏,体阴而用阳

刚,即刚强躁急之义。《素问·灵兰秘典论》以"将军之官"来形容肝的勇猛刚烈、性急好动的特点。肝其性刚烈,肝气易逆;肝阳易亢,易化火化风,肝病常表现为肝气升动太过的病理变化,如肝气上逆、肝火上炎、肝阳上亢和肝风内动等,临床多出现眩晕、面赤、烦躁易怒、筋脉拘挛,甚则抽搐、角弓反张等症状,也反证了肝气的刚强躁急特性。体,指肝的本体;用,指肝的功能。肝居下焦,形体阴柔,内藏阴血,故肝体属阴;肝主疏泄,主升主动,性喜条达,气常有余,易化火化风,故其用为阳。"肝体阴而用阳",高度概括了肝的主要生理病理特性。生理情况下,肝藏血,体得阴柔则用能阳刚;肝疏泄,用能阳刚则体能阴柔。病理情况下,肝阴肝血常为不足,肝阳肝气常为有余,所以肝体阴柔对维持正常肝用,防止其刚暴太过有重要作用。临床治疗肝病,应以顾护肝之阴血为要,"用药不宜刚而宜柔,不宜伐而宜和。"

另外,肝为刚脏与肺为娇脏相对而言,肝气主左升,肺气主右降,左升与右降相反相成,刚脏与娇脏刚柔相济。若肝气升动太过,肺气肃降不及,则出现"左升太过,右降不及"的肝火犯肺的病理变化。

3. 肝的生理联系

(1)肝合胆

胆附于肝,经脉互相络属,构成表里关系。

(2)在体合筋,其华在爪

筋,即筋膜,包括肌腱和韧带,附着于骨而聚于关节,是联结关节、肌肉,主司关节运动的一种组织。肝之所以主筋,是因为全身筋膜的营养依赖肝血的供给。肝血充盈,筋得其养,才能运动灵活而有力。若肝血不足,血不养筋,则筋的运动能力就会减退。老年人动作迟缓,运动不灵活,步履无力,就是肝血衰少,不能养筋之故。血不养筋,还可出现手足震颤、肢体麻木、屈伸不利等症。邪热过亢,燔灼肝之阴血,使筋不得滋养,则见四肢抽搐,甚则角弓反张等表现。前者称为"血虚生风",后者称为"热极生风",治疗大多从肝着手。

爪,指爪甲,包括指甲和趾甲,乃筋之延续,所以有"爪为筋之余"之说。肝藏血,在体合筋,故肝血的盛衰,也可影响爪甲的荣枯。肝血充足,则爪甲坚韧、红润光泽;若肝血不足,则爪甲软薄、枯而色夭,甚则变形或脆裂。

(3)在窍为目

在窍为目即肝开窍于目。目为视觉器官,具有视物功能,又称"精明"。五脏六腑之精气,皆可上注于目,其中以肝为最密切。肝的经脉上连于目系,目的视觉依赖于肝的疏泄和肝血的营养,才能发挥正常的视觉功能。如《灵枢·脉度》载:"肝气通于目,肝和则目能辨五色矣。"肝之精血充足,肝气调和,则视物清晰,能辨五色、别短长。若肝有病变,往往表现于目。如肝血不足,目失其养,则两目干涩,视物不清或夜盲;肝经风热,则目赤痒痛,迎风流泪;肝气郁结,化火上炎,则目赤肿痛或头胀目眩;肝风内动,则目斜上视,或目睛转动失灵等。临床上,不少目疾从治肝着手,疗效显著,这都是从"肝开窍于目"的理论中得到的启发。

(4)在志为怒

怒,是人在气愤不平情绪亢奋时的一种情感变化。一般而言,一定限度内的情绪发泄,对调节机体气机的升降出入有重要意义。但过怒或郁怒不解,对机体则是一种不良的刺激,既可引起肝气郁结,表现为心情抑郁、闷闷不乐,甚或影响脾之运化及气血津液的运行输布,又可致肝气上逆、血随气冲,表现为面红目赤、急躁易怒、吐血呕血,甚或中风昏厥。故息怒宁志是中医养生保健的主要方法之一。

(5)在液为泪

泪从目出,由肝之阴血所化生。泪具有濡润和保护眼睛的作用。在正常情况下,肝之阴血充足,气机调畅,泪液的分泌适量,能够濡润双目而不外溢。在病理情况下,则见泪液分泌异常,如肝之阴血不足,泪液的分泌量减少,则两目干涩,甚或视物不清;风火赤眼,肝经湿热,可见目眵增多、迎风流泪,甚则目赤肿痛等。此外,在极度悲哀或异物侵入目中时,泪液的分泌量急剧增多。

(6)与春气相通应

春季为一年之始,阳气始生,自然界生机盎然,一派欣欣向荣的景象。而在人体之肝则主疏泄,性喜条达而恶抑郁,为"阴中之少阳",故肝与春气相通应。春季天气转暖而风气偏盛,人体之肝气应之而旺,故素体肝气偏旺、肝阳偏亢或脾胃虚弱之人在春季易发病,可见眩晕、烦躁易怒、中风昏厥,或情志抑郁、焦虑,或两胁疼痛、胃脘痞闷、嗳气泛恶、腹痛腹泻等症状。

(五)肾

肾位于腰部,脊柱两侧,左右各一。《素问·脉要精微论》载:"腰者,肾之府。"由于肾藏先天之精,为脏腑阴阳之本,生命之源,故称肾为"先天之本"。肾的主要生理功能是藏精,主生长发育与生殖,主水,主纳气。肾的生理特性是主封藏和为阴阳之本。肾与膀胱相表里,肾在体合骨,生髓,通脑,其华在发,在窍为耳及前后二阴,在志为恐,在液为唾。

1. 主要生理功能

(1)肾藏精

肾藏精是指肾具有贮存、封藏精气的生理功能。精是构成人体和维持人体生命活动的基本物质。根据其来源,可分为先天之精和后天之精。先天之精,是禀受于父母的生殖之精,与生俱来,藏于肾中。后天之精,是指人体出生之后,由脾胃运化的水谷精气,以及脏腑生理活动生化的精气。后天之精,被身体利用后的盈余部分,亦归藏于肾。故《素问·上古天真论》载:"肾者主水,受五脏六腑之精而藏之。"

藏于肾中之精,称为"肾精"。肾精是以先天之精为基础,加之灌注于肾的后天之精,两者相结合而生成的。先天之精不断得到后天之精的培育而逐渐充盛,成为人体生长发育和生育繁衍后代的物质基础,而后天之精在先天之精的推动下,源源化生,除维持脏腑组织器官正常的新陈代谢外,剩余的部分则注于肾中以充养先天之精。

肾藏精,精能化气。肾精与肾气合称肾中精气。肾中精气与人体的生长发育与生殖、全身阴阳的协调平衡密切相关,同时,肾精还参与血液的生成。

主生长、发育与生殖　肾中精气的盛衰,关系着人体的生长、发育和生殖能力。如《素问·上古天真论》载:"女子七岁,肾气盛,齿更发长;二七而天癸至,任脉通,太冲脉盛,月事以时下,故有子;三七,肾气平均,故真牙生而长极……七七,任脉虚,太冲脉衰少,天癸竭,地道不通,故形坏而无子也。丈夫八岁,肾气实,发长齿更;二八,肾气盛,天癸至,精气溢泻,阴阳和,故能有子;三八,肾气平均,筋骨劲强,故真牙生而长极……八八,天癸竭,精少,肾脏衰,形体皆极,则齿发去。"说明人从幼年开始,由于肾的精气逐渐充盛,所以就有齿更发长的变化。发育到青春期,肾的精气盛,产生了一种促进性腺发育成熟并维持其性机能的精微物质,称之为"天癸"。于是男子有了溢精现象,女子有了月经来潮,从而具备了生殖能力。以后随着肾中精气的进一步充盛,人体也随之发育到壮盛期,表现为身体壮实、筋骨强健,生殖功能也就处于最旺盛时期。随着人从中年进入老年时期,肾中精气逐步趋向衰退,天癸亦随之减少,并逐渐竭尽,生殖机能也由低下到消失,形体也逐渐衰老。可见,肾中精气的盛衰,关系到人的生长、壮盛和衰老的整个过程。肾中精气充盈,则人体生长发育良好,生殖能力健全;肾中精气衰少,就会造成生长、发育迟缓,生殖功能低下。临床上,某些不孕不育症及小儿发育迟缓、筋骨痿软以及成人早衰等症,常由肾中精气不足所致。

主一身之阴阳 肾主一身之阴阳,是指肾具有主宰和调节全身阴阳,维持机体阴阳动态平衡的功能。从阴阳属性划分,肾中精气又包含了肾阴与肾阳两部分。肾阴又叫"元阴""真阴""肾水""真水"等,是人体阴液的根本,对机体各脏腑组织起着濡润、滋养的作用。肾阳又叫"元阳""真阳""肾火""真火""命门之火"等,是人体阳气的根本,对机体各脏腑组织起着温煦、生化的作用。肾阴与肾阳,二者相互制约,相互依存,相互为用,共同维持着人体阴阳的相对动态平衡。故称肾为"五脏阴阳之本""水火之脏"。在病理情况下,如果肾阴不足,滋润濡养的功能减退,会导致脏腑机能虚性亢奋,产生虚热性病变,可见五心烦热、潮热盗汗、腰膝酸软等症;肾阳不足,温煦和生化功能减退,会产生虚寒性病变,出现精神疲惫、腰膝冷痛、形寒肢冷、小便不利等症。此外,他脏阴阳不足的病变,最终也会累及肾阴肾阳,故有"久病及肾"的说法。

参与血液的生成 肾藏精,精生髓,髓可生血。精血同源,肾精与肝血之间可以相互转化。故有"血之源头在于肾"之说。

(2) 主水

主水是指肾对体内水液的代谢以及调节水液平衡方面起着极为重要的主宰作用。肾对体内水液的主宰,主要是通过肾的气化作用来实现的。肾主水主要体现在三方面:①推动、调节整个水液代谢过程。人体的水液代谢是一个复杂的生理过程,它是在肺、脾、肾、胃、膀胱、大肠、小肠、三焦等脏腑的综合作用下完成的。其中肾藏精,精为元气化生之源,元气对参与水液代谢的各脏腑具有激发和推动作用;肾阴、肾阳又是各脏腑阴阳之气的根本,能够促进各脏腑参与水液代谢的功能活动,尤其是脾的吸收和转输,肺的宣发肃降和通调水道,以及三焦水道的通畅等,均依赖于肾中阳气的激发和推动,从而推动和调节整个水液代谢过程。②蒸腾气化,升清降浊。水液代谢过程中,各脏腑组织器官代谢后产生的水液,在脾肺等脏腑的作用下,经三焦水道下输于肾,通过肾的气化,分清泌浊:清者依赖肾阳的蒸腾气化,上升脾肺,重新参与水液的输布;浊者则化为尿液,在肾与膀胱之气的推动作用下排出体外。可见,只有肾的蒸腾气化功能发挥正常,下输于肾的水液才能分清降浊,化为尿液和排泄尿液,以维持人体水液的代谢平衡。③肾主司开阖。肾的气化功能正常,则开阖有度。开,就是水液得以输出和排泄;阖,就是关闭,贮存一定量的水液于体内,以供生理活动的需要。

尿液的生成和排泄,在维持机体水液代谢过程中,起着极其重要的作用。膀胱是人体贮尿和排尿的器官,但尿液的生成和排泄都必须依赖肾的气化作用。肾的蒸腾气化功能正常,则膀胱开阖有度,尿液才能正常的生成和排泄。如果肾的蒸腾气化功能失常,开阖不利,就会引起水液代谢障碍的病变。如阖多开少,小便的生成和排泄发生障碍,可引起尿少、水肿等症;开多阖少,又可引起气不化水,而发生小便清长、尿频量多等病理现象。

(3) 主纳气

纳,即固摄、受纳之意。肾主纳气,是指肾具有摄纳肺所吸入的自然界清气,保持吸气的深度,以防止呼吸表浅的作用。人体的呼吸功能虽为肺所主,但吸入之清气,在肺气的肃降作用下达于肾,由肾来摄纳潜藏,使其维持一定的深度,保证体内外气体的正常交换。可见,正常的呼吸运动是肺肾之间相互协调的结果。故《类证治裁·喘证》载:"肺为气之主,肾为气之根,肺主出气,肾主纳气,阴阳相交,呼吸乃和。若出纳升降失常,斯喘作焉。"临床中无论肾气虚衰,摄纳无权,还是肺气不足,日久及肾,均可导致肾的纳气功能失常。

肾主纳气,实际是肾的封藏作用在呼吸运动中的具体体现。肾的封藏摄纳功能正常,则肺的呼吸均匀和调,吸气有一定的深度,才有利于体内外清浊之气的交换。若肾的封藏摄纳功能减退，肺吸入之清气不能下纳于肾，则会出现呼吸表浅，或呼多吸少、动则气喘等病理现象，称之为"肾不纳气"。

2. 肾的生理特性

(1)肾主封藏，性忌妄泄

《素问·六节藏象论》曰："肾者，主蛰，封藏之本，精之处也。"肾主蛰为封藏之本，喻指肾有潜藏、闭藏、封藏之生理特性，是对肾脏生理功能的高度概括。肾的藏精气、寓真阴、涵真阳、主纳气、主生殖、主二便等机能，都是肾主封藏生理特性的具体体现。肾为水火之脏，真阴真阳潜藏于肾中；肾主藏精，宜藏不宜泻；肾藏命火，宜潜不宜露。肾主摄纳肺气，为气之根。妇女的月经应时而下，胎儿的孕育，二便的调控，均为肾主封藏的体现。肾的精气越满盈则人体的生机越旺盛，基于这一生理特性，古代医家有"肾无实，不可泻"之观点。若肾的封藏失职，就会发生遗精、滑精、尿多、遗尿、尿失禁、大便滑脱不禁、女子带下不止、崩漏、滑胎等病症。

(2)肾寓水火，阴阳之本

肾为水火之脏，内寓真阴真阳，为一身阴阳之根本，为五脏六腑阴阳的发源地。肾阴为人体阴液之本，五脏六腑之阴非此不能滋。肾阳为人体阳气之本，五脏六腑之阳非此不能发。肾阴充则全身各脏腑之阴亦充，肾阳旺则全身各脏腑之阳亦旺。肾的阴阳亏虚可累及五脏，五脏所伤亦"穷必及肾"。在临床常见的内伤疾病中，阴阳失调所致的寒热病理变化，多为肾之阴阳失调所致，治疗时必须求之于本，从调整肾阴肾阳入手。正如王冰所言："益火之源，以消阴翳；壮水之主，以制阳光。"

3. 肾的生理联系

(1)肾合膀胱

肾与膀胱通过经脉相互络属构成表里关系。

(2)在体合骨，生髓，其华在发

肾精具有促进骨骼生长发育和修复的作用。肾藏精，精生髓，髓居骨中而称骨髓，骨的生长发育有赖骨髓的充养。所以《素问·痿论》载："肾主身之骨髓。"肾精充足，骨髓生化有源，则骨骼得到髓的充分滋养而坚固有力；肾精不足，骨髓生化无源，不能滋养骨骼，便会出现小儿囟门迟闭、骨软无力，以及老年人骨质脆弱、易于骨折等。

髓分骨髓、脊髓和脑髓，皆由肾中精气所化生。肾中精气的盛衰，不仅影响骨骼的生长发育，而且也影响脊髓及脑髓的充盈和发育。所以，肾中精气充盈，髓海得养，脑发育健全，则能发挥正常生理功能；反之，肾中精气不足，髓海空虚，脑失所养，易见健忘、头晕、耳鸣等髓海不足、清窍失养的病理表现。

齿与骨同出一源，亦由肾中精气所充养，故称"齿为骨之余"。牙齿的生长、脱落与肾中精气的盛衰有着密切的关系。肾中精气充盛，则牙齿坚固而不易脱落；肾中精气不足，小儿则牙齿生长、更换皆迟缓，成人则牙齿松动或过早脱落。

精血互生，精足则血旺，血旺就能使毛发得到充分的润养，故有"发为血之余"的说法。发的营养虽依赖于血，但其生机根源于肾。《素问·五藏生成》载："肾……其荣，发也。"由于发为肾之外候，所以发的生长与脱落、润泽与枯槁，常能反映肾中精气的盛衰。青壮年精血充盛，发黑而润泽光亮；老年人精亏血少，发白而枯槁脱落。因此，临床中若见未老先衰，年少而头发枯槁无泽、早脱早白等，多与肾中精气不足有关。

(3) 在窍为耳及二阴

肾在窍为耳及二阴,即肾开窍于耳及二阴。耳的听觉功能灵敏与否,与肾中精气的盛衰密切相关。《灵枢·脉度》载:"肾气通于耳,肾和则耳能闻五音矣。"因此,肾中精气盈盛,髓海得充,清窍得养,则听觉灵敏,分辨力高;反之,肾中精气不足,髓海空虚,清窍失养,则听力减退,或耳鸣,甚则耳聋。人到老年,肾中精气衰少,则多表现为听力日渐减退,故说"肾开窍于耳"。

二阴,指前阴和后阴。前阴是尿道和外生殖器,具有排尿和生殖的作用;后阴是排泄粪便的通道,即肛门。二阴主司二便,而二便的排泄均与肾有关。尿液的贮存和排泄虽在膀胱,但必须依赖肾的蒸腾气化作用才能完成。肾的蒸腾气化功能失常,则可见尿频、遗尿、尿失禁,或尿少、尿闭等小便异常的病变。粪便的排泄,本属大肠的传化糟粕功能,但亦与肾相关,如肾阴不足,肠液枯涸,则便秘;肾阳虚损,气化无权,可致阳虚便秘或阳虚泄泻;肾的封藏固摄失司,则久泄滑脱,故说"肾开窍于二阴"。前阴又是人体的外生殖器官,其生殖功能与肾中精气的盛衰密切相关。如肾中精气不足,可导致人体性器官发育不良和生殖能力减退,故前阴生殖器官又有"外肾"之称。

(4) 在志为恐(惊)

恐,是一种恐惧、害怕的情感活动,与肾的关系密切。惊与恐相似,但惊为不自知,事出突然而受惊慌乱,是外来之惊惧;恐为自知,事先知道而胆怯,是内生之恐惧。惊与恐,是人体对外界刺激的生理和心理反应,人人皆有。过度惊恐,则损伤肾中精气,影响机体气的运动,甚或导致脏腑气机逆乱,症见遗尿、手足无措等心神不定的病理现象。故《素问·举痛论》载:"恐则气下……惊则气乱。"

(5) 在液为唾

唾,是口腔津液中较为稠厚多沫的部分。唾为肾精所化生,有润泽口腔,帮助消化的作用。若咽之不吐,又能滋养填充肾中精气,故古代养生家主张"吞唾"以养肾精。若多唾或久唾,则易耗损肾中精气;肾阴不足,唾液分泌量减少,则口干舌燥;肾水泛溢,气不固摄,则多唾或喜唾。

(6) 与冬气相通应

冬季气候寒冷,阴气最盛,万物归藏,而五脏之中,肾藏精、主水,为阴中之阴,故肾与冬气相通应。天寒地冻,水气旺盛,当冬季气候变化过于剧烈,对肾也容易产生损害作用,尤其是平素肾阳不足者更容易发病。

附:命门与精室

命门一词,早见于《内经》,是指眼睛而言。如《灵枢·根结》载:"命门者,目也。"将命门作为内脏提出始见于《难经》。如《难经·三十九难》载:"肾两者,非皆肾也,其左为肾,右为命门。命门者,诸神精之所舍,原气之所系也,故男子以藏精,女子以系胞。"指出命门的所在部位及其功能。后世医家对于这种说法,有的推崇,有的则提出不同的见解。如明代张介宾在《景岳全书》中指出:"命门为元气之根,为水火之宅。五脏之阴气,非此不能滋;五脏之阳气,非此不能发。"认为命门的功能包括肾阴肾阳两方面的作用。明代赵献可提出命门的部位在两肾"各开一寸五分,中间是命门所居之宫",并强调命门是人身中一个极其重要的脏器,五脏六腑的功能活动,与命门之火密切相关。命门火主持人体一身之阳气,为全身功能活动所系,是生命的根源。明代孙一奎指出:"命门乃两肾中间之动气,非水非火",他认为命门不是一个具有形质的脏器。综上各家所论,虽然对命门部位的认识不一,但他们对命门生理功能的认识基本上是一致的,对于命门的生理功能与肾息息相关的认识也基本上是一致的。肾为五脏之本,内寓真阴和真阳,人体五脏六腑之阴都由肾阴来滋养,五脏六腑之阳都由肾阳来温煦。可以认为:肾阳亦即"命门之火",肾阴亦即"命门之水"。古人之所以称肾为命门,无非是强调肾中阴阳的重要性而已。

精室,位于男性小腹正中下部及阴囊内,又称精宫、男子胞。精室具有化生、贮藏和排泄生殖之精的作用。男性到十六岁左右,肾气盛,天癸至,精室满溢,可出现排精。精室化生生殖之精有赖于肾中精气的充盛,而肾中精气充盛,则产生一种促进性腺发育成熟并维持其机能活动的物质,称之为"天癸"。生殖之精直接受天癸的调控,天癸充盛则生殖之精的生殖和活动能力较强,天癸衰竭则生殖之精的生殖和活动能力下降乃至丧失。此外,精室的生理功能还受肝疏泄功能的调控,尤其是生殖之精的贮藏和施泄。疏泄太过,精室不固,则精液自溢;疏泄不及,开阖失司,则久不射精。

二、六腑

六腑是胆、胃、小肠、大肠、膀胱、三焦的总称。六腑的共同生理功能是"传化物"(受盛和传化水谷),生理特点是"泻而不藏""实而不能满"。如《素问·五藏别论》载:"六腑者,传化物而不藏,故实而不能满也。所以然者,水谷入口,则胃实而肠虚。食下,则肠实而胃虚。"每一腑都必须适时排空其内容物,才能保持六腑的通畅无阻及功能协调,故说"六腑以通为用,以降为顺"。

(一)胆

胆居右胁内,附于肝之下,是中空的囊状器官。胆内贮藏清净的胆汁,胆汁味苦,色黄绿,古称"精汁",故胆又有"中精之府""清净之府""中清之府"之称。胆因参与饮食物的消化,为六腑之一,但胆藏精汁,为清净之腑,与五脏"藏精气"作用相似,又不直接接受水谷和糟粕,与他腑有异,所以又归属于奇恒之腑。

胆的主要生理功能是贮存和排泄胆汁,主决断。胆和肝通过经脉的相互属络而构成表里关系。

1. 贮存和排泄胆汁

胆汁来源于肝脏,由肝脏分泌,然后进入胆腑浓缩并贮藏起来。贮藏于胆腑的胆汁,在肝的疏泄作用下注入小肠,协助脾胃以促进饮食物的消化和吸收。肝胆的功能正常,则胆汁生化有源、排泄通畅、消化功能正常。若肝胆功能失常,胆汁的分泌和排泄受阻,则会影响脾胃的受纳腐熟和运化功能,出现厌食、腹胀、便溏等症状。若湿热蕴结肝胆,以致肝失疏泄,胆汁排泄障碍,溢于肌肤,可发为黄疸,表现出目黄、身黄、小便黄等症状;若胆气上逆,胆汁上泛,则见口苦、呕吐黄绿苦水等;若胆汁滞留,蕴而化热,进一步煎熬胆汁,可形成砂石。若胆病及胃,还可引起腹胀、腹痛、恶心、呕吐等症。

2. 主决断

胆主决断,是指胆在意识思维活动过程中,具有判断事物并作出决定的作用。胆的这一功能对防御和消除某些精神刺激的不良影响,对维持人的正常判断力有着极为重要的作用。故胆气旺盛之人,强烈的精神刺激对其所造成的影响较小,且恢复较快;胆气虚怯者,在受到不良精神刺激的影响时,则易形成疾病,出现胆怯易惊、善恐、失眠、多梦等精神情志异常的病变。

(二)胃

胃位于膈下,腹腔上部,与脾"以膜相连"。胃的上口名贲门,与食道相接,下口为幽门,通于小肠。胃又称为"胃脘",分上、中、下三部:胃的上部称为上脘,包括贲门;胃的下部称为下脘,包括幽门;上、下脘之间名中脘,即胃体部分。

胃的主要生理功能是受纳、腐熟水谷,主通降。胃和脾通过经脉的相互属络而构成表里关系。

1. 受纳、腐熟水谷

受纳,是接受和容纳的意思。饮食物从口而入,经食道进入胃中,由胃接受容纳,故又称胃为"太仓""水谷之海"。如《灵枢·玉版》所载:"人之所受气者,谷也;谷之所注者,胃也;胃者,水谷气血之海也。"腐熟,有初步加工消化的意思,是指容纳胃中的食物,经过胃的初步消化后形成食糜,并在胃气的通降作用下传至小肠,为进一步消化吸收打下基础。因此,胃的受纳腐熟功能减退,可出现纳呆、厌食、胃脘胀闷等症状;受纳腐熟功能亢进,则可见多食善饥等表现。

胃的受纳和腐熟水谷功能,必须与脾的运化功能相互配合,纳运协调才能把饮食水谷化为精微,并由脾源源不断地上输心肺,以化生精气血津液,成为人体的营养源泉,所以常把脾胃合称为"后天之本"。脾胃的这种功能,也可概括称之为"胃气",即广义的胃气。人体后天营养的补给,主要取决于胃气的盛衰。胃气旺盛,则表现为食欲正常、四肢强健、面色红润、舌苔薄白、脉象从容和缓。若胃气虚衰,则多见食欲不振、面黄肌瘦、舌淡苔白、脉缓弱无力等。故《脾胃论》指出"人以胃气为本",《中藏经》也指出:"胃气壮,五脏六腑皆壮也"。所以,中医在治疗疾病时,特别注意保护胃气,否则,"胃气一败,百药难施"。狭义的胃气是指胃主通降水谷的生理功能。

2. 主通降

胃主通降,是指胃气宜保持通畅下降的运动状态。饮食物入胃,经过胃的腐熟作用后,变成食糜下传入小肠,再经小肠的泌别清浊作用,其浊者下移大肠,形成粪便排出体外。这些都是通过胃气下降作用来实现的,所以说胃主通降,以降为和。在中医藏象学说中,多以脾胃的升降纳运功能来概括整个消化系统的生理功能。因此,胃的通降作用,还包括大、小肠的传化功能在内。胃之通降是降浊,降浊是胃继续受纳的前提条件。若胃失通降,不仅影响食欲,而且因浊气在上,可见纳呆、口臭、脘腹胀闷或疼痛、大便秘结等症。若胃气不降反而上逆,则见恶心、呕吐、嗳气、呃逆等症。另外,胃气不降,还会影响脾的升清功能。

胃具有喜润恶燥的生理特性。喜润,即喜水之润;恶燥,即恶燥烈太过。喜润恶燥是指胃中津液充足,则能维持其受纳腐熟和通降下达的功能。反之,其病易化燥化火,灼伤胃中津液,常影响胃的通降功能。所以在治疗与护理胃病时,要注意顾护胃阴,慎用燥烈之品。

(三)小肠

小肠位于腹中,上端接幽门与胃相通,下端接阑门与大肠相连。小肠的主要生理功能是受盛化物和泌别清浊。小肠与心通过经脉的相互属络而构成表里关系。

1. 受盛化物

受盛,是接受,以器盛物的意思;化物,有消化、化生精微之意。小肠的受盛化物功能主要表现在两方面:①小肠接受经胃初步消化的饮食物,起到容器的作用。②经胃初步消化的饮食物,必须在小肠内停留一定的时间,以利于食物的进一步消化吸收。故《素问·灵兰秘典论》

载："小肠者,受盛之官,化物出焉。"小肠受盛化物功能失常,可导致消化吸收障碍,表现为腹胀、便溏等。

2. 泌别清浊

泌,即分泌;别,即分别。清,泛指各种精微物质;浊,指饮食物经过消化后剩余的残渣部分。所谓泌别清浊,是指小肠对受盛胃中的饮食物,在进一步消化的同时,并随之分出清和浊两部分。清者,即饮食物中的精微部分,由小肠吸收,并通过脾的升清和散精作用,转输心肺营养全身。浊者,即饮食物中的残渣糟粕,在胃和小肠之气的通降作用下传送至大肠,形成粪便,排出体外。另外,小肠在吸收水谷精微的同时,也吸收了大量清稀的水液,经脾的转输,肺的宣降通调,并在肾的气化作用下,将代谢后的水液渗入膀胱,形成尿液,排出体外。由于小肠参与了人体的水液代谢,故有"小肠主液"之说。

小肠泌别清浊的功能正常,则水液和糟粕各走其道,二便正常。如张介宾《类经·藏象类》所言："小肠居胃之下,受盛胃中水谷而分清浊,水液由此而渗于前,糟粕由此而归于后,脾气化而上升,小肠化而下降,故曰化物出焉。"若小肠泌别清浊的功能失常,导致水液与糟粕杂下,则可出现肠鸣泄泻,同时小肠不能吸收水液,尿的来源减少,则见小便短少等症。对此,临床上常采用分利之法,即所谓"利小便即所以实大便"。

由此可见,小肠受盛化物和泌别清浊功能,在饮食物的消化吸收过程中起着极其重要的作用。但在中医藏象学说中,常将其归属于脾胃的纳运功能之中。所以临床上对小肠的病变,也多从脾胃论治。

(四)大肠

大肠亦居腹中,上接阑门与小肠相通,下端连接着肛门。大肠的主要生理功能是传化糟粕。大肠和肺通过经脉的相互属络而构成表里关系。

大肠接受小肠泌别清浊后下传的食物残渣,吸收其中多余的水分,使之变为成形的粪便,并传送至大肠的末端,经肛门有节制地排出体外。故《素问·灵兰秘典论》载："大肠者,传道之官,变化出焉。"残渣糟粕的传导通利,一方面依赖于大肠本身的功能正常,另一方面与胃的降浊、肺的肃降、脾的运化及肾的气化功能等有关。胃气的通降,实际包括了大肠的传化功能在内;肺与大肠相表里,肺气的肃降有利于糟粕的排泄;脾的运化,有助于大肠吸收食物残渣中的水液;肾气的气化作用,主司二便的排泄。由于大肠具有吸收食物残渣中部分水液的功能,亦参与体内水液的代谢,故有"大肠主津"之说。

大肠传导糟粕的功能失常,主要表现为粪便排泄方面的异常。如大肠虚寒,传导功能失常,不能吸收水液,水液与糟粕俱下,可出现肠鸣、腹痛、泄泻等症。大肠实热,灼伤津液,或大肠津亏,肠道失润,则会导致大便秘结。湿热蕴结大肠,阻滞肠道气机,还会出现腹痛、里急后重、下痢脓血等。

(五)膀胱

膀胱又称尿脬,为囊状器官,位于小腹中央,肾之下,大肠之前。其上有输尿管与肾脏相通,其下与尿道相连,开口于前阴。膀胱的主要生理功能是贮存和排泄尿液。膀胱与肾通过经脉的相互属络而构成表里关系。

摄入人体的水液通过肺、脾、肾等脏腑的综合作用,化为津液,分布于周身,发挥润泽滋养作用。其代谢后的浊液,在肾的气化作用下输于膀胱。当膀胱内的尿液达到一定量时,在肾的气化作用下膀胱开阖有度,才能及时自主地将尿液排出体外。故《素问·灵兰秘典论》载:"膀胱者,州都之官,津液藏焉,气化则能出矣。"

尿液的贮存和排泄,主要依赖肾与膀胱之气的共同协作。肾与膀胱的气化功能协调,则膀胱开阖有度,小便排泄正常。若肾和膀胱发生病变,既可出现小便不利,或癃闭,又可引起尿频、尿急、遗尿、尿失禁等症。如《素问·宣明五气篇》载:"膀胱不利为癃,不约为遗尿。"

(六)三焦

三焦是上焦、中焦、下焦的合称。三焦作为六腑之一,必有其特定的形态结构和生理功能,有名有形;三焦作为人体上中下三个部位的划分,有名无形,但有其生理功能和各自的生理特点。

1. 六腑之三焦

三焦作为六腑之一,位于腹腔中,与胆、胃、小肠、大肠、膀胱等五腑相同,是有具体形态结构和生理功能的脏器,并有自身的经脉手少阳三焦经。三焦与心包由手少阳三焦经和手厥阴心包经的相互属络而构成表里关系。

三焦的形态结构,据多年来的研究和考证,大多认为是指腹腔中的肠系膜及大小网膜等组织。这些组织充填于腹腔脏腑之间,结构比较松散,能通透水液,可为胃肠中水液渗透到膀胱中去的通道,与六腑的中空有腔的形态结构特点相符。《灵枢·经脉》所说"三焦手少阳之脉……下膈,循属三焦";"心主手厥阴心包络之脉……下膈,历络三焦",也说明三焦是位于腹中的实体性脏器。

作为六腑之一的三焦,其功能是疏通水道,运行水液。《素问·灵兰秘典论》说:"三焦者,决渎之官,水道出焉。"三焦充填于胃肠道与膀胱之间,引导胃肠中水液渗入膀胱,是水液下输膀胱之通路。三焦水道通畅,则胃肠中的水液源源不断渗入膀胱,成为尿液生成之源。《灵枢·本输》说:"三焦者,中渎之府也,水道出焉,属膀胱,是孤之府也。"

2. 部位之三焦

三焦作为人体上中下部位的划分,源于《灵枢·营卫生会》"上焦如雾,中焦如沤,下焦如渎"之论,与《难经·三十八难》所谓"有名而无形"的三焦相通。部位划分之三焦,包含了上至头、下至足的整个人体,已经超出了实体六腑的概念。明·张介宾等医家将其附会为分布于胸腹腔的包容五脏六腑的一个"大府",并因其大而称之为"孤府",实际上也已指明此三焦并非一个位于腹中的实体性脏器。

(1)部位三焦的生理功能

部位三焦的总体生理功能是通行诸气和运行水液。其运行水液功能是由六腑三焦"决渎之官,水道出焉"延伸而来,而通行诸气功能则源于《难经·三十八难》"主持诸气"之论。

通行诸气 是指部位三焦是诸气上下运行之通路。肾藏先天之精化生的元气,自下而上运行至胸中,布散于全身;胸中气海中的宗气,自上而下到达脐下,以资先天元气,合为一身之气,皆以三焦为通路。故《难经·六十六难》说:"三焦者,原气之别使也。"《难经·三十八难》指出:三焦"有原气之别焉,主持诸气。"

运行水液 是指部位三焦是全身水液上下输布运行的通道。全身水液的输布和排泄,是由肺、脾、肾等脏的协同作用而完成的,但必须以三焦为通道,才能升降出入运行。如果三焦水道不通利,则肺、脾、肾等脏的输布调节水液代谢的功能将难以实现,所以又把水液代谢的协调平衡作用,称作"三焦气化"。正如《类经·藏象类》所说:"上焦不治则水泛高原,中焦不治则水留中脘,下焦不治则水乱二便。三焦气治,则脉络通而水道利。"

部位三焦的通行诸气和运行水液的功能,是相互关联的。这是因为,水液的上下运行,全赖诸气的升降运动,而诸气又依附于津液而得以升降运行。因此,气运行的道路,必然是津液升降的通路,而津液升降的通路,也必然是气运行的通道。实际上是一个功能的两个方面。

(2)上中下三焦部位的划分及其生理特点

在中医理论中,三焦也是划分躯体部位的一个概念,一般将膈以上的胸部,包括心、肺两脏,以及头面部,称作上焦,也有人将上肢归属于上焦。膈以下、脐以上的上腹部称作中焦,包括脾胃和肝胆等脏腑。脐以下的部位为下焦,包括小肠、大肠、肾、膀胱、女子胞、精室等脏腑以及两下肢。由于上焦、中焦、下焦的部位及其所包含的脏腑不同,所以其功能特点也各不相同。

上焦如雾　雾,是形容水谷精微物质的一种弥漫状态。上焦如雾,是指上焦能够布散精微物质,以雾露弥漫的状态营养肌肤、毛发及全身各脏腑组织器官的作用。上焦的功能,实际体现为心肺的气化输布作用,关系到气血津液等营养物质的输布。上焦功能失常,主要反映为心肺功能的异常,治以调理心肺为主。

中焦如沤　沤,在这里是形容饮食水谷腐熟成乳糜的状态。中焦如沤,是指中焦脾胃具有消化、吸收、运化水谷精微,生化气血的作用。中焦功能失常,主要反映为脾胃功能的异常,治以调理脾胃为主。

肝胆属中焦。《内经》的脉法和晋·王叔和的《脉经》中,均以肝应左关而属于中焦。但明清温病学以"三焦"作为辨证纲领后,将外感热病后期出现的一系列动风病证,归于"下焦"的范围,因"诸风掉眩,皆属于肝",故肝又属下焦。

下焦如渎　渎,是沟渠、水道的意思。下焦如渎,是指下焦有泌别清浊,排泄二便的作用。这个过程实际上包括了肾、小肠、大肠、膀胱等脏腑的某些功能,但在病理上,主要反映为肾与膀胱功能的异常。故下焦的病变,治以调理肾与膀胱为主。

另外,三焦还作为温病的辨证纲领,称为辨证之三焦。三焦辨证的三焦,既不是六腑之一,也不是人体上中下部位的划分,而是温病发生发展过程中由浅及深的三个不同病理阶段。究其概念的来源,可能是由部位三焦的概念延伸而来。

三、奇恒之腑

奇恒之腑,是脑、髓、骨、脉、胆、女子胞的总称。它们形态似腑,多为中空的器官,而功能似脏,主藏精气,似脏非脏,似腑非腑,故称之为"奇恒之腑"。其中,胆又为六腑之一。

脉、骨、髓、胆已在五脏与六腑中述及,在此只介绍脑及女子胞。

(一)脑

脑,居于颅腔之内,由髓汇聚而成,故亦称为"脑髓"。《素问·五藏生成》指出:"诸髓者,皆属于脑",《灵枢·海论》指出:"脑为髓之海"。可见,脑是人体极其重要的器官,是生命要害之所在,其主要生理功能是主精神思维和感觉运动。

1. 主精神思维

中医学早已认识到脑与精神思维活动的关系。《素问·脉要精微论》载:"头者,精明之府。"明代李时珍在《本草纲目》中指出:"脑为元神之府",清代王清任《医林改错》更加明确地提出:"灵机记性不在心在脑",都说明了脑具有主精神、思维的功能。

脑主精神思维的功能正常,则精神饱满、意识清楚、思维灵敏、记忆力强、情志活动正常。反之,则精神萎靡、反应迟钝、记忆力下降,甚则神识错乱等。

2. 主感觉运动

感觉的接受和运动的支配由脑所主,是由于眼、耳、口、鼻、舌等官窍,皆位于头面,与脑相通。古代医家也认识到人体之视、听、言、动等与脑密切相关。如《医林改错》中明确指出:"两耳通脑,所听之声归脑;两目系如线长于脑,所见之物归脑;鼻通于脑,所闻香臭归于脑;小儿周岁脑渐生,舌能言一二字。"《灵枢·海论》载:"髓海有余,则轻劲多力,自过其度;髓海不足,则脑转耳鸣,胫酸眩冒,目无所见,懈怠安卧。"故髓海充盈,脑主感觉、运动的功能正常,则视物清晰,听觉、嗅觉灵敏,感觉正常,动作灵巧敏捷,肢体刚劲有力。反之,髓海不足,则感觉、运动功能失常,就会出现视物不清、听嗅觉不灵、感觉障碍、动作迟缓、肢体软弱无力,甚或痿废不用等症状。

脑由髓汇集而成,而髓由精化,精由肾藏,肾藏之精,又依赖于后天之精的充养,故脑髓的充盈不但与肾精密切相关,而且与五脏六腑之精有关。另外,精神思维与感觉运动虽由脑主,但尚有"五神脏"之说,即精神思维与感觉运动分由五脏主司。如《素问·宣明五气》所载:"心藏神,肺藏魄,肝藏魂,脾藏意,肾藏志。"由此可见,五脏六腑的功能协调,脑才能发挥正常的生理功能,故脑的病变,中医学多从五脏进行辨证论治。

(二)女子胞

女子胞,又称胞宫、子宫,位于小腹部,膀胱之后,直肠之前,下口与阴道相连,呈倒置的梨形。女子胞的形态、大小、位置可随年龄而异。女子胞是女性的内生殖器官,有主持月经和孕育胎儿的功能。

1. 主持月经

女子胞的络脉系于肾,冲、任二脉皆起于胞中。健康女子到十四岁左右,肾中精气充盛,天癸至,冲、任二脉通盛,生殖器官发育成熟,女子胞发生周期性的变化,则月经开始来潮,具备受孕生育的能力。若肾中精气虚衰,冲、任二脉气血不足,就会出现月经不调,经量减少,甚或闭经等症。到四十九岁左右,肾气虚,天癸竭,冲任二脉气血衰少,月经闭止。

2. 孕育胎儿

女子胞是女性孕育胎儿的器官。男女成年后,阴阳交媾,两精结合于胞宫,就构成了胎孕。《类经·藏象类》载:"阴阳交媾,胎孕乃凝,所藏之处,名曰子宫。"故肾中精气旺盛,冲任气血充盈,子宫提供给胎儿的气血、养料充足,则胎儿生长发育正常。肾中精气亏虚,冲任二脉不固,或血虚不足以养胎,则可见胎儿发育不良,胎动不安或流产。

中医学认为女子胞的生理功能,除与肾、冲任二脉密切相关外,还与心、肝、脾等脏腑有关。因月经的来潮和胎儿的孕育,都有赖于血液的充盈和营养,而心主血、肝藏血、脾统血,只有心、肝、脾、肾和冲任二脉的功能正常,女子胞才能维持其正常的生理功能。当各种原因导致上述脏腑和经脉功能失调时,都会影响女子胞的功能而引起月经与妊娠方面的病变。故在治疗时,中医常从调理以上脏腑及经脉着手。

四、脏腑之间的关系

人体是一个有机整体,各脏腑的功能活动不是孤立的。五脏为人体的中心,其与六腑相配合，以精气血津液为物质基础，通过经络的联络作用，在生理上相互协同、相互制约、相互依存、相互为用；在病理上按一定规律相互传变、相互影响。

(一)脏与脏之间的关系

五脏一体观，是中医藏象学说的主要特点。五脏之间，既有相辅相成的协同作用，又有相反相成的制约作用，从而维持五大系统间的动态平衡。五脏之间的关系，早已超越了五行生克乘侮的范围，下面从各脏的生理功能及病理变化阐释其相互之间的关系。

1. 心与肺

心与肺的关系主要表现为气与血之间的相互依存、相互为用关系。

心主血，肺主气。血液的正常运行必须依赖心气的推动，同时也有赖于肺气的协助。肺朝百脉，助心行血，是保证血液正常运行的必要条件；心主血的功能协调，又能维持肺主气功能正常进行。另外，积于胸中的宗气，能内贯心脉行气血，上走息道司呼吸，加强了血液运行与呼吸之间的协调。心肺两脏之间相互依存、相互为用，保证气血的正常运行，维持了人体各脏腑组织器官的功能活动。

在病理上，心肺两脏相互影响。肺气虚或肺失宣降，不能助心行血，可导致心血运行障碍而见胸痛、心悸、唇舌青紫等心脉瘀阻的临床表现。反之，心气不足或心阳不振，血液运行不畅，也将影响肺的宣发和肃降，出现咳嗽、气喘、胸闷等症。

2. 心与脾

心与脾的关系主要表现在血液的生成和运行两方面。

(1)血液的生成

心主血，心血供养于脾以维持其正常的生理功能。脾主运化，为气血生化之源，脾气健运，化源不竭，则保证了心血的充盈。

(2)血液的运行

血液循脉内运行，一方面依赖于心气的推动，另一方面有赖于脾气的统摄才不致逸出脉外。心主血，脾统血，心脾协调，共同维持血液的正常运行。

病理上，两脏常相互影响。如思虑过度，耗伤心血，影响脾的运化功能；反之，脾气虚弱，气血生化不足，或脾不统血，血液外逸，导致心血亏损，均可形成以心悸、失眠、多梦、食少、肢倦、面色无华等为主要表现的心脾两虚证。

3. 心与肝

心与肝的关系主要表现为血液的运行和情志的调节两方面。

(1)血液的运行

心主血，肝藏血。心之主血行血功能正常，则肝有所藏；肝藏血功能正常，血液充盈，则心有所主。病理上，心血不足，肝血常因之而虚；肝血不足，心血常因之而损。故临床上心悸、失眠等心血不足的症状常与视物昏花、月经涩少等肝血不足症状同时并见。

(2)情志的调节

心主神志，肝主疏泄，调畅情志。心肝两脏，相互为用，共同调节人的情志活动。心血充盈，则心神健旺，有助于肝气疏泄，情志调畅；反之，肝疏泄有度，情志调畅，则有利于心主神志。病理上，心神不安与肝气郁结，心火过亢与肝火炽盛，常同时出现或相互引动。前者可出现精神恍惚、情志抑郁等症，后者则出现心烦失眠、急躁易怒等症。

4. 心与肾

心与肾在生理上的联系，主要表现为"心肾相交"。心肾相交的机理，主要从水火既济、精神互用、君相安位来阐发。

(1) 水火既济

心居上焦属阳，在五行中属火；肾居下焦属阴，在五行中属水。就阴阳水火的升降理论而言，在上者宜降，在下者宜升，升已而降，降已而升。心位居上，故心火（阳）必须下降于肾，使肾水不寒；肾位居下，故肾水（阴）必须上济于心，使心火不亢。肾无心火之温煦则水寒，心无肾阴之滋润则火炽。心与肾之间的水火升降互济，维持了两脏之间生理功能的协调平衡。根据阴阳交感和互藏的机理，肾气分为肾阴与肾阳，肾阴上济依赖肾阳的鼓动；心气分为心阴与心阳，心火的下降需要心阴的凉润。肾阴在肾阳的鼓动作用下化为肾气以上升济心，心火在心阴的凉润作用下化为心气以下行助肾。

(2) 精神互用

心藏神，肾藏精。精能化气生神，为气、神之源；神能控精驭气，为精、气之主。故积精可以全神，神清可以控精。如《类经·摄生类》说："虽神由精气而生，然所以统驭精气而为运用之主者，则又在吾心之神。"

(3) 君相安位

心为君火，肾为相火（命火）。君火在上，如日照当空，为一身之主宰；相火在下，系阳气之根，为神明之基础。命火秘藏，则心阳充足；心阳充盛，则相火亦旺。君火相火，各安其位，则心肾上下交济。所以心与肾的关系也表现为心阳与肾阳的关系。

心与肾之间的水火、阴阳、精神的动态平衡失调，称为心肾不交。主要表现为水不济火，肾阴虚于下而心火亢于上的阴虚火旺，或肾阳虚与心阳虚互为因果的心肾阳虚、水湿泛滥，或肾精与心神失调的精亏神逸的病理变化。

5. 脾与肺

肺与脾的关系主要表现在气的生成和水液代谢两方面。

(1) 气的生成

肺主一身之气，脾为生气之源。人体之气主要由肺吸入自然界的清气和脾运化的水谷精气组成。故肺的呼吸功能和脾的运化功能是否健旺，与气的盛衰密切相关。若脾气虚损，运化无力，常可导致肺气不足；肺气亏虚亦可累及于脾，导致脾气虚弱。两者均可出现体倦乏力、少气懒言等肺脾两虚的病变。

(2) 水液代谢

水液在体内的代谢，涉及多个脏腑。就脾肺而言，脾主运化水液，肺主通调水道。生理上，脾将吸收的水液上输于肺，通过肺的宣发肃降作用布散周身。脾肺两脏协调配合，是保证津液生成、输布和排泄的重要环节。病理上，脾失健运，水湿内停，湿聚成痰，可影响肺的宣降功能，常见咳嗽、喘息、吐痰等症，所以有"脾为生痰之源，肺为贮痰之器"的说法。反之，肺病日久，也可影响脾的运化功能，如肺失宣降，湿停中焦，脾阳受困，出现水肿、倦怠、腹胀、便溏等症。

6. 肝与肺

肺与肝的关系主要体现在气机的调节方面。

肺位于上，其气肃降；肝位于下，其气升发。肝升肺降，升降协调，对全身气机起着重要的调节作用。此外，肺气肃降正常，有利于肝气的升发；肝气升发条达，有利于肺气的肃降。两者在功能上既相互制约，又相互为用。

病理上，肝肺病变可相互影响。如肝气郁结，郁而化火，可上灼肺阴，影响肺的宣降而出现胸痛、咯血、咳嗽、气喘等症，临床上称之为"肝火犯肺"。肺失清肃，燥热内盛，亦会伤及肝阴，导致肝阳亢逆而见头痛、易怒、胁肋胀痛等肺病及肝的临床表现。

7. 肾与肺

肺与肾的关系主要表现在津液代谢、呼吸运动和金水相生三方面。

（1）津液代谢

肾主水，能升清降浊，主司水液的蒸腾气化；肺为水之上源，主宣发肃降，通调水道。肺气宣降行水的功能，有赖于肾气化作用的促进；肾主水司开阖的功能，也有赖于肺气的肃降作用使水液下归于肾。肺肾两脏相互为用，共同维持体内水液代谢的平衡。在病理状态下，肺失宣降或肾的气化功能失调，均可导致水液代谢失常而出现尿少、水肿等症。

（2）呼吸运动

人体的呼吸运动虽由肺所主，但需要肾的纳气功能协助，肺所吸入的清气才能下纳于肾，以保持呼吸的深度，所以有"肺为气之主，肾为气之根"的说法。肺主气而司呼吸，肾藏精而主纳气，肺肾协调，相互配合，才能维持正常的呼吸运动。在病理上，肾中精气不足，摄纳无权，气浮于上，或肺病久虚，日久伤肾，均可出现呼多吸少，动则喘甚为主要表现的肾不纳气证。

（3）金水相生

肺属金，肾属水，肺肾两脏之阴相互资生、相互为用。肺阴充足，下输于肾，滋养肾阴，则肾阴充盛；肾阴为一身阴液之本，肾阴充盛，上养肺阴，则肺阴充足。肺肾之阴互资互用的这种关系称为"金水相生"。在病理上，肺阴虚可损及肾阴，肾阴虚也可累及肺阴，均可出现潮热、颧红、盗汗、干咳、腰膝酸软等肺肾阴虚的临床表现。

8. 肝与脾

肝与脾的关系主要表现在饮食物的消化和血液运行两方面。

（1）饮食物的消化

肝主疏泄，能调畅气机，协调脾胃之气升降，并疏泄胆汁于肠道，以促进脾胃对饮食物的运化腐熟；脾气健运，水谷精微充足，气血生化有源，则肝体得养而使肝气冲和条达，有利于疏泄功能的发挥。在病理状态下，肝脾病变相互影响。如肝失疏泄，气机不畅，可影响脾胃的纳运功能而见精神抑郁、胸胁脘腹胀闷、纳呆、呃逆、嗳气、便溏等肝脾不调或肝胃不和的临床表现。反之，脾失健运，水湿内停，蕴久化热，湿热郁蒸，肝胆疏泄不利，胆汁贮存及排泄障碍，可形成黄疸等症。

（2）血液运行

脾主生血，统摄血液；肝主藏血，调节血量。脾气健运，气血生化有源，统血有权，则肝有所藏；肝血充足，藏泄有度，血量正常调节，有利于脾生血统血。肝脾相互为用，共同维持血液的正常运行。在病理情况下，脾虚生化不足，或统摄无权，失血过多，皆可导致肝血不足，从而出现食少乏力、头晕目眩、面色无华或妇女月经量少、色淡，甚或闭经等肝脾两虚的病变。

9. 脾与肾

脾与肾的关系主要表现为先后天相互资生和调节水液代谢两方面。

（1）先后天相互资生

脾主运化，为后天之本；肾主藏精，为先天之本。脾之运化，须依赖于肾阳的推动和温煦才能健运;肾之精气,也必依赖于脾运化的水谷精微充养和培育才能不断充盛。两脏在生理上相互资助促进,病理上也会互相影响。如肾阳不足不能温煦脾阳,或脾阳不足进而累及肾阳,皆可见腹部冷痛、下利清谷或五更泄泻、腰膝酸冷等脾肾阳虚之候。

(2)调节水液代谢

脾主运化水液,肾主水,司开阖。脾主运化水液有赖于肾阳蒸腾气化作用的支持;肾主水液,开阖有度也有赖于脾运化水液功能的协助。脾肾两脏相互协作,共同主司津液代谢的协调平衡。病理方面,脾虚失运,水湿内生,经久不愈,可致肾虚水泛;肾虚开阖失司,水液内停,亦可影响脾的运化功能,最终均可导致尿少浮肿、腹胀便溏、畏寒肢冷、腰膝酸软等脾肾两虚、水湿内停之证。

10. 肝与肾

肝与肾的关系主要表现在精血同源、藏泄互用和阴液互养三方面。

(1)精血同源

肝藏血,肾藏精,精血互化。肝之阴血依赖肾精的充盛和滋养,肾之阴精又依赖于肝血化生阴精的补充,精血互生互化,肝肾之阴互根互用,所以有"精血同源"或"肝肾同源"的说法。在病理情况下,肾精亏损,可导致肝血不足;肝血不足,也会引起肾精亏损,症见头晕目眩、耳聋耳鸣、腰膝无力等肝肾精血两亏的病变。

(2)藏泄互用

肝主疏泄,肾主封藏,两者既相互制约,又相互为用。肝之疏泄可使肾气开阖有度,肾之封藏可防肝气疏泄太过。故肝之疏泄与肾之封藏,相反相成,共同维持和调节女子月经的来潮和男子的排精。若肝肾藏泄失调,女子可见月经周期失常,经量或多或少;男子可见遗精早泄或阳强不泄等症。

(3)阴液互养

肾阴为一身阴液之本,肾阴充盛,则能滋养肝阴以防肝阳上亢;肝阴充足,也能下养肾阴,以滋润营养全身脏腑形体官窍。在病理情况下,如肾阴不足,不能滋养肝阴而导致肝阳上亢,出现头晕头胀、面红目赤、急躁易怒等症,称为"水不涵木"。反之,肝阴不足,肝阳化火,也可下劫肾阴,症见烦热、盗汗、腰膝无力、男子遗精、女子梦交等肝肾阴亏的病变。

(二)脏与腑之间的关系

脏与腑,主要是表里相合关系。脏属阴,腑属阳,阳主表,阴主里。通过经脉相互络属,一脏一腑,一阴一阳,相互配合,构成表里关系。一脏一腑的表里配合关系,其根据主要有三:①经脉络属。即属脏的经脉络于所合之腑,属腑的经脉络于所合之脏。②生理配合。六腑传化水谷的功能,受五脏之气的配合才能完成。如胃的受纳腐熟需脾气运化的推动;膀胱的贮尿排尿赖肾的气化作用;肝气疏泄有利于胆汁的分泌排泄等。③病理相关。如肺热壅盛,致大肠传导失职,可引起大便秘结等。因此在临床上可出现脏病及腑、腑病及脏、脏腑同病等病理变化,充分说明了脏腑之间在生理病理上的密切关系。

1. 心与小肠

手少阴经属心络小肠,手太阳经属小肠络心,心与小肠通过经脉相互络属构成了表里关系。

生理上,心主血脉,心阳之温煦、心血之濡养,有助于小肠的化物等机能;小肠化物,泌别清浊,清者经脾上输心肺,化赤为血,充养心脉。

病理上,心经实火,可移热于小肠,引起尿少、尿赤、排尿灼热涩痛等小肠实热的病证;反之,小肠有热,还可循经上扰于心,而见心烦、舌尖红赤、口舌生疮等心火病证。

2. 肺与大肠

手太阴经属肺络大肠,手阳明经属大肠络肺,通过经脉的相互络属,肺与大肠构成表里关系。

生理上,肺与大肠相互协助,肺气肃降,大肠之气亦随之而降,使传导功能保持正常;大肠传导正常,糟粕下行,亦有助于肺气的清肃和呼吸功能。病理上如肺气肃降失职,影响大肠传导,可致大便秘结;大肠壅滞不畅,也会影响肺的肃降功能,而引起咳喘、胸满等症。

3. 脾与胃

脾与胃同居中焦,以膜相连,足太阴经属脾络胃,足阳明经属胃络脾,两者构成表里配合关系。

脾胃同为气血生化之源、后天之本,在饮食物的受纳、消化及水谷精微的吸收、转输等生理过程中起主要作用。脾与胃的关系,体现为水谷纳运相助、气机升降相因、阴阳燥湿相济等三个方面。

(1) 纳运相助

胃主受纳,腐熟水谷,是脾主运化的前提;脾主运化,转输精微,为胃的继续受纳腐熟水谷提供条件和能量。脾胃纳运相助,共同完成对饮食物的消化、精微物质的吸收和转输,同为后天之本,气血生化之源。

(2) 升降相因

胃主降浊,将食糜下降于小肠,小肠泌别清浊,水谷精微由脾吸收;脾主升清,将水谷精微上输于肺,布散全身。脾升胃降,相反相成,共同构成人体气机升降的枢纽,保证纳运功能正常进行。

(3) 燥湿相济

脾为阴脏,脾阳健旺则能运化升清,故性喜温燥而恶湿;胃为阳腑,赖阴液的滋润,故喜润恶燥。脾胃燥湿喜恶之性不同,但又相互为用,燥湿相济,阴阳配合,保证了脾胃正常纳运与升降。二者一阴一阳,一纳一化,一降一升,共同完成饮食物的受纳、腐熟、运化任务。故《临证指南医案·脾胃》说:"脾宜升则健,胃宜降则和。"

病理上,脾胃病变常相互影响,如脾不健运,清气不升,可影响胃的受纳和降,出现纳呆、恶心呕吐、脘腹胀痛等症;反之,若饮食失节,食滞胃脘,浊气不降,也会影响脾的运化功能而见腹胀、腹泻、肢体困倦等症。

4. 肝与胆

肝胆同居右胁下,胆附于肝叶之间,足厥阴经属肝络胆,足少阳经属胆络肝,两者构成表里相合关系。

生理上,肝与胆的功能密不可分,互相协调。胆汁来源于肝,肝的疏泄功能正常,能保证胆汁的排泄畅通;胆汁排泄无阻,又有助于肝的疏泄。病理上,肝病常影响及胆,胆病也常影响及肝,形成肝胆同病。临床上,有不少肝与胆的病证不能截然分开,如肝火盛常包括胆火在内,出现胁痛、口苦、急躁易怒等症状,称之为肝胆火旺。治疗上,泻肝火的药物同样具有泻胆火的功效,而泻胆火的药物也具有泻肝火的作用,称为肝胆同治。

5. 肾与膀胱

足少阴经属肾络膀胱,足太阳经属膀胱络肾,两者构成表里相合关系。

膀胱的主要功能是贮尿和排尿,这种功能有赖于肾的气化作用。肾气充足,蒸化及固摄作用正常,则膀胱开合有度,不但能正常贮存尿液,而且能使尿液正常排出体外,从而维持水液的正常代谢。若肾气虚弱,蒸化无力,或固摄无权,则膀胱开合失度,可见小便不利或失禁、遗尿、尿频等病证。

(三)腑与腑的关系

六腑的共同生理功能是"传化物"。六腑之间的关系,主要体现在饮食物的消化、吸收和排泄过程中的相互联系和密切配合。胆、胃、大肠、小肠、三焦、膀胱的生理功能各不相同,但它们都是传化水谷、输布津液的器官,所谓"六腑者,所以化水谷而行津液者也"(《灵枢·本藏》)。因而在病理上也必然相互影响。

1. 生理上密切配合

饮食入胃,经胃的腐熟,初步消化后变成食糜,下移于小肠。小肠受盛由胃下传的食糜,再进一步消化。胆排泄胆汁进入小肠以助消化。小肠泌别清浊,清者经脾转输以营养全身,浊者为糟粕残渣,下达大肠,经大肠的燥化和传导作用变成粪便排出体外。小肠主液,大肠主津,吸收的水液经脾的转输、肺的宣降下输于肾,再经肾的气化作用,升清降浊,浊者渗入膀胱形成尿液,从尿道排出体外。水液的运化、输布与排泄,又是以三焦为通道。因此,人体对饮食物的消化、吸收和废物的排泄,是由六腑分工合作,共同完成的。由于六腑传化水谷,需要不断地受纳、消化、传导和排泄,虚实更替,宜通而不宜滞,故有"六腑以通为用""腑病以通为补"的论点。

2. 病理上相互影响

胃有实热,消灼津液,可使大肠传导不利,大便秘结。而肠燥便秘,腑气不通,亦可导致胃失和降,出现恶心、呕吐等胃气上逆之症。胆火炽盛,常可犯胃,出现呕吐苦水等胃失和降的表现。

第二节 形体与官窍

形体,是指筋、脉、肉、皮、骨,又称为"五体"。官窍,是指耳、目、鼻、口、齿、舌、咽喉、前阴和肛门。形体和官窍通过经络与脏腑相联系,并与脏腑在生理、病理上有着密切的关系。

一、形体

形体有广义和狭义之分。广义的形体,泛指一切有一定形态结构的组织器官,包括头、躯干、肢体、五脏、六腑等有形质可见的组织。狭义的形体,是指有特定含义的"五体",即筋、脉、肉、皮、骨,它们是构成整个人体的重要组织。本节所述的"形体",指的是"五体"。

(一)筋

筋,即筋膜。筋附着于骨而聚于关节,是连接关节肌肉的一种组织。《素问·五藏生成》载:"诸筋者,皆属于节。"《素问·脉要精微论》载:"膝为筋之府。"筋具有连接骨节、协助运动及保护内脏的生理功能。

1. 连接骨节

筋附着于骨,并包裹约束骨与骨的连接处,而形成关节,以保证肢体的运动。

2. 协助运动

人体关节之所以能屈伸转侧,运动自如,除肌肉的收缩和弛张外,筋在肌肉与骨节之间的协同作用颇为重要,正如《素问·痿论》所指"宗筋主束骨而利机关也"。

3. 保护内脏

筋和骨、肉、皮共同组成躯壳,内藏五脏六腑,具有保护内脏的作用。

(二)脉

脉,即血脉,又称脉管,脉道,为"血之府",是气血运行的通道。脉的主要生理功能是运行气血及约束血行。

1. 运行气血

脉是气血运行的通道,主司输送气血,使气血流行全身。《濒湖脉学》称脉为"血之隧道"。脉道的通利与否,直接影响着血液的正常运行。若脉道通利,则血行流畅;脉道阻滞,则血行不畅,而出现血瘀等病理表现。

2. 约束血行

《灵枢·决气》载:"壅遏营气,令无所避,是谓脉。"可见脉能约束血液,使血液在脉中正常运行而不溢于脉外。若因火热炽盛、气虚不固,或外力所伤而损伤脉道,则出现各种出血之症。

(三)肉

肉,即肌肉,中医古籍称为"分肉"。肌肉居于皮下,通过筋膜附着骨骼关节。古人把分肉的膨大部分称为"䐃",把分肉的纹理称为"肌腠";分肉和分肉之间的凹陷部分称为"溪谷",其中较小的凹陷称为"溪",较大的凹陷称为"谷"。溪谷大多是经络穴位所在之处,同时,也是人体之气汇聚之所。肉主要具有主司运动和保护脏器的生理功能。

1. 主司运动

人体各种运动,均需肌肉、筋膜和骨节的协调合作,但主要靠肌肉的收缩驰张运动来完成。

2. 保护脏器

《灵枢·经脉》指出:"肉为墙",肌肉分布于内脏与骨骼的外围,对人体的内脏起着保护作用。

(四)皮

皮,为皮肤的简称。皮肤覆盖人体的表面,直接与外界接触,是人体防御外邪的主要屏障。

皮毛,是皮肤和附着于此的毛发的合称,包括皮肤、毛发、汗孔、腠理等组织。毛发,包括毫毛、头发、胡须、腋毛、阴毛等。汗孔,古称之为汗空、气门、鬼门、玄府等,是汗液排泄的通道。腠理,是指皮肤与肌肉之间的空隙,其中肌肉之间的间隙谓之"腠",又名肌腠;皮肤之纹理谓之"理",亦名皮理,腠理是元气和津液输布流通的通道,也是外邪侵入人体的门户。皮毛具有防御外邪、调控体温、调节津液代谢及调节呼吸的生理功能。

1. 防御外邪

皮肤是人体表面最大的保护组织,是防御外邪的主要屏障,外来致病因素侵犯人体,首先侵犯皮肤。若皮肤致密,则邪不能入;若皮肤疏松,卫气不足,则邪气乘虚而入,而导致疾病的发生。

2. 调控体温

人体的正常体温，多依赖于卫气对汗孔的调控作用。若感受外邪，汗孔闭塞，汗液不出，则卫阳被郁，以致郁而发热。若采用解表发汗药，可使汗孔开放，汗得外泄，阳气外达，发热则退。

3. 调节津液代谢

汗由津液所化生，出汗是津液排泄的主要途径之一。皮肤腠理疏松，汗孔开张，则汗出多；反之，皮肤腠理致密，汗孔关闭，则汗出少。因此，皮肤腠理的疏密，可调节津液的排泄。

4. 调节呼吸

呼吸主要是肺的功能，肺主皮毛，因此汗孔的开合也可辅助肺的呼吸功能。

（五）骨

骨是构成人体的支架。其具有支撑人体、保护内脏和进行运动的功能，与肾的关系最为密切。骨具有支撑形体、参与运动、保护内脏及贮藏骨髓的生理功能。

1. 支撑形体

人体背正中的项骨、背骨、腰骨和尻骨由脊筋相连接，从而形成了支撑人体的脊梁。

2. 参与运动

骨与骨的连接处，由筋约束，并加以包裹，而形成关节。关节通过附着于骨骼上的筋和肌肉的收缩与弛张，而产生屈伸乃至旋转等各种各样的运动。

3. 保护内脏

脑藏于颅骨之中，心肺位于胸廓之内，骨具有保护内脏的作用。

4. 贮藏骨髓

骨内有腔隙，内藏骨髓，故说"骨者髓之府"，骨髓具有生化血液的功能。

二、官窍

官和窍的概念不尽相同。官，是指机体具有特定功能的器官；窍，即孔窍、苗窍的意思，即内脏与外界的窗口。古代有"五官""七窍""九窍"之说。五官，指耳、目、口、鼻和舌；七窍，指口、两鼻孔、两目、两耳；九窍，即七窍加前阴和后阴。习惯上将五官也称为窍，而前阴和后阴只称窍，不称官。

官窍，是人体与外界联系的重要器官，它对外与周围环境相通，对内通过经络同脏腑保持联系。不同的官窍与不同的脏有着特定的联系。如《灵枢·五阅五使》载："鼻者，肺之官也；目者，肝之官也；口唇者，脾之官也；舌者，心之官也；耳者，肾之官也。"外界环境的各种变化可以通过官窍影响到内脏，内脏功能活动正常与否，也可以反应在官窍。官窍大多为机体与自然界进行物质交换的门户，如机体所需要的空气、水、食物等，通过口、鼻摄入体内，机体生理活动过程中所产生的废物（大小便及其他浊物），通过前阴、后阴排出体外。

（一）耳

耳，是听觉器官，位于头部左右，是清阳之气上通之处，属清窍之一。其主要生理功能是司听觉和平衡身体，耳与肾、心、肝、胆、脾等脏腑经络关系密切。耳具有司听觉和平衡身体的生理功能。

1. 司听觉

耳为听觉器官。听觉的灵敏与否，与肾中精气的盈亏有密切关系。肾中精气充盈，髓海得养,则听觉灵敏,分辨力高;反之,肾中精气虚衰,则髓海失养,出现听力下降,或耳鸣,甚则耳聋。

2. 平衡身体

《灵枢·海论》指出:"髓海不足则脑转耳鸣",说明耳与身体的平衡有密切的关系。

(二) 目

目,即眼、眼睛,又称精明。眼为视觉器官,主要由白睛、黑睛、瞳仁、两睑、两眦等部分组成。目与五脏六腑、十二经脉、奇经八脉都有联系,尤其是与肝、心、脑的关系最密切。目具有主司视觉和神之外使的作用。

1. 主司视觉

《素问·脉要精微论》载:"夫精明者,所以视万物,别白黑,审短长。"这是对眼的视觉功能的概述。

2. 神之外使

《寿世传真》载:"目为神窍。"心藏神,目为神之外使,目可以传神,为心灵之窗户,故望眼神成为望诊的重要内容。

(三) 鼻

鼻,又称明堂,位于面部中央。鼻孔为呼吸之气出入的门户,也是嗅觉器官。鼻与肺、胆及手足阳明经、太阳经有密切关系。鼻具有司嗅觉、助发音等作用。

1. 鼻为呼吸之门户

肺司呼吸,而呼吸之气主要通过鼻孔与自然界相通,由于鼻与自然界直接相通,故也是外邪侵袭机体的门户。

2. 司嗅觉

《灵枢·脉度》载:"肺气通于鼻,肺和则鼻能知香臭矣。"这是对鼻司嗅觉功能的概括。

3. 助发音

音自喉发出,而鼻对发音起共鸣的作用,故鼻对发音的清晰度与音质都有明显的影响。

(四) 口、舌、齿

口、舌、齿是进饮食、辨五味、泌涎唾、助消化、磨食物与助发音的器官。口与脾、心与舌、齿与肾关系密切。口腔是消化道的起始端,有进饮食、磨谷食、知五味、泌唾液、助消化及助发音等多种功能;舌具有感知味觉、协助咀嚼、吞咽食物和辅助发音的功能。如《灵枢·忧恚无言》载:"舌者,音者之机也。"齿,亦称牙,可咬切和磨碎食物,并对发音起辅助作用。

(五) 咽喉

咽喉是咽与喉的总称。喉在前,连于气道,合声门称为喉咙,通于肺脏,为肺之系。咽在后,接于食道,通于胃腑,为胃之系。咽喉具有行呼吸、发声音及进饮食的生理功能。

1. 行呼吸

喉为肺之门户,肺司呼吸,需在咽喉的协助下,才能吸入清气,呼出浊气,使呼吸保持通畅。

2. 发声音

咽喉是发音的主要器官。《灵枢·忧恚无言》载:"喉咙者,气之所以上下者也;会厌者,音声之户也;口唇者,音声之扇也;舌者,音声之机也;悬雍垂者,音声之关也。"说明声音的发出,是喉咙、会厌、口唇、舌、悬雍垂等器官功能的综合作用,其中喉咙、会厌、悬雍垂是咽喉的重要组成部分。

3. 进饮食

咽为水谷之通道,为胃所系,饮食物入口,通过咽的吞咽运动,顺食管而下,入于胃中。

(六)前阴、后阴

前阴,又称下阴,是男、女外生殖器与尿道口的总称。男性的前阴包括阴囊和阴茎;女性前阴包括阴道和尿道。前阴与排尿和生殖有关。后阴,即指肛门,是排泄粪便的器官。因其专司排出水谷之糟粕,故称"粕门",又因是大肠的下口,大肠与肺相为表里,肺藏魄,故又称为"魄门"。

第三节　神与志

神与志,是精神与情志的简称。精神和情志是与人体健康和疾病关系密切的生命现象,其产生有赖于五脏的功能,又是反应五脏机能状态的重要征象,故神与志也是五脏功能系统的重要组成部分。

一、神

(一)神的含义

神,是人体生命活动的主宰及其外在表现的统称。神的内涵是广泛的,既是一切生理活动、心理活动的主宰,又包括了生命活动的外在表现。其中将精神、意识、思维活动归纳为狭义之神的范畴。

(二)神的生成

精、气、血、津液是产生神的物质基础。《灵枢·本神》载:"生之来谓之精,两精相搏谓之神。"男女两精相搏,产生了生命,神也随之而产生了,故说神生成于先天之精气。《灵枢·平人绝谷》又指出:"神者,水谷之精气也。"神形成之后,又必须依赖后天水谷精气不断充养。《素问·八正神明论》载:"血气者,人之神。"《素问·六节藏象论》又指出:"气和而生,津液相成,神乃自生。"都说明了精、气、血、津液不仅是构成人体的基本物质,而且还是神所赖以产生的基本物质。神寓于形体之中,脱离了形体组织的神是不存在的,故《荀子·天论》认为:"形俱而神生"。脏腑形体官窍中充满了精气血津液等物质,在脏腑之气的推动和调控作用下,通过这些精微物质的新陈代谢,产生了生命活动,可以从形色、眼神、言谈、表情、应答、举止、精神、情志、声息、脉象等方面体现出来,而这些生命活动的外在体现的总称即是神。

(三)神的分类

神是人体生命活动的主宰,又是人体生命活动的总体现。《素问·宣明五气》载:"心藏神、肺藏魄、肝藏魂、脾藏意、肾藏志。"古人将神分为神、魄、魂、意、志五个方面,五者在心的统帅之下,相互为用,构成整个人体的精神心理活动。

1. 神

这里主要是指狭义之"神",即精神意识思维活动,为人体生命活动和精神情志活动主宰。

神藏于心。

2. 魄

《灵枢·本神》曰："并精而出入者谓之魄。"魄主要是指与生俱来的、本能性的感觉和动作。历代医家把新生儿啼哭、吮吸、四肢运动、耳听、目视、皮肤的冷热痛痒等本能的感觉和动作归为"魄之用"。魄藏于肺。

3. 魂

《灵枢·本神》曰："随神往来者谓之魂。"魂主要指在魄的活动基础上而产生的非本能的、较高级的精神心理活动。古人把谋虑、想象、梦幻、决断和情感等归为"魂之用"。魂不是与生俱来，而是随着人体的生长发育和心智日增而逐步成熟的。魂藏于肝。

4. 意

《灵枢·本神》曰："心有所忆谓之意。"意主要指注意、记忆、思考和分析等认知思维活动，这些心理活动是认知过程中前后衔接的各个环节。意藏于脾。

5. 志

《灵枢·本神》曰："意之所存谓之志。"志主要是指志向、意志、毅力、决心，即有着明确目标，并伴有相应调控行为的意向性心理过程。《类经》载："志为意已决而卓有所立者。"志是认知活动（意）的产物，又是认知活动深化的动力。志藏于肾。

(四)神的作用

1. 主宰人体的生命活动

神是人体生命力盛衰的综合表现，是人体一切生命活动和心理活动的主宰。脏腑功能的发挥及其相互协调，精气血津液的生成与有序运行，物质转化与能量转化的代谢平衡，情志活动的产生与调畅，抵御外邪与祛病强身等，都离不开神的统帅和调控。形与神俱，不可分离，形为神之宅，神为形之主。

2. 调节脏腑的生理功能

精、气、血、津液是脏腑功能活动的产物，又是生成神的物质基础。以五脏精气为基础而产生的精神意识思维活动对脏腑的活动及气血津液的运行起着调控作用，正常情况下，脏腑的一切活动都是在神的主宰下有序地进行。"五脏藏五神"及"五脏主五志"，反映了生命存在的形神统一观。

3. 反映机体的生命状态

藏象学说认为，凡是机体表现于外的"征象"，都是内脏生命活动的外在反应。因此，神的生成有赖于五脏的生理功能，又是反应五脏机能状态的重要征象。神可以从人体的形象、面色、眼神、言语、应答、舌象、脉象及肢体活动姿态中得以反应，如"神气""神色""神态"等。中医学十分重视"望神"，通过望神来了解脏腑精气的盛衰以及形体健康与否。《素问·移精变气论》载："得神者昌，失神者亡。"说明察神的存亡，对于判断正气的盛衰、疾病的轻重和预后有特别重要的意义。

(五)神与五脏及气血精的关系

1. 神与五脏

人的精神、意识、思想和感觉等活动，是大脑的生理功能，即大脑对外界事物的反应，《内经》及历代医家已做了明确的论述。但是，中医的藏象学说的主要特点是"以五脏为中心的整体观",将人体的全部生命活动分属于以五脏为中心的五大功能系统,人的精神心理活动也不例外。神、魄、魂、意、志均是五脏机能活动的产物,与五脏之间存在着密切的生理与病理联系。《内经》提出了"五神脏"理论。

(1) 心藏神

神藏于心,心为五神脏精神活动的主宰。

(2) 肺藏魄

魄藏于肺,与肺关系密切。婴儿娩出,肺叶张开,吸清吐浊,维系生命。与此同时,本能性的活动即开始发挥作用,如吮吸、啼哭、手足运动、耳听目视、冷热痛痒等。故《素问·六节藏象论》载:"肺者,气之本,魄之处也。"体魄强壮与否,常与肺的功能盛衰密切相关。呼吸健全,气足精充,则体魄强壮,感觉灵敏,耳聪目明,动作协调。反之,肺病则体虚魄弱,若肺藏魄功能失常,可出现感觉异常、幻觉、错觉等。

(3) 肝藏魂

魂藏于肝,肝与魂密切相关。《灵枢·本神》载:"肝藏血,血舍魂。"肝为藏血之脏,魂依存于血,血充则魂宁,血虚则魂弱。《素问·灵兰秘典论》载:"肝者,将军之官,谋虑出焉;胆者,中正之官,决断出焉。"谋虑、决断皆属于魂的范畴。病理情况下,肝血不足或胆虚气怯,易发生魂不守舍,而出现夜寐不宁、惊骇多梦、梦呓、梦游、情绪不宁、胆怯等,这些都是临床肝胆疾病患者的常见症状。

(4) 脾藏意

意藏于脾。脾与注意、记忆、思考、分析等认知思维活动有关。《灵枢·本神》曰:"脾藏营,营舍意。"脾生血,主藏营,营血为记忆、思维活动的营养物质基础。若脾气健运,营血充盈,心神得养,则思维敏捷,思深虑远,记忆牢固;反之脾失健运,营血亏虚,心神失养,则易健忘、思维迟钝。

(5) 肾藏志

志藏于肾。《灵枢·本神》曰:"肾藏精,精舍志。"肾藏精,精为神之宅,志属五神之一,所以"志"藏于肾精之中,并受其涵养。肾的精气充盛,不仅脑海充盈,且志得涵养,表现为意志坚定,反应灵敏,活动敏捷有力;若肾精不足,志失涵养,则表现为意志消沉,精神疲惫,行动迟钝,力不从心等。

2. 神与气血精的关系

(1) 神与气

神寓于气,气以化神。元气激发着生命活力,营气濡养着脏腑组织,则神从中生,故《脾胃论》说"气者,精神之根蒂也。"因此,气盛则神旺,气衰则神病,气绝则神亡。

(2) 神与血

血是神志活动的物质基础,故《内经》有"血气者,人之神""血者,神气也"之论。血充则神旺,血虚则神怯,故心血虚、肝血虚患者常有惊悸、失眠、多梦等心神不安的表现。

(3) 神与精

神由精生,神赖精养。《灵枢·本神》曰:"两精相搏谓之神。"人之神,源于父母生殖之精,两精相合则形成而神俱。"神者,水谷精气也"(《灵枢·本神》),神由精生,又赖精养,精盛则神旺,精亏则神衰。反之,神有统驭精气的作用,神守则志安而精固,神散则志乱而精失。

二、志

(一)志的含义

志,即情志。情志是人们对外界事物或现象的刺激所引起的情绪变化,是人正常的精神心理活动之一,也是五脏生理活动的表现之一。如情志太过,又可成为重要的致病因素。

(二)情志的分类

情志的分类,有七情说和五志说之分。七情为喜、怒、忧、思、悲、恐、惊,五志为喜、怒、思、忧、恐。忧与悲,情感相似,故悲可归于忧;惊亦有恐惧之意,故惊可归于恐。

1. 喜

喜即喜乐、愉悦,为心情愉快的一种情志活动,可表现为愉悦的心境,快乐的情感或狂热的兴奋。一般来说,喜属于对外界刺激产生的良性反应,喜乐愉悦有益于心身健康,所以《素问·举痛论》载:"喜则气和志达,营卫通利。"但喜乐过度则可使心神受损而导致疾病。

2. 怒

怒即愤怒、恼怒。怒是气愤不平、情绪勃然激动的一种情志活动。怒属于不良心态,过怒有损于健康。

3. 忧

忧即忧愁、忧虑。忧为愁苦焦虑的一种情志活动,为非良性刺激的情绪反应,过于忧愁,不利于人体健康。

4. 思

思即思考、思虑。思是集中思想考虑问题的一种情志活动。正常的思考问题,对机体的生理活动并无不良影响,但思虑过度,可致气机紊乱,脏腑失调。

5. 悲

悲即悲伤、悲哀。悲有程度的不同,轻微曰难过,稍重谓悲伤,再重则曰哀痛。悲是哀伤痛苦的一种情志活动,属于非良性的消极性的情志变化,不利于心身健康。

6. 恐

恐即恐惧、畏惧。恐是害怕恐惧的一种情志活动,是人对外界事物的刺激所产生的一种畏惧性情感反应,对机体的生理活动能产生不良影响。

7. 惊

惊即惊吓、惊骇。惊是指人猝然遇到非常事变而致精神突然紧张的情绪反应,也是一种不良性刺激。恐与惊相似,但惊为不自知,事出突然而受惊;恐为自知,意识到情境的可怕而胆怯恐惧。

(三)情志与五脏及气血的关系

1. 情志与五脏的关系

《素问·天元纪大论》载:"人有五脏化五气,以生喜怒忧思恐。"藏象学说认为,人对外界信息引起的情志变化是由五脏的生理功能所化生的,不同的情志变化对各脏腑有不同的影响,而脏腑气血的变化也会影响情志的变化,故把喜怒忧思恐分属于五脏,形成了"五脏主五志"理论。

(1) 喜为心之志

心对喜志的产生与变化，具有调节和控制作用。心的功能正常，能使人保持良好的心境及快乐的情感，即使有情绪应激，也能宽容、坦然。适度的喜志活动，能缓和紧张的情绪，有益于心的功能，使血脉通畅，心神安定。反之，心有病易致情志异常，表现为"心气虚则悲，实则笑不休"《灵枢·本神》）；而情志喜乐无制，又易伤及于心，使心气涣散，甚则因为过度兴奋激动而诱发心疾，发生暴病，故曰"喜伤心"。

(2) 怒为肝之志

怒志活动以肝血为基础，与肝之疏泄升发密切相关。肝为将军之官，禀性刚烈，怒之有度，往往有疏展条达肝气之功，未必有害。但勃然大怒或郁怒不解，则可伤肝，导致肝气升动太过，肝阳上亢，甚至肝风内动，故《灵枢·百病始生》指出："忿怒伤肝"。另外，"肝气虚则恐，实则怒"《灵枢·本神》），临床上肝病患者常急躁易怒，或怯懦胆小。

(3) 忧(悲)为肺之志

忧和悲的情志变化，虽各有不同，但其对人体生理活动的影响是大致相同的，因而忧和悲同属肺志。悲忧情志以肺气为物质基础，人在心肺气虚时，对外来的非良性刺激的耐受性往往降低，而易于产生悲伤、忧愁的心境。"悲伤肺"，过度的悲忧，又可以耗伤肺气，表现为胸闷不舒、叹息、意志消沉、少气懒言、倦怠乏力等。

(4) 思为脾之志

思虑等心理活动有赖于脾化生的营血。因此，脾气虚弱时，营血不足，则不耐思虑，思维迟钝。另一方面，思虑太过，尤其是相思不解，容易伤及脾胃，导致消化吸收输布功能障碍，常常出现不思饮食、脘腹胀闷等症状，故曰"思伤脾"。

(5) 恐为肾之志

恐志活动以肾中精气为基础。肾中精气充盛，封藏有度，人在受到外界刺激时，一般可表现为虽恐不甚，且能自我调节。若肾中精气虚衰，封藏失司，稍遇刺激，就会出现畏惧不安，甚者惶惶不可终日，寝食俱废。"恐伤肾"，长时恐惧，或卒恐大恐，亦可伤肾，致肾气不固，出现二便失禁、滑精、骨软痿厥等病症。

2. 情志与气血的关系

脏腑的生理活动必须以气血为物质基础，而情志是脏腑生理活动的反应，故人的情志活动与气血的关系也非常密切。生理上，情志活动需要气的振奋，血的濡养。病理上可出现两种情况：①脏腑气血失调，则会影响情志活动，而出现异常的情感变化，如"血有余则怒，不足则恐"《素问·调经论》），"心气虚则悲，实则笑不休"《灵枢·本神》）。②情志异常亦可影响气血的正常运行，导致气机紊乱，血行障碍。如《素问·生气通天论》载："大怒则形气绝，而血菀于上，使人薄厥。"

 目标检测

一、选择题

(一) 单项选择题

1. 五脏的生理特点是（　　）

    A. 传化物而不藏，实而不能满　　　　B. 藏精气而不泻，满而不能实

C.藏精气而不泻,实而不能满　　D.传化物而不藏,满而不能实
　　E.虚实交替,藏而不泻
2. 心在志为（　　）
　　A.怒　　　　B.思　　　　C.恐　　　　D.悲　　　　E.喜
3. 肺主一身之气,主要取决于（　　）
　　A.生成宗气　　　　　　　　B.调节气机
　　C.宣发卫气　　　　　　　　D.肺的呼吸功能
　　E.肺主肃降
4. 肺的门户是（　　）
　　A.鼻　　　　B.腠理　　　C.喉　　　　D.汗孔　　　E.皮毛
5. 宣发卫气的脏是（　　）
　　A.脾　　　　B.肝　　　　C.肾　　　　D.心　　　　E.肺
6. 称为"后天之本"的脏是（　　）
　　A.心　　　　B.脾　　　　C.肾　　　　D.肝　　　　E.肺
7. 五脏中主升清的脏主要是指（　　）
　　A.肝　　　　B.肺　　　　C.脾　　　　D.心　　　　E.肾
8. 具有"喜燥恶湿"特性的脏是（　　）
　　A.肝　　　　B.心　　　　C.脾　　　　D.肺　　　　E.肾
9. 有"刚脏"之称的脏是（　　）
　　A.肺　　　　B.脾　　　　C.肾　　　　D.肝　　　　E.心
10. 具有促进脾升胃降功能的脏器是（　　）
　　A.肺　　　　B.脾　　　　C.肝　　　　D.肾　　　　E.小肠
11. "筋之余"是指（　　）
　　A.发　　　　B.齿　　　　C.爪　　　　D.脉　　　　E.骨
12. 两目干涩,视物不清,主要责之于（　　）
　　A.肝火上炎　B.肝血不足　C.肝经风热　D.肝风内动　E.肝气上逆
13. 被称为"五脏阴阳之本"的脏是（　　）
　　A.心　　　　B.肾　　　　C.肺　　　　D.肝　　　　E.脾
14. "气之根"是指（　　）
　　A.心　　　　B.肝　　　　C.脾　　　　D.肺　　　　E.肾
15. 具有主决断功能的腑是（　　）
　　A.胆　　　　B.胃　　　　C.小肠　　　D.大肠　　　E.膀胱
16. 下列不属于奇恒之腑的是（　　）
　　A.脑　　　　B.髓　　　　C.筋　　　　D.脉　　　　E.胆
17. "生痰之源"是指（　　）
　　A.肾　　　　B.胃　　　　C.脾　　　　D.肺　　　　E.三焦
18. 成人牙齿松动,过早脱落的根本原因在于（　　）
　　A.肾阳虚衰　B.肾阴亏乏　C.命门虚寒　D.肾精亏损　E.肾气不固
19. 下列哪项属于肾阳虚的症状（　　）

A.脉无力而迟缓　B.午后潮热　　C.心烦不安　　D.舌干红　　E.阳事易兴

20."水脏"是指(　　)

A.肾　　　　B.脾　　　　C.肺　　　　D.膀胱　　　　E.三焦

(二)多项选择题

21.下列属于心的生理功能是(　　)

A.推动血行　　B.调节情志　　C.宣散卫气　　D.藏神　　E.朝百脉

22.肺的主要生理功能是(　　)

A.主宣发与肃降　B.主气　　C.主治节　　D.主通调水道　　E.主皮毛

23.肺气的宣发主要表现在(　　)

A.呼出浊气　　B.宣散卫气　　C.布散津液　　D.将水液下输肾和膀胱

E.生成宗气

24.肺的肃降主要表现在(　　)

A.吸入自然界清气　　　　B.排出汗液

C.肃清肺和呼吸道的异物　D.将津液和水谷精微向下布散

E.调节腠理开合

25.和呼吸运动关系密切的脏是(　　)

A.心　　　　B.肝　　　　C.脾　　　　D.肺　　　　E.肾

26.脾的生理功能有(　　)

A.运化水谷　　B.运化水液　　C.升清　　D.升举内脏　　E.统血

27.肝的藏血功能表现在(　　)

A.贮藏血液　　B.调节血量　　C.推动血行　　D.固摄血液　　E.肝为血海

28.肝主疏泄的功能可体现于下列哪些方面(　　)

A.调畅气机　　　　　　B.调畅情志

C.促进脾胃消化　　　　D.促进血液的运行

E.促进津液的运行和输布

29.肾的主要生理功能是(　　)

A.藏精　　　B.主水　　　C.主纳气　　　D.主骨　　　E.生髓

30.小肠的主要生理功能是(　　)

A.受盛　　　B.化物　　　C.泌别清浊　　D.传化糟粕　　E.通调水道

二、问答题

1.人体的内脏可分为几类？各有哪些脏器？

2.肺主宣发体现在哪几方面？

3.为什么说脾为"气血生化之源"？

4.肝主疏泄的生理功能主要体现在哪些方面？

5."脾气主升"体现在哪两方面？试述其生理意义。

6.如何理解心主血脉？

7.如何理解肺为娇脏？

8.如何理解脾喜燥而恶湿？

9.简述五脏与形体官窍的联系。

10. 简述肾主水功能的具体作用。
11. 简述肝藏血的生理意义。
12. 胃气的涵义是什么？
13. 试述肾与骨、齿、髓、脑的关系。
14. 小肠的功能失调为何出现二便异常？
15. 试述心与肾的关系。

第四章 精气血津液

学习目标

【学习目的】 通过精气血津液的学习,进一步掌握脏腑和气血津液的关系,同时也为后续章节及课程的学习奠定基础。

【知识要求】 掌握精、气、血、津液的概念、生成、分类、运行和生理功能;熟悉精、气、血、津液的相互关系;了解精、气、血、津液的常见病理变化。

【能力要求】 能运用精气血津液理论正确分析相关的人体生命现象。

精、气、血、津液,都是构成人体和维持人体生命活动的基本物质。精是人体内最精专的精微物质;气是一种活力很强、运行不息且无形可见的极细微物质;血是循行于脉中的具有丰富营养的红色液态样物质;津液是人体内一切正常水液的总称。

精、气、血、津液,都是人体脏腑、经络、形体、官窍进行生理活动的物质基础,而精、气、血、津液的生成和代谢,又依赖于脏腑、经络等组织器官的正常生理活动。因此,无论是在生理还是在病理方面,精、气、血、津液和脏腑、经络等组织器官都有着十分密切的关系。

精气血津液学说是研究人体精、气、血、津液的生成、运行及其生理功能的学说。精气血津液学说是中医学理论体系的重要组成部分,它从整体角度来研究构成人体和维持人体生命活动的基本物质,着重揭示人体脏腑、经络、形体等组织器官生理活动和病理变化的物质基础。

第一节 精

一、精的基本概念

精是人体内最纯净专一的精微物质,多呈浓稠液态。精藏于五脏,流布全身。精有广义和狭义之分。广义的精,泛指构成人体和维持人体生命活动的精微物质,如人体的气、血、津液以及从饮食物中吸收的水谷精微等,都属于"精"的范畴。狭义的精,是指肾中所藏的具有生殖功能的精微物质,即生殖之精。禀受于父母的生殖之精,又称先天之精。来源于饮食的精微物质,称水谷之精;水谷之精贮藏充养于五脏,并代谢气化为新的精微物质,则称之为脏腑之精,二者并称后天之精。总之,精是人体生命的本原,是构成人体和维持人体生命活动的最基本物质之一。

二、精的生成

从精的生成来源而言,精有先天之精和后天之精之分。先天之精禀受于父母,与生俱来,是构成胚胎的原始物质。故先天之精又称生殖之精，藏于肾中。

后天之精来源于水谷，又称"水谷之精"。通过脾胃的运化及脏腑的生理活动所化生的水谷之精微，输布到五脏六腑，而成为五脏六腑之精，其盈者藏于肾中。藏于肾中的先天之精和后天之精融合为一体，则成为肾精。

人体之精的来源，以先天之精为本，并得到后天之精的不断充养，而且先后天之精相互促进，相互资生，如此人体之精才能逐渐充盛。故说："先天生后天，后天养先天。"无论是先天之精或是后天之精的匮乏，均能产生精虚不足的病理变化。

三、精的贮藏与施泄

1. 精的贮藏

人体之精分藏于五脏，但主要藏于肾中。先天之精在胎儿时期就贮藏于肾，是肾精的主体成分。而在胎儿发育和各脏腑组织官窍的生成过程中，先天之精也有部分分藏于其他脏腑中。后天之精来源于水谷，由脾胃化生的精微物质，经脾气的转输作用源源不断地输送到各个脏腑组织，化为脏腑之精，在供给脏腑生理活动需要的同时，又将其剩余部分输送于肾中贮藏，以充养肾藏的先天之精。《素问·上古天真论》说："肾者主水，受五脏六腑之精而藏之。"在其所藏先天之精的基础上，经过后天之精的不断充养，肾所藏的精逐渐充盛起来。因此，五脏皆藏寓先天之精和后天之精，但有成分比例的不同。各脏所藏之精，是其功能活动的物质支撑。由于先天之精主要藏于肾，并在后天之精的资助下化为生殖之精以繁衍生命，因而称肾为"先天之本"。肾的藏精功能主要依赖肾气的封藏作用。肾精化生肾气，肾气的封藏作用使精藏肾中而不妄泄，保证肾精发挥其各种生理功能。故《素问·六节藏象论》说："肾者主蛰，封藏之本，精之处也。"若肾气虚亏，封藏失职，可造成失精的病理变化。

2. 精的施泄

一般说来，精的施泄有两种形式：一是分藏于全身各个脏腑之中，濡养脏腑，并化气以推动和调控各脏腑的机能。二是化为生殖之精而有度的排泄以繁衍生命。

精是维持人体生命活动的最基本物质，先天之精藏于肾，在后天水谷之精的资助下合化为肾精，是肾脏各种功能的根本所在。后天之精在脾气的转输作用下分布到各脏腑，成为脏腑之精。各脏腑之精与其各脏的血、津液等物质相互化生，以多种形式来促进脏腑生理功能的发挥。因此，脏腑形体官窍的荣枯都依赖精的濡养滋润。精不仅以精华物质的本身充养到各脏腑，成为各脏腑功能活动的物质基础，而且肾中先天之精通过化生元气这一生理活动形式，以三焦为通道，布散到全身各脏腑，推动和激发各脏腑的功能活动，为人体生命活动的原动力。因此，精布散于全身，不仅作为构成人体的基本物质，而且是人体各脏腑生理活动所不可缺少的精华物质。各脏之精虚少则难以支撑其自身的生理机能，而肾精亏虚则可能影响全身脏腑组织的生理活动。

生殖之精，由先天之精在后天水谷之精的资助下化生。女子"二七"、男子"二八"之时，若先天之精无缺陷，后天之精能资养，肾中所藏之精充盛，肾气充沛，天癸则按时而至。肾在天癸的促发作用下，可化为生殖之精以施泄。如《素问·上古天真论》说：男子"二八，肾气盛，天癸至，精气溢泻，阴阳和，故能有子。"生殖之精的化生与施泄有度，还与肾气封藏、肝气疏泄以及脾气的运化作用密切相关。

四、精的功能

精是人体生命的基础,又能促进人体的生长、发育与生殖,还具有濡养、化血、化气、化神等功能,同时在抗御外邪,养生防病、延年益寿方面也起着重要作用。

(一)生殖繁衍

由先天之精与后天之精合化而生成的生殖之精,具有繁衍生命的作用。《灵枢·决气》载:"两精相搏,合而成形,常先身生,是为精"。明确指出了精是构成人体胚胎的原始物质。

(二)促进生长发育

人出生后,赖阴精充养,才能维护正常的生长发育。随着肾中精气的盛衰变化,人则从幼年、青年、壮年而步入老年,呈现出生、长、壮、老、已的生命规律。如果肾精不足,人体的生长发育就会迟缓或障碍,这是临床上补肾以治疗生长发育障碍和防治早衰的理论依据。

(三)濡润脏腑

饮食入胃,经脾胃消化吸收转化为水谷精微,不断地输布到五脏六腑等全身各组织器官之中,起着滋养人体和维持人体正常生理活动的作用,其剩余部分则藏于肾,储以备用。如果先天之精与后天之精不足,则脏腑失养,人体就会呈现虚弱状态,抗病力弱而引发疾病。

(四)生髓、充脑、养骨、化血

精生髓,精足则脑海充盈,骨骼得养。反之,肾精不足,则脑海空虚,骨骼失养。精也可以转化为血,是血液生成的来源之一。故精足则血旺,精亏则血虚。

(五)化神

精能化神,是指精是神化生的物质基础。《灵枢·平人绝谷》载:"神者,水谷之精气也。"精与神的关系,体现了物质与功能的关系。因此,"精气不散,神守不分"(《素问·遗篇·刺法论》)。只有积精,才能全神,这是生命存在的根本保证。反之,精亏则神疲,精亡则神散。

第二节 气

中医学的气学说,是研究人体之气的概念、生成、分布、功能及其与脏腑、精、血、津液之间关系的系统理论。中医学的气概念与古代哲学中的气概念,既有联系,又有区别,前者是医学科学中的物质概念,后者是标示世界本原的物质存在的抽象概念。

一、气的基本概念

气是人体内一种活力很强、不断运动的、肉眼看不见的极细微物质,是构成人体和维持人体生命活动的基本物质之一。

(一)气是构成人体的最基本物质

气一元论认为,气是构成世界万物的本原,即气是一种至精至微的物质,是构成自然万物的原始材料。人也是大自然的产物,是宇宙万物的一个组成部分,所以,《素问·宝命全形论》指出:"人以天地之气生,四时之法成""天地合气,命之曰人"。人和自然万物一样,其形体构成也是以气为物质基础的。

(二)气是维持人体生命活动的最基本物质

人生存于自然界中,人的生长、发育和各种生命活动都需要与周围环境进行物质和能量的交换。如需要从自然界中摄取饮食水谷(水谷之气);从自然界中吸取氧气(呼吸之气)等。这些自然之气被摄入人体,经过代谢能够发挥各种生理功能,维持人的生命活动。所以,气是构成人体和维持人体生命活动的最基本物质。

二、气的生成

(一)气的来源

气的来源主要有三个方面:①来源于父母的先天之精气;②来源于饮食物中的营养物质,即水谷之精气,简称"谷气";③来源于自然界中的清气。先天之精气,因其先身而生,禀受于父母的生殖之精而得名,它是构成胚胎的原始物质。水谷之精气和自然界清气都是人出生以后,从后天获得的,故合称为"后天之精气",它是人类赖以生存的物质条件。

(二)气的生成

气的生成,有赖于全身各个脏腑的综合协调作用,其中与肾、脾胃和肺的生理功能尤为密切相关,通过肾、脾胃、肺等脏腑的共同作用,将先天之精气、水谷之精气和自然界清气三者结合而生成人体之气。

1. 肾为生气之根

肾主藏精,肾精包括先天之精和后天之精。肾精是化生元气的物质基础,"精化为气,元气由精而化也"(《类经》)。元气是人体之气的根本,因而肾藏精的生理功能对于气的生成至关重要。肾精充足,元气充沛,则人体之气的生化泉源不竭。

2. 脾胃为生气之源

脾司运化,胃主受纳,二者纳运结合,将饮食水谷中的营养物质化生为水谷精气。脾气升转,将水谷之精气上输心肺,布散全身脏腑经络,成为人体之气的主要来源。所以《灵枢·营卫生会》载:"人受气于谷。"若脾胃受纳腐熟及运化转输功能失常,则不能消化吸收饮食水谷之精微,水谷之气的来源匮乏,必然影响一身之气的生成。

3. 肺为生气之主

肺主气,司呼吸,为体内外气体交换的场所,肺在气的生成过程中占有重要地位。肺主呼吸之气,通过吸清呼浊,将自然界的清气源源不断地吸入人体内,同时不断地呼出浊气,保证了体内之气的生成及代谢。

(三)气生成的基本条件

气生成的基本条件主要有两个方面:①物质来源充足,即先天精气、水谷精气和自然界清气的供应充足。②脏腑生理功能正常,尤其是肾、脾胃、肺等脏腑的生理功能正常,人体的气才能充足旺盛;若肾、脾胃、肺等脏腑的生理功能失常,则影响气的生成,或影响气的生理效应,形成气虚等病理变化。

三、气的运动与气化

人体的气,是不断运动着的精微物质,它流行全身,无处不到,内至五脏六腑,外达筋骨皮毛,正是由于气的不断运动变化,才产生了人体的各种生理活动。

(一)气的运动

1. 气的运动形式

气的运动,称为气机。气的运动形式,可以归纳为升、降、出、入四种基本形式。所谓升,是指气自下而上的运行;降,是指气自上而下的运行;出,是指气由内向外的运行;入,是指气自外向内的运行。例如呼吸,呼出浊气是出,吸入清气是入。而呼气是由肺向上经喉、鼻而排出体外,既是出,又是升;吸气是气流向下经鼻、喉而内入肺脏,既是入,也是降。气的升降出入之间是相互协调,相互为用的。

2. 脏腑气机的特点

气的升降出入运动,只有通过脏腑经络的生理活动,才能具体体现出来。人体的脏腑、经络、形体、官窍,都是气升降出入的场所。

脏腑之气机,体现了脏腑生理活动的特性,也表现了脏腑之气运动的不同趋势。一般来说,五脏贮藏精气宜升,六腑传导化物宜降。以五脏而分述之,心肺位置在上,在上者宜降;肝肾位置在下,在下者宜升;脾胃位置居中,通连上下,为升降转输的枢纽。以六腑而总论之,六腑传化物而不藏,以通为用,以降为顺。其在饮食水谷的消化排泄过程中,也有着吸取水谷精微和津液,参与全身代谢的作用,如胆之疏泄胆汁,胃之腐熟水谷,小肠之泌别清浊,大肠之主津液。总体是降,降中寓升。以脏腑之间关系而言,如肺主出气、肾主纳气,肝主升发、肺主肃降,脾主升清、胃主降浊以及心肾相交等等,都说明了脏与脏、脏与腑之间处于升降的统一体中。而以某一脏腑而言,其本身也是升与降的统一体,如肺的宣发肃降、小肠的分清别浊等等。总之,脏腑之气的升降运动,在生理状态下,体现了升已而降,降已而升,升中有降,降中有升的特点。

3. 气机失调

气的升降出入运动协调平衡,称之为"气机调畅",若气的运动出现异常变化,升降出入之间失去协调平衡时,概称为"气机失调"。气机失调有多种表现,如气的运行受阻而不畅通时,称作"气机不畅";受阻较甚,局部阻滞不通时,称作"气滞";气的上升太过或下降不及,称作"气逆";气的上升不及或下降太过,称作"气陷";气的外出太过而不能内守,称作"气脱";气不能外达而郁结闭塞于内,称作"气闭"等。掌握这些运动失常的状态和机理,将有利于确立多种气机失调病变的治疗原则。

(二)气化

1. 气化的概念

所谓气化,是指通过气的运动而产生的各种变化。具体地说,气化是指由气的运动而引起的体内物质新陈代谢的各种变化,包括物质与物质之间的转化,能量与能量之间的转化,物质与能量之间的转化。气化是生命最基本的特征之一。

2. 气化的形式

气化的形式多种多样。如饮食水谷转化为水谷精微,化生成精、气、血、津液;津液经过代谢转化成汗液和尿液;饮食物经过消化和吸收后,其残渣转化成糟粕等;血的化生以及化气生神;精血互生;津血互化;气生血、化精、生神,这都是气化的具体表现。概言之,体内物质的新陈代谢过程、物质转化及能量转化的过程,都是气化的基本形式。正如《素问·阴阳应象大论》

所载:"味归形,形归气;气归精,精归化;精食气,形食味;化生精,气生形……精化为气。"

气化过程的激发和维系,离不开脏腑的功能活动。气化过程的有序进行,是脏腑生理功能协调互用的结果。如果脏腑功能活动障碍,气化失常,则可影响精、气、血、津液的新陈代谢及其相互转化,导致各种精微物质的生成不足及代谢异常的病变。

(三)气机与气化的关系

气的运动在人体生命活动中普遍存在,气的升降出入运动协调平衡,是气化赖以进行的前提与条件,气运动不止,气化也始终存在。从另一方面说,气化过程中又寓有气的升降出入运动,气的各种运动形式正是在气化过程中得以体现。《素问·天元纪大论》载:"物生谓之化,物极谓之变。"气机与气化的关系,既有因果关系,又有互寓关系,分之为二,合之为一,二者不间断地存在于人体生命活动的始终。如果气的运动障碍,则可导致气化失常;气的运动和气化过程停止,则人体生命活动也就结束。

四、气的功能

气的生理功能主要有以下五个方面。

(一)推动作用

气的推动作用,是指气对人体的生长发育,各脏腑、经络等组织器官的生理活动,以及血的生成、运行,津液的生成、输布、排泄等,均起着推动和激发作用。

1. 激发和促进人体的生长发育及各脏腑经络的生理功能

人体的生长发育要依靠气的推动作用。如元气能够促进人体的生长、发育、生殖机能。如果元气不足,推动和激发力量减弱,就会导致人体的生长发育迟缓、生殖机能衰退,出现早衰。

气能激发和促进各脏腑、经络等组织器官的生理功能。如水谷精微的运化赖于脾胃之气的推动;元气能激发和促进五脏六腑的生理功能;宗气能激发推动心肺的生理功能等。

2. 推动血液、津液的生成与运行

营气是血液生成主要物质之一,脾胃之气是津液生成的动力;血和津液的生成都是气化作用的结果。血和津液都是液态物质,必须依赖气的推动才能运行输布全身,正所谓"气能行血""气能行津"。

总之,气的推动作用一方面表现在气能推动和激发人体的生长发育和所有脏腑经络进行正常的生理活动,另一方面表现在气以自身的运动来推动血和津液等有形物质的代谢,说明了气的推动作用是人体生命活动的基本保证。

(二)温煦作用

气的温煦作用,是指气可以通过气化产生热量,对机体有温煦作用。《难经·二十二难》载:"气主煦之。"

1. 温煦脏腑组织,维持人体体温

气能温煦各脏腑、经络、形体、官窍,使之维持正常的生理活动,维持人体相对恒定的体温。如卫气能温养肌肤、脏腑。

2. 温煦精血津液

气的温运作用,能使精、血、津液正常循行和输布,即所谓"得温而行,得寒而凝"。

若阳气不足,产热过少,则可见虚寒性病变,表现为畏寒喜暖,四肢不温,脏腑生理活动减弱等,故《诸病源候论·冷气候》指出:"夫脏气虚,则内生寒也。"

(三)防御作用

气的防御作用是指气有护卫肌表,抗御邪气的功能。气的防御作用与疾病的发生、发展和转归有着密切的关系。气的防御作用主要表现为以下几方面。

1. 护卫肌表,抵御外邪

皮肤是机体的藩篱,具有屏障作用。卫气达于肌肤皮毛,能发挥护卫肌表,抵御外邪入侵,防止疾病发生的作用。气的防御功能正常,邪气不易侵入。

2. 正邪斗争,驱邪外出

邪气侵入机体后,正气奋起与之抗争,驱邪外出。虽有邪气侵入,也不易发病或发病轻微,不治而愈或易于治愈。

3. 自我修复,恢复健康

疾病后期,邪气已微,正气来复,重新恢复机体阴阳平衡,则病愈而康复。

(四)固摄作用

固摄作用,是指气对于体内精、血、津液等液态物质具有固护、统摄,防止其无故流失的功能。具体来说,气的固摄作用表现为:统摄血液,使其在脉中正常运行,防止其逸出脉外;固摄汗液、尿液、唾液、胃液、肠液,控制其分泌量、排泄量,防止其过多排出及无故流失;固摄精液,使之不因妄动而遗泄等。

若气的固摄作用减弱,则有可能导致体内液态物质的大量丢失。例如,气不摄血,可以引起各种出血;气不摄津,可以引起自汗、多尿、小便失禁、流涎、呕吐清水、泄泻滑脱等等;气不固精,可以引起遗精、滑精、早泄等病症。

气的固摄作用和推动作用是相辅相成的两个方面,二者相互协调,控制和调节着体内液态物质的正常运行、分布和排泄,这是维持人体的血液循环和水液代谢的重要环节。

(五)中介作用

人体内部各个脏腑组织器官都是相对独立的,但是在它们之间充满着气这一物质。气充斥于人体各个脏腑组织器官之间,成为它们之间相互联系的中介。

人体之气的中介作用,主要是指气能感应传导信息以维系机体的整体联系。气是感应传递信息之载体。人体内各种生命信息,都可以通过在体内升降出入运行的气来感应和传递,从而构建了人体各个部位之间的密切联系。外在信息感应和传递于内脏,内脏的各种信息反映于体表,以及内脏各种信息的相互传递,皆以人体内无形之气作为信息的载体来感应和传导。例如脏腑精气盛衰可以通过气的负载和传导而反映于体表相应的组织器官;内部脏腑之间可以通过经络或三焦等通道,以气为载体传递信息,加强联系,维护协调。再如,针灸、按摩或其他外治方法等刺激和信息,也是通过气的感应运载而传导于内脏,达到调节机体生理活动的目的。因此,气是生命信息的载体,是脏腑形体官窍之间相互联系的中介。

气的生理功能与气具有活力很强、不断运动的生理特性密切相关。气是人体的基本精微物质,气的几个生理功能之间可分不可离,互相为用,密切配合,维持了人体正常的生理状态。

五、气的分类

人体之气,根据其生成来源、分布部位及功能特点的不同,分为元气、宗气、营气、卫气和脏腑之气、经络之气等。这里只介绍元气、宗气、卫气、营气。

(一)元气

元气,又名原气、真气、真元之气。元气是生命的本始之气,在胚胎中已经形成,是构成人体和维持人体生命活动的原始物质,是人体最基本、最重要的一种气,是人体生命活动的原动力。

1. 生成

元气由肾中精气所化生,受后天水谷精微的培养。元气根于肾,从胚胎时开始,禀受于父母的先天之精气,不断化生元气,布散全身。化生元气的过程中,肾精不断被消耗,必须依赖脾胃运化的水谷精微的不断滋养和补充。所以,元气的盛衰与先天禀赋有关,但后天的饮食、锻炼、精神、劳作和疾病因素等也可改变其强弱。

2. 分布

《难经·六十六难》载:"三焦者,原气之别使也。"元气以三焦为通道布散全身,内至五脏六腑,外达肌肤腠理,无处不到。

3. 功能

元气的功能主要有两个方面:①推动人体的生长发育。人体的生、长、壮、老、已,与元气的盛衰密切相关。元气充沛,则人体生长发育正常;元气不足,则人体生长发育迟缓或早衰。②温煦和激发各脏腑经络等组织器官的生理功能。元气充沛,各脏腑经络等组织器官的功能就旺盛;元气不足,则各脏腑经络等组织器官的功能就低下。

(二)宗气

宗气是由水谷精气和自然界清气结合聚于胸中之气。宗气在胸中积聚之处,称为"膻中",也称"上气海",故有"膻中为气海"之说。用手轻触位于左乳下的"虚里穴"(相当于心尖搏动处),根据虚里搏动的力度,可以诊察宗气的盛衰。

1. 生成

宗气是由肺吸入自然界的清气和脾胃运化的水谷精微相互结合而成。脾胃运化的水谷精微,经脾的升清作用上输于肺,与肺吸入的自然界清气在胸中相结合化生为宗气。

2. 分布

《灵枢·邪客》载:"宗气积于胸中,出于喉咙,以贯心脉,而行呼吸焉。"宗气聚于胸中,向上出于咽喉,向内贯注心脉,向下注于丹田(下气海),并注入足阳明胃经之气街而下行于足。

3. 功能

宗气的功能主要有两个方面:①走息道司呼吸。上出咽喉的宗气,有促进肺呼吸运动的作用,并且与语言和声音的强弱有关。②贯心脉行气血。宗气能贯注心脉,促进心脏推动血液运行,心脏搏动的力量和节律均与宗气的盛衰有关。若宗气不足,则脉中气血运行无力,可引起血脉凝滞的病变。

由于宗气对呼吸运动及血液循行都有推动作用,因而可以影响到人体的多种生理活动,凡气血运行、肢体寒温和活动、视听等感觉、言语声音及脉搏强弱节律等,都与宗气盛衰有关。《读医随笔·气血精神论》说:"宗气者,动气也。凡呼吸、语言、声音,以及肢体运动,筋力强弱者,宗气之功用也。"

另外,宗气作为后天生成之气,对先天元气有重要的资助作用。藉三焦为通道,元气自下而上运行，散布于胸中，以助后天之宗气；宗气自上而下分布，蓄积于脐下丹田，以资先天元气。先天与后天之气相合，则成一身之气。由于禀受于父母的先天之精的量是有限的，其化生的元气也是一定的，因而一身之气的盛衰，主要取决于宗气的生成，而宗气的生成，又取决于脾、肺两脏的功能是否正常及饮食营养是否充足。因此，一身之气的不足，即所谓气虚，在先天主要责之肾，在后天主要责之脾肺。

(三) 营气

营气，又称荣气，是行于脉中且富有营养作用的气。营气与卫气相对而言属阴，所以又称"营阴"。营气与血液同行脉中，具有营养作用，与血可分而不可离，故常"营血"并称。

1. 生成

营气由水谷精微中精纯部分所化生。在脾胃的作用下，饮食水谷化生为精微，并由脾转输至上焦，进入脉中，成为营气。

2. 分布

营气行于脉中。营气出于中焦，经肺进入脉中，在心气推动下，流行全身，上下内外，无处不到。

3. 功能

营气的功能主要有两方面：①营养全身。营气循脉流注全身，滋养五脏六腑、五体官窍。营气是机体生理活动所必需的营养物质。②化生血液。营气也是化生血液的主要物质。营气与津液相合，注入脉中，化为血液，运行脉内。

(四) 卫气

卫气与营气相对而言属阳，故又称"卫阳"。卫气是行于脉外，具有保卫作用的气。

1. 生成

卫气也是由水谷精微所化生，是水谷精微中慓疾滑利的部分。脾胃运化的水谷精微输至上焦，布散到经脉之外，成为卫气。

2. 分布

卫气行于脉外。其性"慓疾滑利"，活力甚强，运动迅速。卫气在肺的宣发作用下，循行于脉外，不受脉道的约束，外至皮肤肌腠，内至五脏六腑，布散全身。

3. 功能

《灵枢·本藏》载："卫气者，所以温分肉，充皮肤，肥腠理，司开阖者也；……卫气和则分肉解利，皮肤调柔，腠理致密矣。"卫气的功能主要有三方面：①防御作用。卫气既有抵御外邪入侵的作用，又有驱邪外出的作用。卫气布散肌肤、腠理，护卫肌表，从而构成一道防御外邪入侵的防线，抵抗外来的邪气，使之不能入侵人体。若卫气充盛，肌表坚固，抵御外邪能力强，不易感受外邪；若卫气虚弱，肌表不固，抵御外邪能力弱，则常常易于感受外邪而发病。②温养机体。卫气充沛于全身，内至脏腑，外达肌肤，对脏腑、肌肉、皮毛发挥温养作用，从而维持脏腑组织进行生理活动所适宜的温度，并可使肌肉充实，皮肤滑润。③控制汗孔开阖。卫气能控制汗孔的开阖，调节汗液的排泄，以维持体温恒定和水液代谢平衡。卫气的这一调控作用，是气的固摄作用和推动作用相互协调的具体体现。腠理开阖有度，则汗液排泄正常，机体体温维持相对恒定，从而保证了机体内外环境的协调平衡。若卫气虚弱，则调控腠理功能失职，出现无汗、多汗或自汗等病理现象。

营气与卫气,既有相同之处,又有不同之处。二者都以水谷精气为主要的物质来源,但在性质、分布和功能上,又有一定的区别。营气性质精专,富有营养,卫气性质慓疾滑利,易于流行;营气行于脉中,卫气行于脉外;营气有化生血液和营养全身的功能,卫气有防卫、温养和调控腠理功能;营主内守属阴,卫主卫外属阳(表4-1)。

表 4-1　营气与卫气比较

种类	相同点	不同点			
		性质	分布	功能	属性
营气	生于水谷	精纯柔和	行于脉内	化生血液营养全身	内守属阴
卫气	源于脾胃	慓疾滑利	行于脉外	温养脏腑护卫肌表	卫外属阳

第三节　血

一、血的基本概念

血即血液,是循行于脉中而富有营养的红色液态物质,是构成人体和维持人体生命活动的基本物质之一。

血液循脉运行周身,内至脏腑,外达肢节,周而复始,为脏腑、经络、形体、官窍的生理活动提供营养物质,维持着人体的正常生命活动。

脉是血液循行的管道,具有防止血液逸出的功能,血循行于脉中而流行于全身,发挥其营养和滋润全身的生理效应,故有"血府"之称。如因某种因素的作用,血液不能在脉管中循行而逸出脉外时,即是"出血",又可称为"离经之血"。离经之血积于体内,久不消散,则成为"瘀血"。瘀血不仅失去了血液的正常生理功能,而且成为病理产物性病因。

二、血的生成

(一)血液生成的物质基础

水谷精微和肾精是血液化生的物质基础。《灵枢·决气》载:"中焦受气取汁,变化而赤,是谓血。"这里所受的"气",主要是指水谷中的精专之气,即营气;这里所取的"汁",即津液,营气和津液皆是水谷之精微。另外,肾中所藏之精也是生血的物质基础,"血即精之属也"(《景岳全书》)。因此,血液以水谷之精化生的营气、津液以及肾精为其化生之源。

(二)血液生成的过程

1. 水谷精微化血

营气和津液,都来源于经脾和胃的消化吸收而生成的水谷精微。水谷精微在脾的散精作用下,上输于肺,并与肺吸入的自然界清气相结合,通过心肺的"化赤"作用注之于脉,化而为血。故《灵枢·营卫生会》载:"中焦亦并胃中,出上焦之后,此所受气者,泌糟粕,蒸津液,化其精微,上注于肺脉,乃化而为血。"

(1) 营气化血

营气是血液的组成部分。营气经脾的转输,上输心肺,在肺吐故纳新之后,复注入心脉,与脉中的其他成分一起"化赤"而为血。故《灵枢·邪客》载:"营气者,泌其津液,注之于脉,化以为血……"

(2) 津液化血

津液是血液的重要组成部分。津液渗于脉中成为血液的组成成分,并维持和调节血液的浓度。《灵枢·痈疽》载:"中焦出气如雾,上注溪谷,而渗孙脉,津液和调,变化而赤为血。"

营气和津液,都是生成血液的主要物质,并且都来源于水谷精气,所以饮食营养的优劣和脾胃运化功能的强弱,直接影响着血液的化生。饮食营养的长期摄入不足,或脾胃运化功能的长期失调,均可导致血液的生成不足,而形成血虚的病理变化。

2. 肾精化血

精也是化生血液的物质基础。肾藏精,肾精能化髓,髓充于骨,骨髓为生血之器,故血生于骨髓。所以肾精化生血液,主要是通过骨髓的生血作用来实现。

综上所述,血液的化生,是以水谷精微、营气、津液、精髓等为物质基础,通过脾胃、肺心、肾、肝等脏腑的功能活动来完成的。故有脾胃为"气血生化之源"之说。肾精生髓化血,故有"血之源头在于肾"之说。心主血,运行血液。肝藏血,精血同源。故临床上常采用健脾生血、补养心血、补肾益髓、滋养肝血等方法治疗血虚证。

三、血的循行

(一)血液循行的方式

血液循环于脉中,流布于全身,环周不休,运行不息。脉为血府,脉管是一个相对密闭的管道系统,所以《灵枢·决气》认为脉管具有"壅遏营气,令无所避"的功能。血和营气在脉中循环运行。《灵枢·营卫生会》载:"营在脉中,卫在脉外,营周不休,五十而大会,阴阳相贯,如环无端。"《素问·经脉别论》载:"食气入胃,散精于肝……,食气入胃,浊气归心,淫精于脉,脉气流经,经气归于肺,肺朝百脉,输精于皮毛,毛脉合精,行气于府,府精神明,留于四藏,气归于权衡。"此论述说明水谷精微经脾胃吸收之后,入于脉中,散精于肝,归于心脉,然后到达全身,内而五脏六腑,外而皮毛筋骨。

(二)血液循行的基本条件

血液的正常运行,必须具备三个条件:①血液要充盈;②脉管系统的完整和通畅;③全身脏腑的生理功能正常,尤以心、肺、肝、脾四脏的功能最为重要。

1. 心主血脉

心主血脉,心动则血行。心气是推动脉中血液循环的基本动力。心气充足与否在血液循行中起着主导作用。

2. 肺朝百脉

肺朝百脉,即循行于周身的血脉皆汇聚于肺。肺气宣发与肃降,调节全身的气机,随着气的升降而推动血液运行至全身。尤其是宗气贯心脉而行血气的功能,更突出了肺气在血行中的推动和促进作用。

3. 肝主疏泄与藏血

肝主疏泄，调畅气机，是保证血行通畅的一个重要环节。肝有贮藏血液和调节血量的功能，可以根据人体各个部位的生理需要，在肝气疏泄功能的协调下，调节脉道中循环的血量，维持血液循环及流量的平衡。同时，肝藏血的功能也可以防止血逸脉外，避免出血的发生。

4. 脾主统血

脾主统血，全身之血全赖于脾气统摄，脾气健旺则能控摄血液在脉中运行，防止血逸脉外。

由此可见，血液的正常运行需要两种力量，即推动力和固摄力。推动力是血液循环的动力，体现于心气的推动、肺助心行血及肝气的疏泄等方面；固摄力是保障血液不致外溢的因素，体现于脾统血和肝藏血两个方面。这两种力量的协调平衡维持着血液的正常循行。若气的推动不足，则可出现血液运行缓慢、滞涩，甚至瘀阻等病变。若气的固摄不足，则可导致血液外溢，出现各种出血症。

此外，脉道的通利与否，血液的寒热变化等，也是直接影响血液运行速度的重要因素。如《素问·调经论》所载："血气者，喜温而恶寒，寒则涩而不流，温则消而去之……"

四、血的功能

血的生理功能主要体现在濡养和化神两个方面。濡养，即营养滋润作用；化神，是指血是神志活动的物质基础。

(一) 营养滋润作用

血液由水谷精微所化生，在脉中循行，内至五脏六腑，外达皮肉筋骨，对全身各脏腑组织器官起着营养和滋润作用，以维持各脏腑组织器官发挥生理功能。《难经·二十二难》将血液的这一重要功能概括为"血主濡之"。血量充盈，濡养功能正常，则面色红润，肌肉壮实，皮肤和毛发润泽，感觉灵敏，运动自如。如若血量亏少，濡养功能减弱，则可能出现面色萎黄，肌肉瘦削，肌肤干涩，毛发不荣，肢体麻木或运动无力失灵等。

(二) 神志活动的物质基础

血是神志活动的物质基础，神志活动由心所主，神志活动的产生和维持是以心血为物质基础。《素问·八正神明论》载："血气者，人之神。"《灵枢·平人绝谷》载："血脉和利，精神乃居。"说明人体的精神活动必须得到血液的营养，才能产生人的精神情志活动。因此，只有血液充盈，血脉调和，才能精神充沛，神志清晰，感觉灵敏，思维敏捷。反之，血液亏耗，血行异常时，就可能导致不同程度的精神情志方面的病变，出现精神疲惫、健忘、失眠、多梦、烦躁、惊悸，甚至神志恍惚、谵妄、昏迷等。

第四节 津 液

一、津液的基本概念

津液，是机体内一切正常水液的总称。包括各脏腑组织器官的内在体液及其正常的分泌物，如胃液、肠液、涕、泪等。津液同气和血一样，也是构成人体和维持人体生命活动的基本物质之一。

津与液虽同属水液,都来源于饮食水谷,有赖于脾胃的运化功能而生成,但在性状、功能及其分布部位等方面是有所区别的。一般地说,质地较清稀、流动性较大,分布于体表皮肤、肌肉和孔窍,并能渗入血脉之中,起滋润作用的,称为津;质地较稠厚,流动性较小,灌注于骨节、脏腑、脑、髓等组织,起濡养作用的,称为液(表4-2)。

表4-2 津与液的比较表

	津	液
性状	清稀、流动性大	稠厚、流动性小
分布	散布于皮肤、肌肉、孔窍并渗入血脉	灌注于脏腑、骨节和脑髓等处
作用	滋润	濡养
属性	属阳	属阴

津和液,虽有区别,但在代谢过程中,又能相互转化;在病变过程中,也可相互影响,伤津可能引起耗液,脱液必会导致伤津,故常津液并称,不严格区分。但发生"伤津"和"脱液"的病理变化时,在临床辨证论治中,则又须区别对待。

二、津液的代谢

津液在体内的新陈代谢,是一个包括生成、输布和排泄等一系列生理活动的过程。这一过程是由众多脏腑共同参与的复杂的生理活动。《素问·经脉别论》载:"饮入于胃,游溢精气,上输于脾,脾气散精,上归于肺,通调水道,下输膀胱,水精四布,五经并行。"这段经文简要概括了津液的生成、输布和排泄的全过程。

(一)津液的生成

津液来源于饮食水谷,主要通过脾、胃、小肠、大肠等共同作用而生成。具体地说,胃主受纳,游溢精气,吸收水谷中的部分水液;小肠主液,分清别浊,吸收大量清净水液;大肠主津,在传导糟粕中吸收少量的水液。胃、小肠、大肠吸收的水液,一并上输于脾,经过脾的运化作用而生成津液。由此可见,津液充盛与否,一是与饮食水谷的摄入是否充足有关;二是与胃、小肠、大肠以及脾的生理活动有关。若水谷摄入的量不足,或脾胃等脏腑的功能活动衰退,都会导致津液的生成不足,引起津液亏虚的病理变化。

(二)津液的输布

津液在体内的输布,主要靠脾、肺、肾、肝和三焦等脏腑功能的协调配合完成的。

1. 脾气散精

脾对津液的输布,是通过脾运化水液的功能来实现的。脾一方面将津液上输于肺,再经过肺的宣发和肃降,将津液输布全身;另一方面将津液直接向四周布散至全身,即所谓"灌溉四旁"。此两方面统属于脾之"散精"功能。

2. 肺主行水

肺主行水,为水之上源。肺对津液的输布,是通过肺的宣发、肃降作用实现的。通过肺的宣发作用,将津液向身体外周体表和上部布散;在肺的肃降作用下,将津液向下、向内布散,以发挥津液的滋润濡养作用,同时,还将初步代谢后的津液向下输布于肾。

3. 肾主水

肾主水，是指肾是津液代谢的主宰和原动力。一方面肾对人体水液代谢的整个过程，起着推动和调控作用。从胃肠道吸收水液，到脾气运化水液，肺气宣降津液，肝气疏泄以利津行，三焦决渎通利水液，以至津液的排泄等，都离不开肾阳的温煦、激发和推动作用。另一方面，肾脏本身也是参与津液输布的一个重要环节。全身的水液都要通过肾的蒸腾气化，升清降浊，清者复经三焦上输于肺而布散全身，浊者化为尿液而注入膀胱。

4. 肝疏泄气机，以利水行

肝主疏泄，调畅气机，气行则水行。肝的疏泄功能正常，能促进津液的输布；肝失疏泄，气机郁结，则会影响津液的运行，使水液停滞，产生痰饮、水肿以及痰气搏结的瘿瘤、梅核气等病证。

5. 三焦决渎

《素问·灵兰秘典论》载："三焦者，决渎之官，水道出焉。"三焦是津液在体内流注布散的通道。津液通过三焦，随着气的升降出入，输布于全身而环流不息。三焦水道不利，也会影响水液代谢，而致水液停聚，引发多种病证。

总之，津液的输布依赖于肾的蒸腾气化、脾的转运输送、肺的宣发肃降、肝的疏泄调达和三焦水道的通利等，是多个脏腑生理功能密切配合、相互协调的结果，是人体生理活动的综合体现。

(三) 津液的排泄

津液的排泄，主要是通过肺、脾、肾、膀胱等脏腑的生理功能完成的。排汗、排尿是津液排泄的主要途径，此外，呼气和粪便等也会排出少量水分。

1. 排尿

尿液是津液排泄的最主要途径，故肾脏在津液排泄中的作用尤为重要。肾对津液的排泄，是通过肾的蒸腾气化功能实现的。肾的气化作用正常，则将输布于肾的津液分为清浊两部分，清者重新吸收而布散全身，浊者化为尿液，下输于膀胱贮存起来。当尿量积累到一定程度时，在肾的气化作用下排出体外。而尿液的贮存，有赖于肾气的固摄作用。由此可见，尿液的生成和排泄，均依赖于肾的蒸腾气化功能，肾在维持人体津液代谢平衡中起着至关重要的作用。若肾的气化作用失常，则可引起尿少、尿闭或尿多、尿失禁等多种津液代谢失常的病变。

膀胱具有贮尿、排尿的作用，也参与了津液的排泄。若膀胱的气化功能失常，也会引起尿少、尿闭或尿多、尿失禁等病变。

2. 排汗、呼气

汗液的排出是津液排泄的另一重要途径。肺主宣发，能将津液外输到体表皮毛，通过代谢化为汗液排出体外。若肺的宣发功能失常，则会出现汗液排泄的异常。此外，肺在呼气时也会带走部分水分，这也是水液排泄的一种途径。

3. 粪便

粪便是人体饮食水谷代谢后排出的糟粕。大肠在排出粪便时，也会排出少量残余的水分。粪便的排泄与脾胃、小肠、大肠、肝、肺、肾等都有密切关系，若这些脏腑功能失调，则会引起大便稀溏，致使体内津液大量丢失，就发生伤津或脱液等病变。

总之，津液的生成、输布、排泄过程，是由许多脏腑相互协调、密切配合完成的，其中尤以肺、脾、肾三脏的生理功能至为重要(图4-1)。诚如《景岳全书·肿胀》所载："盖水为至阴,故其本在肾;水化于气,故其标在肺;水惟畏土,故其制在脾。"若肺、脾、肾等脏腑的功能失调,则会影响津液的生成、输布和排泄,导致津液的生成不足,或损耗过多,或水液停滞,产生津液亏虚或痰饮、水肿等多种病变。

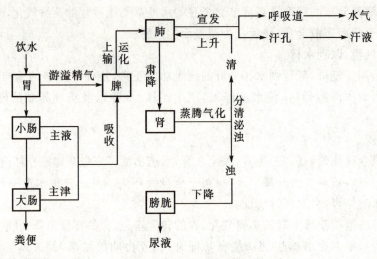

图4-1 津液代谢示意图

三、津液的功能

(一)滋润濡养

津液广泛分布于脏腑、官窍等组织器官中,具有滋润和濡养脏腑、形体官窍的作用。如布散于肌表的津液,具有润泽皮毛肌肤的作用;流注于孔窍的津液,具有滋润和保护眼、鼻、口等孔窍的作用;渗入血脉的津液,具有充养和滑利血脉的作用,也是组成血液的基本物质;渗注内脏组织器官的津液,则具有濡养和滋润各脏腑组织器官的作用;渗注关节及脑髓的津液,可滑利关节,充养和濡润骨髓、脊髓、脑髓。若津液生成不足,或各种原因耗伤太过,对机体的滋润濡养作用减弱,则会影响肌肉、皮毛、关节、孔窍、脏腑等组织器官的生理功能,出现口干咽燥、皮肤干燥、毛发干枯、大便干结、小便短少等多种津液不足的病理改变。

(二)充养血脉

津液经孙络渗入血脉之中,成为血液的重要组成成分,起着濡养和滑利血脉的作用,以保证血液环流不息。同时,津液可根据血液浓度的变化,出入脉道内外,调节血液浓度。当血液浓度增高时,津液能渗入脉中,稀释血液并补充了血流量;当机体的津液亏乏不足时,血中之津液可渗出脉外以补充津液,以致脉中的有效血量减少,血液相对变稠,易形成"津亏血燥"或"津亏血瘀"等病理变化。

(三)调节阴阳

津液与气相对而言属阴,所以津液的代谢,对调节人体阴阳平衡起着重要的作用。津液的代谢常随人体内生理状态和外界环境的变化而变化,通过这种变化来调节阴阳的动态平衡。如夏季天气炎热,人体则汗多尿少;冬季天气寒冷,人体则尿多汗少。

(四)排泄废物

津液在其代谢过程中,能将机体各部位产生的代谢废物,通过汗液和尿液等,不断地排出体外,维持机体各脏腑功能正常。若机体代谢的废物不能及时排出体外,就会蓄积起来,产生各种病理变化。

第五节 精气血津液的关系

精、气、血、津液都是构成人体和维持人体生命活动的基本物质,均有赖于脾胃化生的水谷精微生成。在生理功能上,它们之间既存在着相互依存、相互渗透、相互促进、相互转化的关系,又存在着相互制约的关系。

一、气与血的关系

(一)气为血之帅

气为血之帅,是指气对血的作用,包括气能生血、行血、摄血三方面的作用。

1. 气能生血

气能生血是指血液生成必须以气为物质基础,并通过气化来完成。血液主要由营气和津液组成,而营气和津液都来自脾胃所运化的水谷精气。从摄入的饮食物,转化成为水谷精气,从水谷精气转化成营气和津液,再从营气和津液转化成红色的血液,以及肾精化血的过程,均离不开气化。气旺则化生血液的功能增强,血液充足;气虚则化生血液的功能减弱,易导致血虚的病变。临床治疗血虚证时,常配合补气药物,就是"气能生血"理论的具体运用。

2. 气能行血

气能行血是指血液的运行依靠气的推动作用。血属阴而主静,不能自行,血之所以能在脉中循行,内至脏腑,外达皮肉筋骨,全赖于心气、肺气的推动及肝气的疏泄使气机调畅。故《血证论·阴阳水火气血论》载:"运血者,即是气。"因此,气的充盛及气机调畅,是血液得以正常运行的重要条件,即所谓"气行则血行"。若气虚或气滞,推动血行的力量减弱,则血行迟缓,流行不畅,甚则引起瘀血,称之为"气虚血瘀"或"气滞血瘀"。若气机逆乱,则血行亦随气的升降出入的逆乱而异常。血随气升则面红、目赤、头痛、甚则吐血衄血;血随气陷则脘腹坠胀、下血崩漏等。因此,临床治疗血行失常的病证时,常根据病情配合补气、行气、降气的药物,才能获得较好的治疗效果。

3. 气能摄血

气能摄血是指气能固摄血液,使之在脉中循行而不逸出脉外的作用。气对血液的固摄作用,主要体现在脾气统血的生理功能之中。脾气充足,统摄有权,则血行脉中而不致逸出脉外。若脾气亏虚,统摄作用减弱,则血不循经而逸出脉外,导致肌衄、便血、尿血、崩漏等出血病症。故治疗此类出血病证,常用健脾气以摄血的方法。另外,在临床上,发生大出血的危重病证时,用大剂补气药物以摄血,也是这一理论的具体应用。

(二)血为气之母

血为气之母,是指血是气的载体,并能给气以充分的营养。血对气的作用,包括血能载气和血能养气两方面。

1. 血能载气

由于气的活力很强，易于逸脱，所以要依附于血中，并且要依赖血液的运载才能运行全身。《血证论·吐血》载："血为气之守。"《张氏医通·诸血门》载："气不得血，则散而无统。"因此，血虚时也往往伴随气虚。而大出血的患者，更会导致气无所依附，涣散不收，浮散无根的气脱证，称为"气随血脱"。故在治疗大出血时，往往用益气固脱之法。

2. 血能养气

血液含有丰富的营养，是为气的化生和功能活动提供物质基础，能使气得到及时而恰当的补充。所以，血液充盈，则气得以充养；若血虚日久，无以养气，必然导致气虚。

二、气与精的关系

(一) 气对精的作用

1. 气可摄精

气可摄精，是指气对精具有封藏和控制以防止无故流失的作用。气摄精，实际上是肾气的封藏作用。气聚则精盈，气弱则精失，若肾气亏虚，封藏失职，则表现为早泄、滑精、遗精、生殖功能低下等。

2. 精依气生

精依气生，是指精的生成有赖于气的运动及气化功能。精有先天之精和后天之精之分，先天之精依靠于肾气的生化，后天之精依靠于脾气的运化，才能生化不止，源源不断。故《类经》载："精依气生……，元气生则元精产。"

(二) 精对气的作用

精是化生气的物质基础。《类经》载："精化为气，元气由精而化也。"精藏于肾，可化生为肾之元气，元气为诸气之本，升腾而布达全身，以促进人体的生长、发育和生殖，并推动和调节全身脏腑的功能活动。水谷之精化生营气和卫气，水谷之精和自然界清气结合生成宗气。精盈则气盛，精少则气衰，故失精之人，则每见少气不足以息。

三、气与津液的关系

气属阳，津液属阴，其属性不同，但二者都来源于脾胃运化的水谷精微，津液的生成、输布和排泄，有赖于气的推动、固摄作用和气的升降出入运动，而气在体内的存在及运动变化也离不开津液的运载和滋润。气和津液的关系具体表现在气能生津、行津、摄津和津能化气、津能载气等方面。

(一) 气对津液的作用

1. 气能生津

气能生津，是指气为津液生成的动力。津液的生成，来源于水谷精气，而水谷精气又赖于脾胃的运化而生成。气能通过其运动以激发和推动脾胃的功能活动，使中焦脾胃之气旺盛，运化正常而化生津液，使人体津液充盛。所以说气能生津，气盛则津足，气衰则津少。

2. 气能行津

气能行津，是指气的运动是津液输布和排泄的动力。人体内津液的输布及其化为汗、尿等排出体外，全赖气的升降出入运动。由于脾气的"散精"和转输，肺气的宣发和肃降，肾中精气的蒸腾气化,方能促使津液输布全身,使经过代谢的多余津液转化为汗液和尿液排出体外,以维持津液的正常代谢。若气的推动作用减弱,气化无力,或气机不利,气化受阻,均可导致"气不行水",津液的输布代谢障碍,产生水、湿、痰、饮停聚的病理变化。所以说气行则水行,气滞则水滞。临床上"治痰先治气""治湿兼理脾"的方法,就是气能行津理论的具体应用。

3. 气能摄津

气能摄津,是指气的固摄作用控制着津液的排泄。津液的正常代谢,既有赖于气的推动和气化作用,也有赖于气的固摄作用。气的固摄、控制作用使体内的津液量维持相对恒定。若气的固摄作用减弱,则体内的津液无故流失,如出现多汗、漏汗、多尿、尿崩等。临床上补气摄津的理论依据即在于此。

(二)津液对气的作用

1. 津可化气

《血证论》认为:"气生于水",《杏轩医案·续录》指出:"水可化气"。水谷化生的津液,通过脾气升清散精,上输于肺,再经肺主宣降通调水道,下输于肾,在肾阳的蒸腾作用下化而为气,发挥着温煦与滋养作用。

2. 津能载气

津能载气,是指津液是气的载体之一。若因汗、吐、下太过,导致津液大量流失,则气亦随津液而外脱,出现"气随液脱"之危候。故《金匮要略心典·痰饮》载:"吐下之余,定无完气。"

四、血与精的关系

血和精都来源于水谷精微,精可化血,血能生精,故常谓"精血同源"。在病理上,精与血的病变亦常相互影响。如肾精亏损,可导致肝血不足;反之,肝血不足,也可引起肾精亏损。

(一)精对血的作用

精对血的作用主要体现在精可化血。肾藏精,精生髓,髓藏骨中,骨髓是化生血液的重要物质基础。精足则髓充,髓充则血足;精少则髓亏,髓亏则血少。精可化血是补肾填精治疗血虚证的理论依据。

(二)血对精的作用

血对精的作用主要体现在血能化精。《诸病源候论》载:"精者,血之所成也。"血液流于肾中,与肾精化合成为肾所藏之精。如《血证论》载:"血入丹田,亦从水化,而变为水,以其内为血所化,故非清水,而极浓极稠,是谓之肾精。"由于血能化精,故血亏之人,男子常见精少,女子常见不孕。故治肾虚精少,常在填精药中兼以养血药。

五、血与津液的关系

血与津液,均为液态物质,具有滋润和濡养的作用。与气相对而言,则两者都属于阴。血与津液的关系主要体现为"津血同源"和"津血互化"。

从生理上讲,血和津液都来源于水谷精气,依赖脾胃的运化功能所化生。此外,津血还可相互转化。津液是血液的重要组成部分,同时,布散于肌肉、腠理等处的津液,也可以不断地渗入孙络,以化生和补充血液。血液行于脉中,脉中的津液也可以渗出脉外而化为津液,以弥补脉外津液的不足。血和津液之间的这种密切关系,称为"津血同源"。

血和津液生理上相互依存,相互转化,病理上也常互相影响。如失血过多时,脉外之津液可渗入脉中,以补充脉内血容量之不足。因津液大量渗入脉内,故可导致脉外津液不足,出现口渴、尿少、皮肤干燥等病理表现。反之,津液大量耗伤时,脉内之津液亦可渗出脉外,造成血脉空虚,血液相对变稠,易形成"津枯血燥""津亏血瘀"等病变。因此,对于失血病证,不宜采用发汗的方法;对于多汗或吐泻等津液严重耗伤的患者,亦不可轻用破血、逐血之峻剂或放血疗法。《灵枢·营卫生会》载:"夺血者无汗,夺汗者无血。"张仲景在《伤寒论》中也有"衄家不可发汗""亡血家不可发汗"的告诫。

六、精与津液的关系

精与津液均属于阴,两者在生理上相互为用,病理上互为影响。具体表现在液能灌精和精为液本两个方面。

精对津液的作用是精为液本。精与津液同属于阴,肾藏精而主水,肾精为真阴、元阴,是诸阴之本。如肾的阴精亏损,则阴液生化无源而亏虚。

津液对精的作用是液能灌精。《灵枢·口问》载:"液者,所以灌精濡空窍者也,液竭则精不灌。"中焦化生津液,通过三焦的气化作用,输布全身,濡养脏腑,其中浓稠部分,入于肾中,成为肾精的一部分,所以津液枯竭必然影响精的生成。

目标检测

一、选择题

(一)单项选择题

1. 具有推动呼吸和血行功能的气是(　　)
   A. 心气　　　　B. 肾气　　　　C. 卫气　　　　D. 宗气　　　　E. 肺气

2. 与血的生成关系最密切的脏是(　　)
   A. 心　　　　　B. 肺　　　　　C. 肝　　　　　D. 肾　　　　　E. 脾

3. 灌注于骨节、脏腑、脑髓等组织的是(　　)
   A. 液　　　　　B. 精　　　　　C. 血　　　　　D. 津　　　　　E. 以上都不是

4. 司腠理之开合,维持体温相对恒定的气是(　　)
   A. 营气　　　　B. 元气　　　　C. 卫气　　　　D. 宗气　　　　E. 以上都不是

5. 下列哪一脏与津液的输布、排泄没有直接关系(　　)
   A. 心　　　　　B. 肺　　　　　C. 肝　　　　　D. 肾　　　　　E. 脾

6. 构成人体和维持人体生命活动的最基本物质是(　　)
   A. 精　　　　　B. 气　　　　　C. 血　　　　　D. 津　　　　　E. 液

7. 气机升降之枢纽为(　　)
   A. 肝　　　　　B. 心　　　　　C. 脾胃　　　　D. 肺　　　　　E. 肾

8. 神志活动的主要物质基础是(　　)
   A. 精　　　　　B. 气　　　　　C. 血　　　　　D. 津　　　　　E. 液

9. 下列除何项之外,皆属于津液范畴(　　)
   A. 泪液　　　　B. 汗液　　　　C. 血液　　　　D. 肠液　　　　E. 关节液

10. 对多汗、漏汗等病理现象,治疗时当用( )
    A. 夺汗者无血　　B. 补血生津　　C. 补气固津　　D. 补气固脱　　E. 补气生津
11. 与人的睡眠有密切关系的气是( )
    A. 卫气　　　　　B. 宗气　　　　C. 中气　　　　D. 元气　　　　E. 营气
12. "气有余便是火"是气的哪一项功能失常( )
    A. 推动作用　　　B. 温煦作用　　C. 防御作用　　D. 固摄作用　　E. 中介作用
13. 与视、听、言、动的强弱关系最密切的气是( )
    A. 元气　　　　　B. 卫气　　　　C. 宗气　　　　D. 谷气　　　　E. 营气
14. 元气运行的主要通道是( )
    A. 十二经脉　　　B. 奇经八脉　　C. 血脉　　　　D. 三焦　　　　E. 肝
15. 气的运动受阻,运动不利时,称为( )
    A. 气机不畅　　　B. 气结　　　　C. 气闭　　　　D. 气逆　　　　E. 气虚
16. 言语、声音、呼吸的强弱,与哪种气的盛衰关系密切( )
    A. 元气　　　　　B. 宗气　　　　C. 营气　　　　D. 卫气　　　　E. 中气
17. 与气的生成密切相关的脏是( )
    A. 心肝脾　　　　B. 肺肝肾　　　C. 肺脾肾　　　D. 心肺肾　　　E. 肝脾肾
18. 人体生命活动的原动力是( )
    A. 营气　　　　　B. 卫气　　　　C. 元气　　　　D. 宗气　　　　E. 谷气
19. 与肺主一身之气密切相关的是( )
    A. 宗气　　　　　B. 谷气　　　　C. 卫气　　　　D. 元气　　　　E. 营气

(二)多项选择题
20. 构成人体的基本物质是( )
    A. 精　　　　　　B. 气　　　　　C. 血　　　　　D. 津　　　　　E. 液
21. 与气的来源和生成有关的是( )
    A. 先天禀赋　　　B. 后天饮食营养
    C. 自然环境　　　D. 肺肾的功能
    E. 脾胃的功能
22. 气的固摄作用体现在( )
    A. 固摄血液　　　B. 固摄汗液　　C. 固摄唾液　　D. 固摄二便　　E. 固摄精液
23. 人体气化失常,可影响到( )
    A. 气血津液的新陈代谢　　　B. 饮食物的消化吸收
    C. 汗液的排泄　　　　　　　D. 体温的相对恒定
    E. 大、小便的排泄
24. 气机失调可导致( )
    A. 血液上逆　　　B. 血液外溢　　C. 血行迟缓　　D. 津液停滞　　E. 小便异常
25. 气的分类依据是( )
    A. 基本含义　　　B. 功能特点　　C. 生成来源　　D. 分布部位　　E. 历代医家的共识
26. 与元气的生成密切相关的脏腑有( )
    A. 肺　　　　　　B. 肾　　　　　C. 脾　　　　　D. 胃　　　　　E. 三焦

27. 宗气的盛衰关系到( )
    A. 呼吸的强弱　B. 血液的运行　C. 视听的正常　D. 腠理的开合　E. 津液的布散
28. 卫气的功能有( )
    A. 温分肉　　　B. 肥腠理　　　C. 司开合　　　D. 充皮肤　　　E. 生津液

二、问答题
1. 气的生成来源有哪些方面？
2. 简述气的生理功能。
3. 简述元气的生成、分布及生理功能。
4. 简述宗气的生成、分布及生理功能。
5. 简述营气的生成、分布及生理功能。
6. 简述卫气的生成、分布及生理功能。
7. 直接影响血生成的因素是什么？
8. 津液的排泄主要依靠什么途径？
9. 血的运行与哪几脏有关？各起何作用？
10. 气和血在生理方面的关系如何？
11. 营气和卫气有何异同？
12. 何谓气机？其基本形式是什么？在生理方面如何体现出来？
13. 如何理解"津血同源"？

第五章 经 络

学习目标

【学习目的】 通过学习经络的组成、循行、生理功能和临床应用等知识,为后续章节及课程打下基础。

【知识要求】 熟悉经络的概念、组成、生理功能,十二经脉的命名、走向、交接、分布规律及流注次序;了解经络学说的临床应用。

【能力要求】 能在人体体表指出十二经脉的主要循行路线。

经络学说,是研究人体经络系统的概念、组成、循行分布、生理功能、病理变化及其与脏腑、气血津液等相互关系的学说,是中医学理论体系的重要组成部分。

经络学说是历代医家在长期的医疗实践中,从针灸、推拿、气功等各方面积累的经验,并结合当时的解剖知识和藏象学说的理论,逐步形成和发展起来的。经络学说贯穿于人体的生理、病理及疾病的诊断和防治等方面,与藏象、精气血津液等理论相结合,可深刻地阐释人体的生理活动和病理变化。

经络学说不仅是针灸、推拿、气功等学科的理论基础,而且对中医临床各科都有重要的指导意义。故《灵枢·经脉》云:"经脉者,所以能决死生,处百病,调虚实,不可不通。"

第一节 经络的概念和经络系统的组成

一、经络的概念

经络是经脉和络脉的总称,是运行全身气血、联络脏腑形体官窍、沟通上下内外、感应传导信息的通路系统。

经络,分为经脉和络脉两大类。经,有路径、途径的意思,经脉是经络系统中的主干,即主要通路,大多循行于人体的深部;络,有网络的意思,是经脉的分支,多循行于人体较浅的部位,有的还显现于体表。经脉有一定的循行路线,而络脉则纵横交错、无处不到、网络全身。

经络相贯,遍布全身,通过有规律的循行和广泛的联络交会,构成了经络系统,把人体五脏六腑、四肢百骸、器官孔窍以及皮肉筋骨等组织联结成一个有机整体。

二、经络系统的组成

经络系统由经脉、络脉及其连属部分组成(图5-1)。

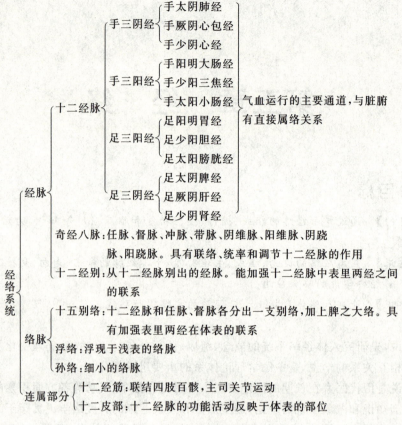

图 5-1 经络系统的组成

(一)经脉

经脉分正经、奇经两大类,是经络系统的主要组成部分。此外,还包括十二经别。

1. 十二正经

正经有十二条,又称"十二经脉",包括手、足三阴经和手、足三阳经,左右对称。十二经脉有一定的起止、循行部位和交接顺序,在肢体的分布和走向也有一定的规律,与脏腑有直接的属络关系,各分属于一个脏或一个腑,是气血运行的主要通道。

2. 奇经八脉

奇经有八条,即督脉、任脉、冲脉、带脉、阴跷脉、阳跷脉、阴维脉、阳维脉,合称为"奇经八脉"。具有统率、联络和调节十二经脉的作用。奇经八脉的分布不像十二经脉那样规则,相互之间无表里关系,与脏腑也没有直接的属络关系,与正经有别,故名奇经。

3. 十二经别

十二经别是从十二经脉别出的重要分支。它们分别起于四肢肘膝以上部位,循行于体腔深部,连系脏腑,上出于颈项浅部。十二经别的主要作用是加强十二经脉中相为表里两经之间的联系,并因其能达到某些正经未循行到的器官或形体部位,故可弥补正经的不足。

(二)络脉

络脉有别络、浮络和孙络之分。

1. 别络

别络是较大的络脉。十二经脉与督脉、任脉各有一支别络,再加上脾之大络,合称为"十五别络"。其主要功能是加强表里两经之间在体表的联系,并有渗灌气血的作用。

2. 浮络

浮络是循行于人体浅表部位且常浮露可见的络脉,分布广泛,有沟通经脉,通达肌表的作用。

3. 孙络

孙络是最细小的络脉,属络脉的再分支,遍布全身,不计其数。

(三)连属部分

经筋和皮部,是十二经脉与筋肉和体表的连属部分。

1. 十二经筋

十二经筋是十二经脉与筋肉的连属部分。人体的经筋,是十二经脉之气"结、聚、散、络"于筋肉、关节的体系,即是十二经脉循行部位上分布于筋肉系统的总称。具有联结四肢百骸、主司关节运动的作用。

2. 十二皮部

十二皮部是十二经脉在体表的连属部分,即十二经脉在体表一定部位上的反应区。全身的皮肤是十二经脉功能活动反映于体表的部位,所以把全身的皮肤分为十二部分,分属于十二经脉,即称"十二皮部"。

第二节 十二经脉

一、命名

十二经脉对称地分布在人体的两侧,分别循行于上肢和下肢的内侧或外侧,每一条经脉又分别隶属于一个脏或一个腑,因此,它们的名称各不相同。十二经脉的命名,是根据经脉所属络的脏腑、循行部位的上下内外,并结合阴阳理论来命名的。

内为阴,外为阳:分布于肢体内侧面的经脉为阴经,分布于肢体外侧面的经脉为阳经。肢体内侧面有前、中、后之分,分别为太阴、厥阴、少阴;肢体外侧面也有前、中、后之分,分别为阳明、少阳、太阳。

脏为阴,腑为阳:脏的经脉叫阴经,腑的经脉叫阳经,各经都以所属脏腑命名。

上为手,下为足:分布于上肢的经脉为手经,分布于下肢的经脉为足经。

根据以上命名原则,膈上三脏肺、心包及心的经脉,分别称作手太阴肺经、手厥阴心包经和手少阴心经;与此三脏相表里的三腑的经脉,分别称作手阳明大肠经、手少阳三焦经和手太阳小肠经。膈下三脏脾、肝、肾的经脉,分别称作足太阴脾经、足厥阴肝经和足少阴肾经;与此三脏相表里的三腑的经脉,分别称作足阳明胃经、足少阳胆经和足太阳膀胱经。

二、走向与交接规律

十二经脉的循行方向和相互交接呈现出一定的规律性,其大致情况如下。

(一)走向规律

十二经脉的走向,《灵枢·逆顺肥瘦》说:"手之三阴,从脏走手;手之三阳,从手走头;足之三阳,从头走足;足之三阴,从足走腹。"说明手三阴经,从胸腔内脏走向手指端,与手三阳经交会;手三阳经,从手指走向头面部,与足三阳经相交会;足三阳经,从头面部走向足趾端,与足三阴经交会;足三阴经,从足趾走向腹部和胸部,在胸部内脏与手三阴经交会。如此,手经交于手,足经交于足,阳经交于头,阴经交于胸腹内脏,十二经脉就构成了"阴阳相贯,如环无端"(《灵枢·营卫生会》)的循环径路(图5-2)。

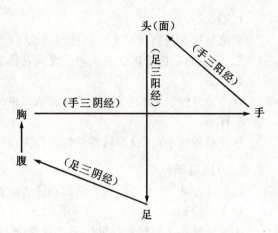

图5-2 十二经脉走向与交接规律示意图

(二)交接规律

十二经脉按照一定的循行走向,相互联系,有三种交接方式。

1. 相为表里的阴经与阳经在四肢末端交接

相为表里的阴经与阳经共6对,都在四肢末端交接。其中相为表里的手三阴经与手三阳经交接在上肢末端(手指),相为表里的足三阳经和足三阴经交接在下肢末端(足趾)。如手太阴肺经和手阳明大肠经在食指端交接,手少阴心经和手太阳小肠经在小指端交接,手厥阴心包经和手少阳三焦经在无名指端交接,足阳明胃经和足太阴脾经在足大趾交接,足太阳膀胱经和足少阴肾经在足小趾交接,足少阳胆经和足厥阴肝经在足大趾爪甲后交接。

2. 同名的手足阳经在头面部交接

同名的手、足阳经有3对,都在头面部交接。如手阳明大肠经与足阳明胃经交接于鼻翼旁,手太阳小肠经与足太阳膀胱经交接于目内眦,手少阳三焦经与足少阳胆经交接于目外眦。

3. 足手阴经在胸部交接

足、手阴经,又称"异名经",也有3对,交接部位皆在胸部内脏。如足太阴脾经与手少阴心经交接于心中;足少阴肾经与手厥阴心包经交接于胸中;足厥阴肝经与手太阴肺经交接于肺中。

三、分布规律

十二经脉对称地分布于人体的头面、躯干和四肢部。

(一)头面部

头为诸阳之会,手、足三阳经皆在头面部相会交接。其中阳明经循行于面部、额部;太阳经行于面颊、头顶及头后部;少阳经行于头部两侧。

(二)躯干部

十二经脉都循行于躯干部。其中手三阳经行于肩胛部;足三阳经中,阳明经行于前(胸、腹面),太阳经行于后(背面),少阳经行于侧面;手三阴经均从腋下走出;足三阴经均行于腹、胸面。循行于腹胸面的经脉,自内向外的顺序是足少阴、足阳明、足太阴、足厥阴。

(三)四肢部

阴经行于四肢的内侧面,阳经行于四肢的外侧面。内侧的三条阴经,分别是太阴经在前,厥阴经居中,少阴经在后。但下肢内踝上8寸以下,则是厥阴经在前,太阴经居中,少阴经仍在后。外侧的三条阳经,分别是阳明经在前,少阳经居中,太阳经在后。

四、表里关系

十二经脉通过经别和别络的互相沟通、属络,组合成六对"表里相合"的关系(表5-1)。具有表里关系的两条经脉,分别循行于四肢内、外两侧的相对位置,并在手或足的末端相互交接。

表5-1 十二经脉的表里关系

表	手阳明大肠经	手少阳三焦经	手太阳小肠经	足阳明胃经	足少阳胆经	足太阳膀胱经
里	手太阴肺经	手厥阴心包经	手少阴心经	足太阴脾经	足厥阴肝经	足少阴肾经

十二经脉的表里关系,不仅加强了相互表里两经的衔接和联系,而且脏经或腑经的相互属络,使表里的一脏一腑在生理功能上互相配合,在病理上相互影响。在临床治疗上,相为表里两经的腧穴可交叉使用。如肺经的病变,既可在肺经上选穴治疗,还可在与它相表里的大肠经上取穴治疗,往往取得较好的疗效。

五、流注次序

十二经脉的气血运行是首尾相贯,依次相接,从起于中焦的手太阴肺经开始,依次流注各经,最后传至足厥阴肝经,再回流到手太阴肺经。其流注次序如下(图5-3)。

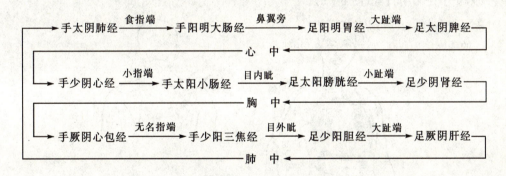

图5-3 十二经脉流注次序

六、循行部位

(一)手太阴肺经

起于中焦,下络大肠,还循胃口(下口幽门,上口贲门),通过横膈,属肺,从肺系横行至胸部外上方(中府穴),出腋下,沿上肢内侧前缘下行,过肘,至腕入寸口,上鱼际,直出拇指之端(少商穴)。

分支:从腕后(列缺穴)分出,沿掌背侧走向食指桡侧端(商阳穴),交于手阳明大肠经(图5-4)。

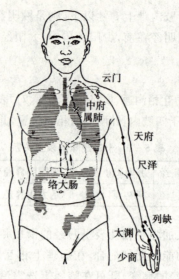

图 5-4 手太阴肺经

(二)手阳明大肠经

起于食指桡侧端(商阳穴),经过手背,行于上肢外侧前缘,上肩,至肩关节前缘,向后到第七颈椎棘突下(大椎穴),再向前下行入缺盆,进入胸腔,络肺,向下通过横膈下行,属大肠。

分支:由缺盆上行,经颈部至面颊、入下齿中,回出挟口两旁,左右交叉于人中,至对侧鼻旁(迎香穴),交于足阳明胃经(图 5-5)。

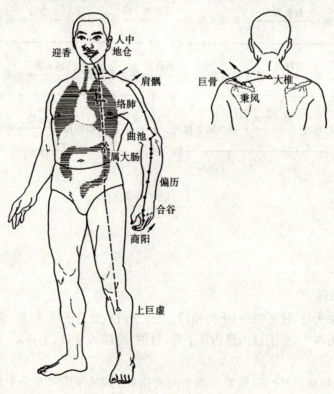

图 5-5 手阳明大肠经

(三) 足阳明胃经

起于鼻翼旁(迎香穴),挟鼻上行,左右二脉交会于鼻根部,旁行入目内眦,与足太阳经相会,向下沿鼻柱外侧,入上齿中,还出,环绕口唇,在颏唇沟(承浆穴)处左右相交,再向后沿下颌骨后下缘到大迎穴处,沿下颌角上行过耳前,沿发际,到达额前。

分支:从大迎穴前方下行到人迎穴,沿喉咙向下后行至大椎,折向前行,入缺盆,深入胸腔,下行穿过横膈,属胃,络脾。

直行者:从缺盆出体表,沿乳中线下行,挟脐两旁(旁开2寸),下行至腹股沟处的气街(气冲穴)。

分支:从胃下口幽门处分出,沿腹腔内下行到气街(气冲穴),与直行之脉会合,而后下行大腿前侧,至膝膑,沿下肢胫骨前缘下行至足背,达足第二趾外侧端(厉兑穴)。

分支:从膝下3寸处(足三里穴)分出,下行至中趾外侧端。

分支:从足背(冲阳穴)分出,前行至足大趾内侧端(隐白穴),交于足太阴脾经(图5-6)。

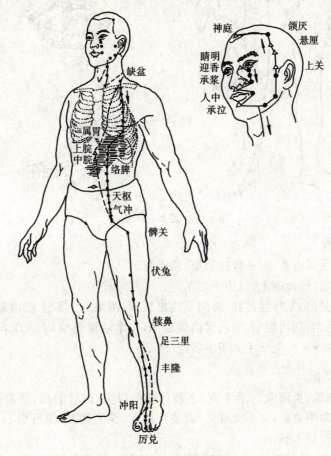

图5-6 足阳明胃经

(四) 足太阴脾经

起于足大趾内侧端(隐白穴),沿内侧赤白肉际,上行过内踝前缘,沿小腿内侧正中线上行,在内踝上八寸处,交出足厥阴肝经之前,上行沿大腿内侧前缘,进入腹部,属脾,络胃。向上穿过膈肌,沿食管两旁上行,连舌根,散舌下。

分支:从胃别出,上行通过膈肌,注入心中,交于手少阴心经(图5-7)。

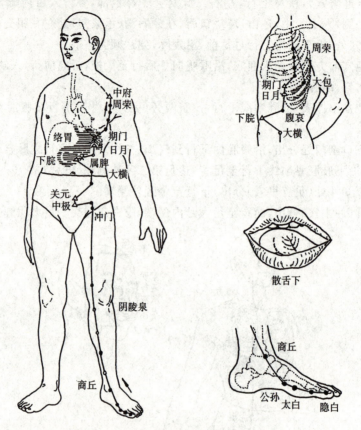

图5-7 足太阴脾经

(五)手少阴心经

起于心中,行出后属心系,向下穿过膈肌,络小肠。

分支:从心系分出,挟食道上行,连于目系。

直行者:从心系分出,上行经过肺,再向下浅出腋下(极泉穴),沿上肢内侧后缘,行于手太阴经和手厥阴经的后面,到达肘中,沿前臂内侧后缘,至掌后锐骨端,进入掌内,沿小指桡侧下行,出小指桡侧端(少冲穴),交于手太阳小肠经(图5-8)。

(六)手太阳小肠经

起于手小指外侧端(少泽穴),沿手背、上肢外侧后缘上行,过肘部,至肩关节后面的肩贞穴,绕行于肩胛部的肩中俞后,交会大椎穴,向前经缺盆,深入胸腔,下行络心,再沿食道,穿过膈肌,到达胃部,下行,属小肠。

分支:从缺盆分出,沿颈部上行到面颊部,至目外眦后,转行入耳中(听宫穴)。

分支:从面颊部分出,向上行于目眶下,抵于鼻旁,至目内眦(睛明穴),交于足太阳膀胱经(图5-9)。

(七)足太阳膀胱经

起于目内眦(睛明穴),向上经过额部,左右交会于头顶部(百会穴)。

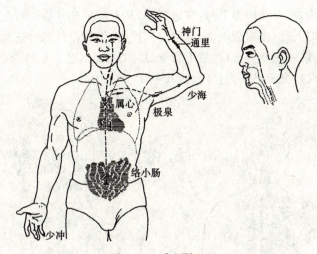

图 5-8　手少阴心经

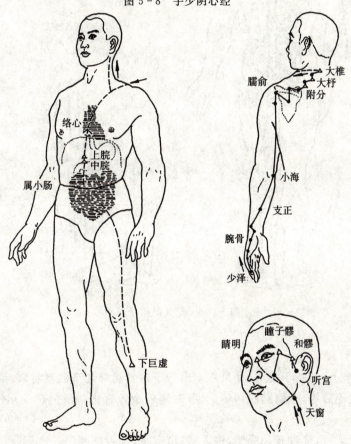

图 5-9　手太阳小肠经

分支：从头顶部分出，下行至耳上角部。

直行者：从头顶部分出，向后下行至枕骨处，进入颅腔，络脑，复出于外，下行到项部（天柱穴），再交会于大椎穴，然后再分左右沿肩胛内侧，脊柱两旁（距背侧中线一寸五分），抵腰部（肾俞穴），进入脊柱两旁的肌肉，深入腹腔，络肾，属膀胱。

分支:从腰部分出,沿脊柱两旁下行,穿过臀部,从大腿后侧外缘下行至腘窝中(委中穴)。

分支:从项部分出下行,经肩胛内侧,从附分穴挟脊,沿背中线旁开三寸下行,直至髀枢,经大腿后侧至腘窝中与前一支脉会合,然后下行穿过腓肠肌,出走于足外踝后,沿足背外侧缘至足小趾外侧端(至阴穴),交于足少阴肾经(图5-10)。

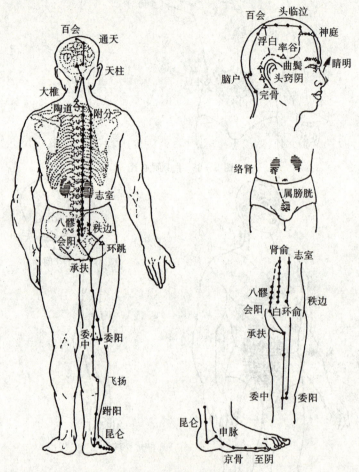

图5-10 足太阳膀胱经

(八)足少阴肾经

起于足小趾端下,斜行于足心(涌泉穴),出行于舟骨粗隆之下的然谷穴,沿内踝后,进入足跟,向上沿小腿内侧后缘,至腘窝的内侧,上股内侧后缘入脊内(长强穴),穿过脊柱至腰部,属肾,络膀胱。

直行者:从肾上行,穿过肝和膈肌,进入肺,沿喉咙,到舌根两旁。

分支:从肺中分出,络于心,注入胸中,交于手厥阴心包经(图5-11)。

(九)手厥阴心包经

起于胸中,出属心包络,向下穿过膈肌,依次络于上、中、下三焦。

分支:从胸中分出,沿胸浅出胁部,横行至腋下三寸处(天池穴),向上行至腋窝下,沿上肢内侧中线入肘,过腕部,入掌中(劳宫穴),沿中指桡侧,出中指桡侧端(中冲穴)。

分支：从掌中分出，沿无名指出其尺侧端（关冲穴），交于手少阳三焦经（图 5-12）。

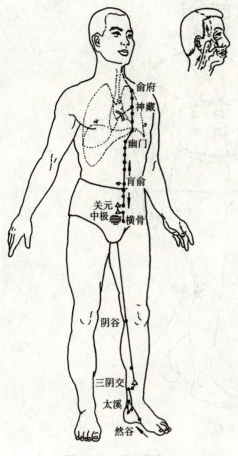

图 5-11　足少阴肾经

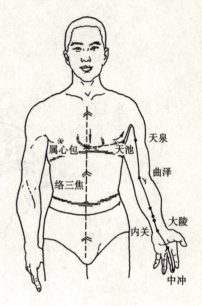

图 5-12　手厥阴心包经

(十) 手少阳三焦经

起于无名指尺侧端（关冲穴），向上沿无名指尺侧至手腕背面（阳池穴），上行于上肢外侧尺骨和桡骨之间，通过肘尖，沿上臂外侧上行至肩部，向前行入缺盆，布于膻中，散络心包，向下穿过膈肌，依次属上、中、下三焦。

分支：从膻中分出，上行出缺盆，至肩部，左右交会于大椎穴，上行至项，沿耳后（翳风穴），直上于耳上角，然后屈曲向下经面颊部，至目眶下。

分支：从耳后翳风穴分出，进入耳中，出走耳前，经上关穴前，在面颊部与前一分支相交，至目外眦（瞳子髎穴），交于足少阳胆经（图 5-13）。

(十一) 足少阳胆经

起于目外眦（瞳子髎穴），向上至头角（颔厌穴），向下到耳后（完骨穴），再折向上行，经额部至眉上（阳白穴），又向后折至耳后风池穴，再沿颈部侧面下行至肩，左右交会于大椎穴，然后前行入缺盆。

分支：从耳后入耳中，出走耳前，过听宫穴至目外眦后方。

分支：从目外眦分出，下行至下颌角部的大迎穴处，同手少阳经分布于面颊部的支脉相合，

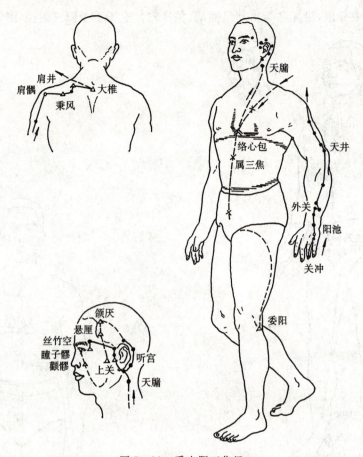

图 5-13 手少阳三焦经

复行至目眶下,向下经过下颌角部,下行至颈部,经颈前人迎穴旁,与前脉会合于缺盆,然后下行进入胸腔,穿过膈肌,络肝,属胆,沿胁里浅出气街,绕毛际,横向至髋关节环跳穴处。

直行支:从缺盆分出,下行至腋,沿胸侧,过季胁,下行至环跳穴处与前脉会合,再向下沿大腿外侧中线,出于膝部外缘,向下经腓骨前面,直下至腓骨下端,浅出外踝之前,沿足背行,出于足第四趾外侧端(足窍阴穴)。

分支:从足背(足临泣穴)分出,前行出足大趾外侧端,折回穿过爪甲,分布于足大趾爪甲后丛毛处,交于足厥阴肝经(图 5-14)。

(十二)足厥阴肝经

起于足大趾爪甲后丛毛处,向上沿足背至内踝前一寸处(中封穴),向上沿胫骨内侧前缘,在内踝上八寸处交出足太阴脾经之后,上行过膝,沿大腿内侧中线进入阴毛中,绕阴器,至小腹,挟胃两旁,属肝,络胆,向上穿过膈肌,分布于胁肋部,沿喉咙之后,向上进入鼻咽部,上行连接目系,出于额,再上行与督脉交会于头顶部。

分支:从目系分出,下行颊里,环绕在口唇之内。

分支:从肝分出,穿过横膈,注入肺中,交于手太阴肺经(图 5-15)。

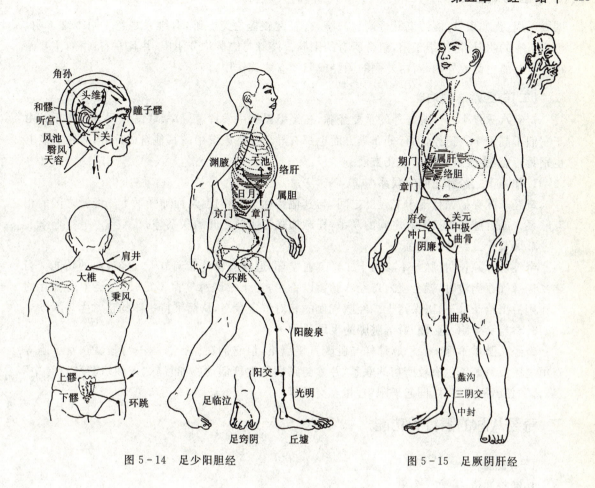

图 5-14 足少阳胆经　　　　图 5-15 足厥阴肝经

第三节　奇经八脉

一、奇经八脉的概念及生理特点

(一)奇经八脉的概念

奇经八脉,是督脉、任脉、冲脉、带脉、阴跷脉、阳跷脉、阴维脉、阳维脉的总称,是经络系统的重要组成部分。奇经与正经是相对而言的,由于奇经八脉的分布不像十二经脉那样有规律,与五脏六腑没有直接的相互属络,相互之间也没有表里关系,有异于十二正经,故曰"奇经"。又因其共有八条,故名"奇经八脉"。

奇经八脉的名称各具含义,多反映了各自的功能特点。督,有总管、统率之意。督脉行于背部正中线,与手足三阳经及阳维脉交会,能总督一身之阳经,故又称为"阳脉之海"。任,有总任、担任的意思。任脉行于腹面正中线,其脉多次与手足三阴经及阴维脉交会,能总任一身之阴经,故又称"阴脉之海"。任,又与"妊"的意义相通。其脉起于胞中,与女子妊娠有关,故有"任主胞胎"之说。冲,有要冲之意。冲脉上至于头,下至于足,贯穿全身,为气血的要冲,能调节十二经气血,故有"十二经脉之海"之称。冲脉又称"血海",与女子的月经有密切关系。带脉围腰一周,犹如束带,能约束纵行诸脉。跷,有轻健跷捷之意。维,有维系之意。阴维维于阴,组合所有的阴脉;阳维维于阳,组合所有的阳脉。跷脉与维脉均分阴阳,并且左右对称,主要循行于下肢的内侧或外侧,对内外侧的阴经或阳经有协调作用。

(二)奇经八脉的功能

奇经八脉是十二经脉之外的重要经脉,在经络系统中发挥着统率、联络和调节等作用。由于它们不同于十二正经,循行分布等方面也都有异于经络系统中的其他组成部分,故在功能上也别具特点,主要表现为以下几方面。

1. 加强十二经脉之间的联系

奇经八脉穿插循行于十二经脉之间,与其他经脉交叉相接,从而加强了十二经脉之间的相互联系。如督脉加强三阳脉之间的联系,任脉加强三阴脉之间的联系等。

2. 调节十二经脉的气血

奇经八脉除任、督脉外不参与十二经气血循环,但具有含蓄和调节十二经气血的功能。当十二经脉气血满溢时,就会流入奇经八脉蓄以备用;当十二经脉气血不足时,奇经中所蓄存的气血则溢出给予补充,以保持十二经脉气血的相对恒定状态,从而维持机体的正常生理活动。

3. 参与女子胞、脑、髓、肾等脏腑的生理活动

奇经八脉虽不像十二经脉那样与脏腑直接属络,但它们在循行过程中与脑、髓、女子胞等奇恒之腑及肾脏等也有较密切的联系,并参与它们的生理活动。如督脉"入颅络脑""行脊中""属肾";任、督、冲三脉,同起于胞中,相互交通等。

二、奇经八脉的循行和功能

(一)督脉

1. 循行部位

起于胞中,下出会阴,沿脊柱里面上行,至项后风府穴处进入颅内,络脑,并由项沿头部正中线,经头顶、额部、鼻部、上唇,到上唇系带处。

分支:从脊柱里面分出,属肾。

分支:从小腹内分出,直上贯脐中央,上贯心,到喉部,向上到下颌部,环绕口唇,再向上到两眼下部的中央(图5-16)。

2. 基本功能

"督",有总督、督管、统率之意。督脉的主要功能为:

(1)调节阳经气血,为"阳脉之海"

督脉行于背部正中,其脉多次与手足三阳经及阳维脉相交会,如督脉与手足三阳经会于大椎;与足太阳会于百会、脑户等;与阳维脉会于风府、哑门。所以督脉与各阳经都有联系,称为"阳脉之海",对全身阳经气血起调节作用。

(2)反映脑、髓和肾的功能

督脉行脊里,入络于脑,与脑、髓有密切联系。《素问·骨空论》说:"督脉为病,脊强反折。"《难经·二十九难》说:"督之为病,脊强而厥。""脊强"和"厥"是脊髓和脑的病变,皆归督脉,与督脉的循行过脊络脑有关。督脉又"属肾",故与肾也有密切关系。肾为先天之本,主生殖,所以历代医家多认为精冷不孕等生殖系统疾患与督脉有关,常以补督脉之法治之。

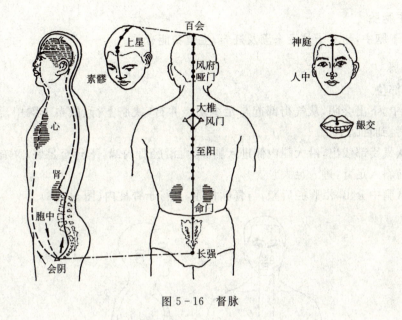

图 5-16 督脉

(二)任脉
1. 循行部位
起于胞中,下出会阴,经阴阜,沿腹部和胸部正中线上行,经过咽喉,到达下唇内,环绕口唇,沿面颊向上分行至两目眶下(图 5-17)。

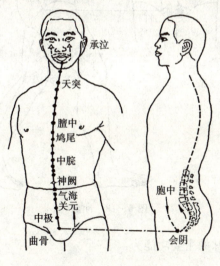

图 5-17 任脉

2. 基本功能
"任",有担任、妊养之意。任脉的主要功能为:

(1)调节阴经气血,为"阴脉之海"

任脉循行于腹面正中线,其脉多次与足三阴经及阴维脉交会。如任脉与足三阴会于中极、关元;与足厥阴会于曲骨;与足太阴会于下脘;与手太阴会于上脘;与阴维脉会于廉泉、天突等。任脉能总任阴脉之间的相互联系,调节阴经气血,故称"阴脉之海"。

(2)任主胞胎

任脉起于胞中,与女子月经来潮及妊养、生殖功能有关。

(三)冲脉

1. 循行部位

起于胞中,下出会阴,从气街部起与足少阴经并行,挟脐上行,散布于胸中,再向上行,经喉,环绕口唇,到目眶下。

分支:从气街部浅出,沿大腿内侧进入腘窝,再沿胫骨内缘,下行至足底;又有支脉从内踝后分出,向前斜入足背,进入足大趾。

分支:从胞中分出,沿腹腔后壁,与督脉相通,上行于脊柱内(图5-18)。

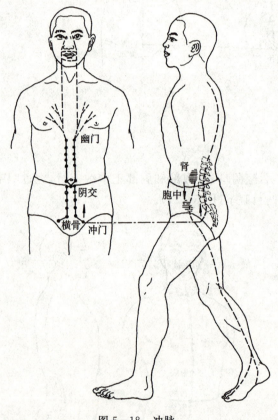

图5-18 冲脉

2. 基本功能

"冲",有要冲之意。冲脉的主要功能为:

(1)调节十二经气血

冲脉循经上至头,下至足,后行于背,前布于胸腹,可谓贯穿全身,分布广泛,为一身气血之要冲,故能"通受十二经气血"。且上行者,行于脊内渗诸阳;下行者,行于下肢渗诸阴,能容纳和调节十二经脉及五脏六腑之气血,故有"十二经脉之海"和"五脏六腑之海"之称。

(2)与女子月经及孕育功能有关

女子月经来潮及孕育功能,皆以血为基础,冲脉起于胞中,分布广泛,为"十二经脉之海",又为"血海",因此女子月经来潮及妊娠与冲脉盛衰密切相关。只有当冲、任脉气血旺盛时,其血才能下注于胞中,或泻出为月经,或妊娠时以养胚胎,若冲、任脉气血不足或通行不利,则会发生月经不调、绝经或不孕。因此,临床上治月经病及不孕症,多以调理冲任二脉为要。

(四)带脉

1. 循行部位

起于季胁,斜向下行至带脉穴,绕身一周。并于带脉穴处再向前下方沿髋骨上缘斜行到少腹(图 5-19)。

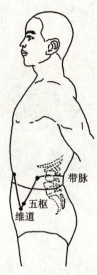

图 5-19 带脉

2. 基本功能

"带",有束带之意,指带脉循行,绕身一周,"束带而前垂"的特点。带脉的主要功能为:

(1)约束纵行诸经

十二正经与奇经中的其余七脉均为上下纵行,唯有带脉环腰一周,有总束诸脉的功能。如《太平圣惠方·辨奇经八脉法》说:"夫带者,言束也,言总束诸脉,使得调柔也。"说明带脉约束纵行经脉,以调节脉气,使之通畅。

(2)主司妇女带下

因带脉亏虚,不能约束经脉,多见妇女带下量多,腰酸无力等症。故《傅青主女科》曰:"夫带下俱是湿证,而以带名者,因带脉不能约束而有此病。"

(五)阴跷脉与阳跷脉

1. 循行部位

跷脉左右相对。阴跷脉、阳跷脉均起于足踝下。

阴跷脉从内踝下照海穴分出,沿内踝后直上下肢内侧,经前阴,沿腹、胸进入缺盆,出行于人迎穴之前,经鼻旁,到目内眦,与手足太阳经、阳跷脉会合(图 5-20)。

阳跷脉从外踝申脉穴分出,沿外踝后上行,经腹部,沿胸部后外侧,经肩部,颈外侧,上挟口角,到达目内眦,与手足太阳经、阴跷脉会合,再上行进入发际,向下到达耳后,与足少阳胆经会于项后(图 5-21)。

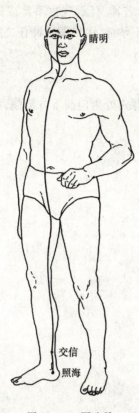
图 5-20 阴跷脉

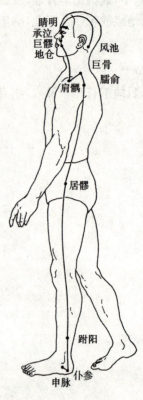
图 5-21 阳跷脉

2. 基本功能

"跷",有轻健跷捷的含义。跷脉的主要功能为:

(1)主司下肢运动

跷脉,起于足踝下,从下肢内、外侧分别上行头面,具有交通一身阴阳之气和调节肢体肌肉运动的机能,主要使下肢运动灵活跷捷。

(2)司眼睑开合

阴阳跷脉交会于目内眦,阳跷主一身左右之阳,阴跷主一身左右之阴。阴阳跷脉有司眼睑开合的功能,跷脉有病则目不合。

(六)阴维脉与阳维脉

1. 循行部位

阴维脉起于小腿内侧足三阴经交会之处,沿下肢内侧上行,至腹部,与足太阴脾经同行,到胁部,与足厥阴经相合,然后上行至咽喉,与任脉相会(图5-22)。

阳维脉起于外踝下,与足少阳胆经并行,沿下肢外侧向上,经躯干部后外侧,从腋后上肩,经颈部、耳后,前行到额部,分布于头侧及项后,与督脉会合(图5-23)。

2. 基本功能

"维",有维系、维络之意。维脉的主要功能是维系全身经脉。由于阴维脉在循行过程中与足三阴经相交会,并最后合于任脉;阳维脉在循行过程中与手足三阳经相交,并最后合于督脉。因此,阳维有维系联络全身阳经的作用;阴维有维系联络全身阴经的作用。

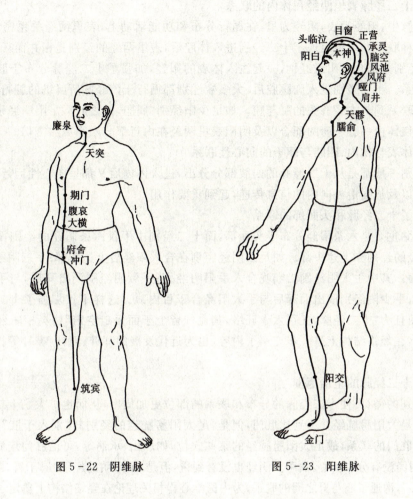

图 5-22 阴维脉　　图 5-23 阳维脉

第四节　经别、别络、经筋、皮部

一、经别

经别,即别行的正经。十二经别,是从十二经别行分出,深入躯体深部,循行于胸腹及头部的重要支脉。

十二经别,多分布于肘膝、脏腑、躯干、颈项及头部。其循行分布特点,可用"离、合、出、入"来加以概括。十二经别循行,多从四肢肘膝以上部位别出,称为"离";走入体腔脏腑深部,呈向心性循行,称为"入";然后浅出体表,而上头面,称为"出";阴经的经别合于相表里的阳经经别,然后一并注入六条阳经,称为"合"。每一对相表里的经别组成一"合",这样十二经别分手足三阴、三阳共组成六对,称为"六合"。

经别,是从经脉分出的另一类重要支脉,它们循行布散有一定特点,脉气分布范围较广,到达某些十二经脉所没有到达的器官和形体部位,所以在生理、病理及治疗等方面都有一定作用。

1. 加强十二经脉表里两经在体内的联系

十二经脉中,阳经为表,阴经为里,在循行分布和功能活动上,表里两经关系密切,经别则更加强了这种联系。主要表现于十二经别进入体腔后,表里两经的经别是相并而行的;浅出体表时,阴经经别又都合入阳经经别,一起注入体表的阳经,加强了十二经脉分布于肢体的表里经之间的关系。十二经别进入胸腹腔后,大多数经别都循行于该经脉所属络的脏腑,尤其是阳经经别全部联系到与本经有关的脏与腑。如足少阳经别"属胆,散之肝",足阳明经别"属胃,散之脾"等等,使体内一脏一腑的配合以及阴阳表里两经在内行部分联系更加密切。

2. 加强体表与体内、四肢与躯干的向心性联系

十二经别一般都是从十二经脉的四肢部分分出,进入体内后又都呈向心性运行,这对扩大经络的联系以及加强由外向内的信息传递,起到重要作用。

3. 加强了十二经脉和头面部的联系

十二经脉主要是六条阳经分布于头面部,而十二经别中不仅六条阳经的经别循行于头面部,六条阴经的经别亦上达头部。如足三阴经经别在合入阳经后上达头部;手三阴经经别均经喉咙,上头面。其中手太阴经别沿喉咙合入手阳明经别;手厥阴经别浅出耳后,与手少阳经合于完骨之下;手少阴经别浅出面部后与手太阳经合于目内眦。这样不仅加强了十二经脉对头部的联系,而且为"十二经脉,三百六十五络,其血气皆上于面而走空窍"(《灵枢·邪气藏府病形》)的理论,在经络结构上进一步充实了内容,也为近代发展的耳针、面针、鼻针等提供了一定的理论依据。

4. 扩大十二经脉的主治范围

十二经别的循行,使十二经脉的分布和联系的部位更加周密,从而也扩大了十二经脉的主治范围。如足太阳膀胱经并不到达肛门,但是,足太阳膀胱经的经别却"别入于肛",加强了足太阳经脉与肛门的联系,故足太阳膀胱经的某些穴位,如承山、承筋等,可治肛门疾病。又如在内脏,足阳明经没有分布到心,而手少阴经也没有到胃,但是,足阳明的经别"属于胃,散络于脾",又"上通于心",沟通了心与胃之间的联系,为中医学心胃相关理论在经络结构上奠定了基础。

5. 加强足三阴、足三阳经脉与心脏的联系

足三阴、足三阳的经别上行经过腹、胸,除加强了腹腔内脏腑的表里联系外,又都与胸腔内的心脏相联系。因此,十二经别对于分析腹腔内脏与心的生理、病理联系,有重要的意义。

二、别络

别络,也是从经脉分出的支脉,大多分布于体表。别络有十五条,即十二经脉各有一条,加之任脉、督脉的别络和脾之大络。另外,若再加胃之大络,也可称为十六别络。

别络是络脉中较为重要的部分,对全身无数细小的络脉起着主导作用。从别络分出的细小络脉称为"孙络",即《灵枢·脉度》所谓"络之别者为孙"。分布在皮肤表面的络脉称为"浮络",即《灵枢·脉度》所谓"诸脉之浮而常见者"。

十二经脉的别络多行于身体的浅表部位,从肘膝关节以下分出后,均走向相表里的经脉,并与其络相通。如此则阴经的别络络于阳经,阳经的别络络于阴经,维系了表里两经的密切关系。别络循行于四肢,或上行头面,进入躯干,虽然也与内脏有某些联系,但均没有固定的属络关系。

别络,是络脉的主体,从十二经脉及任、督二脉分出,有一定的分布部位,也有别于其他的功能特点。

1. 加强十二经脉表里两经在体表的联系

别络的这一功能,主要是通过阴经别络走向阳经、阳经别络走向阴经的途径来实现的。

别络和经别都有加强表里两经联系的作用,但有一定的区别。①别络从四肢肘膝关节以下分出,大多分布于体表,虽然也有进入胸腹腔和内脏的,但都没有固定的属络关系;经别多从四肢肘膝关节以上分出,循行多深入体腔深部,尔后浅出体表。②别络着重沟通体表的阳经和阴经,经别则既能密切表里经在体内的沟通连接,又能加强其脏腑属络关系。③别络和经别联系表里经的方式也不同,经别是藉阴经经别会合于阳经经别,以阴经归并于阳经的方式进行联系,突出了阳经的统率作用;别络则是阴经与阳经相互交通而联络的。④经别没有所属穴位,也没有所主病症;别络有络穴,并有所主病症,在针刺选穴上有特殊意义。

2. 加强人体前、后、侧面统一联系,统率其他络脉

十二经脉的别络,其脉气汇集于十二经的"络穴";督脉的别络散布于背部,其脉气还散于头,别走太阳;任脉的别络散布于腹部;脾之大络散布于胸胁部。故别络可加强十二经脉及任、督二脉与躯体组织的联系,尤其是加强人体前、后、侧面的联系,并统率其他络脉以渗灌气血。别络为经脉的斜行细支脉,是络脉中的重要部分,从别络再分出的细小络脉,即为"孙络",若浮现于体表则称"浮络",故别络对众多小络脉有主导作用。

3. 渗灌气血以濡养全身

孙络、浮络等小络脉从别络等大的络脉分出后,愈分愈细,其脉气也逐渐细小,呈网状扩散,密布全身,同全身各组织发生紧密联系。循行于经脉中的气血,通过别络的渗灌作用注入孙络、浮络,并逐渐扩散到全身而起濡养作用。

三、经筋

经筋,是十二经脉之气结、聚、散、络于筋肉、关节的体系,又称"十二经筋",受十二经脉气血的濡养和调节。

经筋多附于骨和关节,具有约束骨骼,主司关节运动的功能。如《素问·痿论》说:"宗筋主束骨而利机关也。"除附于骨骼外,还满布于躯体和四肢的浅部,对周身各部分的脏器组织能起到一定的保护作用。

四、皮部

皮部,是十二经脉之气在体表皮肤一定部位的反映区,故称"十二皮部"。十二经脉及其所属络脉,在体表有一定分布范围,十二皮部就是十二经脉及其所属络脉在体表的分区。如《素问·皮部论》所说:"欲知皮部,以经脉为纪""凡十二经络脉者,皮之部也。"因此,皮部受十二经脉及其络脉气血的濡养滋润而维持正常功能。皮部位于人体最浅表部位,与外界直接接触,对外界变化具有调节作用,并依赖布散于体表的卫气,发挥其抗御外邪的作用。观察不同部位皮肤的色泽和形态变化,有助于诊断某些脏腑、经络的病变。在皮肤一定部位施行贴敷、艾灸、热熨、梅花针等疗法,可治疗内在脏腑的病变。这是皮部理论在诊断和治疗方面的应用。

第五节 经络的生理功能

经络的功能活动称为"经气"。其生理功能主要表现在沟通联系脏腑器官,运输渗灌气血,

感应传导以及调节机能活动的平衡等方面。

一、沟通联系作用

人体由五脏六腑、四肢百骸、五官九窍、皮肉筋骨等组织器官构成,它们虽各有不同的生理功能,但又共同进行着有机的整体活动,使机体内外、上下、前后、左右保持协调统一,构成一个有机整体。这种有机配合、相互联系,主要是依赖经络系统的沟通、联络作用来实现的。

十二经脉及其分支的纵横交错,入里出表,通上达下,相互属络于脏腑之间;奇经八脉则联系沟通于十二经脉之间;十二经筋、十二皮部联络于筋骨皮肉等等。这样不仅使脏腑之间、经脉之间相互联系起来,而且使脏腑与五官九窍之间也有机地联系在一起,从而构成一个表里、上下、左右之间彼此紧密相关、协调共济的统一整体。

二、运输渗灌作用

气血是构成人体和维持人体生命活动的基本物质,人体各个脏腑组织器官均赖气血的濡养,才能维持正常的生理活动。而气血之所以能通达全身,发挥其营养脏腑组织器官,抗御外邪,护卫机体的作用,均依赖经络的传注与输布。故《灵枢·本藏》载:"经脉者,所以行血气而营阴阳,濡筋骨,利关节者也。"

三、感应传导作用

感应传导,是指经络系统对针刺或其他刺激的感觉和传递作用,是人体各组成部分之间的信息传导网。当肌表受到某种刺激时,如针刺等,刺激信息就会沿着经络从体表传到体内的有关脏腑,以达到调整脏腑功能的目的。针刺中的"得气"和"行气"现象,就是经络感应传导作用的具体表现。同样,脏腑功能活动的生理、病理信息,也会通过经络反应于体表,有助于疾病的诊治。

四、调节平衡作用

调节作用,是指经络能运行气血并协调阴阳,使人体的机能活动保持相对的平衡。若人体的气血阴阳失去协调平衡,通过经络系统的自我调节,仍不能恢复正常时,就会发生疾病。此时可针对气血失和、阴阳盛衰的具体情况,运用针灸、推拿等方法,对某些经穴施以适量的刺激,激发经络的调节作用,以达到"泻其有余,补其不足,阴阳平复"(《灵枢·刺节真邪》)的目的。如现代实验研究证明:针刺足阳明胃经的足三里穴,可调节胃的运动和分泌机能。当胃的机能低下时,轻刺激该穴,可导致胃的收缩加强,胃液酸度增加;当胃处于兴奋状态时,重刺激该穴,则能引起抑制性效应。

第六节 经络学说的应用

经络学说不仅可用以说明人体的生理功能,而且还可用以阐释疾病的病理变化,以及指导疾病的诊断和治疗等。

一、阐释病理变化

在正常生理情况下,经络有运行气血、感应传导等作用,而在人体发生病变时,经络就成为传递病邪和反映病变的途径。

(一)外邪由表传里的途径

由于经络内属于脏腑,外布于肌表,因此当体表受到外邪侵袭时,可通过经络由表入里,由浅及深,逐次向里传变而波及脏腑。如外邪侵袭肌表,初见发热、恶寒、头痛身疼等症,由于肺合皮毛,若外邪循经入肺,可见咳嗽、喘促、胸痛等症状。故《素问·皮部论》载:"邪客于皮则腠理开,开则邪客于络脉,络脉满则注于经脉,经脉满则入舍于府藏也。"

(二)内脏病变反映于外的途径

经络不仅是外邪由表入里的传变途径,内脏有病,也可以通过经络传导反应于外。如足厥阴肝经绕阴器,抵小腹,布胁肋,上连目系。故肝气郁结,可见两胁及少腹胀痛;肝火上炎,可见目赤肿痛;肝经湿热,可见阴部湿疹瘙痒等。

(三)脏腑病变相互传变的途径

由于脏腑之间通过经脉相互联系,所以,当脏腑发生病变时,也可以通过经脉相互影响。如手少阴心经和手太阳小肠经相互络属,心火可循经下移于小肠,引起尿赤、尿痛等症。足厥阴肝经挟胃,故肝失疏泄可以影响胃的受纳腐熟功能,出现胃脘胀满、嗳气、呕恶等症。

二、指导疾病的诊断

应用经络学说诊断疾病,主要体现在通过经络的循行部位,判断病位的经络脏腑所在。

(一)循经辨证,判断病位

由于经脉各自有其特定的循行部位和脏腑络属,因此,临床根据疾病症状出现的部位,可判断病在何经、何脏或何腑。如腰部疼痛多与肾有关;两胁疼痛多为肝胆疾病;缺盆中痛常是肺脏病变。又如头痛一症,痛在前额者,多与阳明经有关;痛在两侧者,多属少阳经病变;痛在后头部及项部者,多与太阳经有关;痛在巅顶者,多与厥阴经有关。

(二)按察腧穴,判断病位

腧穴是经气聚集的地方,脏腑病变时,病气常可在特定的腧穴部位出现反应,或表现为压痛,或呈现为结节状、条索状的反应物,或局部出现一些形态变化等。因此,根据这些病理反应,可帮助进行诊断。如肝病时,肝俞穴及期门穴多有压痛;胆病时,在胆俞穴及胆囊穴附近常有压痛;胃痛时,在胃俞穴及足三里穴会有明显的痛觉异常;肺脏有病时可在肺俞穴出现结节;长期消化不良者,可在脾俞穴见到异常变化等。

三、指导临床治疗

经络学说作为一种指导实践的理论,广泛地应用于临床各科,尤其是对针灸、推拿和药物治疗,更具有较大指导意义。

(一)指导针灸推拿治疗

针灸和推拿疗法,是以经络学说为理论基础的常用治病及保健方法,主要是对于某一经或某一脏腑的病变,在其病变的邻近部位或经络循行的远端部位上取穴,通过针灸或推拿,以调整经络气血的功能活动,从而达到治疗的目的。而穴位的选取,必须首先按经络学说来辨证。判断病证属于何经后,再根据经络的循行分布路线来选穴,这就是"循经取穴"。

(二)指导药物治疗

中药口服和外用治疗,也是通过经络的传导转输,才使药到病所,发挥其治疗作用的。古代医家在长期临床实践的基础上,根据某些药物对某一脏腑经络或某几个脏腑经络所具有的特殊选择性作用,创立了药物归经理论。例如:麻黄能入肺经、膀胱经,连翘能入心经,柴胡能入肝胆经,甘草能入十二经等。古人还根据经络学说,创立"引经报使"理论,如治头痛:属太阳经的可用羌活,属阳明经的可用白芷,属少阳经的可用柴胡。羌活、白芷、柴胡,它们不仅分别入手足太阳、阳明、少阳经,并且能作为其他药物的向导,引导其他药物归入上述各经而发挥治疗作用。此外,目前广泛应用的头针、耳针、电针、穴位注射、穴位结扎等治疗方法,也都是在经络理论的指导下运用的,当然这也是经络学说的进一步发展和充实。

 目标检测

一、选择题

(一)单项选择题

1. 能加强十二经脉中相为表里两经之间联系的经脉是(　　)
   A. 奇经八脉　　B. 十二经别　　C. 十二经筋　　D. 十二皮部　　E. 十五别络
2. 脾的经脉名称是(　　)
   A. 手太阴　　B. 足阳明　　C. 足少阴　　D. 手厥阴　　E. 足太阴
3. 手少阳经所属的脏腑是(　　)
   A. 胆　　B. 心包　　C. 三焦　　D. 小肠　　E. 胃
4. 手太阴经脉所络的脏腑是(　　)
   A. 小肠　　B. 大肠　　C. 三焦　　D. 胆　　E. 胃
5. 手太阳经所属的脏腑是(　　)
   A. 三焦　　B. 膀胱　　C. 肾　　D. 小肠　　E. 大肠
6. 有连缀四肢百骸、并主司关节运动作用的是(　　)
   A. 十二经脉　　B. 十二经筋　　C. 十二经别　　D. 十二皮部　　E. 十五别络
7. 足太阴经脉所络的脏腑是(　　)
   A. 肾　　B. 膀胱　　C. 脾　　D. 大肠　　E. 胃
8. 足阳明经脉所属的脏腑是(　　)
   A. 脾　　B. 肺　　C. 胃　　D. 大肠　　E. 膀胱
9. 手太阴经分布于上肢(　　)
   A. 侧前缘　　B. 内侧前缘　　C. 内侧中线　　D. 外侧中线　　E. 内侧后缘
10. 十二经脉中循行于下肢外侧中线的是(　　)
    A. 胃经　　B. 小肠经　　C. 胆经　　D. 膀胱经　　E. 三焦经
11. 心包经在四肢的循行部位是(　　)

A. 下肢内侧前缘　　　　　　B. 上肢外侧中线
C. 下肢内侧中线　　　　　　D. 上肢内侧中线
E. 上肢内侧后缘

12. 循行于上肢外侧中线的经脉是（　　）
    A. 胆经　　　B. 肝经　　　C. 心包经　　　D. 心经　　　E. 三焦经
13. 循行于上肢内侧中线的经脉是（　　）
    A. 心经　　　B. 心包经　　C. 小肠经　　　D. 三焦经　　E. 肺经
14. 循行于上肢内侧前缘的经脉是（　　）
    A. 心经　　　B. 肺经　　　C. 脾经　　　　D. 心包经　　E. 大肠经
15. 循行于上肢外侧后缘的经脉是（　　）
    A. 大肠经　　B. 心经　　　C. 心包经　　　D. 小肠经　　E. 三焦经
16. 手三阳经的走向是（　　）
    A. 从头走手　B. 从手走胸　C. 从手走头　　D. 从头走足　E. 从手走足
17. 足三阳经的走向是（　　）
    A. 从胸走足　B. 从腹走足　C. 从头走足　　D. 从足走头　E. 从足走腹
18. 手三阴经的走向是（　　）
    A. 从胸走手　B. 从足走腹　C. 从头走足　　D. 从手走头　E. 从腹走手
19. 足三阴经的走向是（　　）
    A. 从足走腹　B. 从腹走足　C. 从头走足　　D. 从胸走足　E. 从腹走足
20. 按照十二经脉流注次序，肾经下接的经脉是（　　）
    A. 膀胱经　　B. 小肠经　　C. 心经　　　　D. 心包经　　E. 脾经

（二）多项选择题

21. 下列属于经脉的是（　　）
    A. 十二经别　B. 十二经筋　C. 十二皮部　　D. 十二经脉　E. 奇经八脉
22. 分布于躯干部侧面的经络有（　　）
    A. 肺经　　　B. 脾之大络　C. 胃经　　　　D. 肾经　　　E. 胆经
23. 经络学说的产生与哪些医疗实践关系最密切（　　）
    A. 熨法　　　B. 针灸　　　C. 气功　　　　D. 推拿　　　E. 敷药
24. 奇经八脉的作用是（　　）
    A. 进一步密切十二经脉之间的联系　　　　B. 加强五脏六腑间的联系
    C. 与肝、肾、脑、髓关系密切　　　　　　D. 调节十二经脉气血
    E. 统率全身络脉
25. 属于足厥阴经循行的部位有（　　）
    A. 阴器　　　B. 少腹　　　C. 两胁　　　　D. 两乳　　　E. 巅顶
26. 起于胞中的经脉有（　　）
    A. 冲脉　　　B. 带脉　　　C. 任脉　　　　D. 阴维脉　　E. 督脉
27. "奇经"异于"正经"之处是（　　）
    A. 不是气血运行的主要通道　　　　　　　B. 分布没有正经规则
    C. 与脏腑不直接络属　　　　　　　　　　D. 相互间无表里关系

E. 人之气血并非常行奇经
28. 从腋下走出的经脉是（　　）
 A. 手太阴经　　B. 足厥阴经　　C. 足太阴经　　D. 手少阴经　　E. 手厥阴经
29. 经络能联络沟通全身脏腑组织器官,主要表现在（　　）
 A. 脏腑与肢节之间的联系　　B. 脏腑与五官九窍之间的联系
 C. 脏腑之间的联系　　D. 六腑之间的联系
 E. 经脉之间的联系
30. 经络学说指导疾病的诊断,下列哪些是正确的（　　）
 A. 两胁疼痛,多为肝胆疾病　　B. 缺盆中痛,多是肺的病变
 C. 前额疼痛,多与阳明经有关　　D. 头两侧疼痛,多与少阳经有关
 E. 巅顶疼痛,多与太阴经有关

二、问答题
1. 十二经脉的命名原则如何？
2. 写出足三阳经的名称。
3. 十二经脉的走向交接规律如何？
4. 经络系统有哪些部分组成？
5. 十二经脉的表里关系如何？
6. 经络的生理功能有哪些？
7. 为什么说"头为诸阳之会"？
8. 试述十二经脉的流注次序。
9. 经络学说是如何阐释病理变化及疾病传变的？

第六章 体　质

学习目标

【学习目的】　通过本章节的学习,为后续章节及课程的学习奠定基础。
【知识要求】　掌握9种常见体质的主要特征;熟悉体质的基本概念、构成因素和特点,体质理论在中医学中的应用;了解体质的形成因素。
【能力要求】　会运用《中医体质分类与判断》中所介绍的方法对人群进行体质调查。

中医学历来重视对人体体质及其差异性的探讨,早在《内经》中就有对体质的形成、分类以及体质与病机、诊断、治疗、预防关系的论述。后世医家在长期防治疾病的实践中,又进一步丰富和发展了《内经》的体质学说内容,并十分重视其在养生、预防及辨证论治中的应用。因此,重视对体质问题的研究,不但有助于从整体上把握个体的生命特征,而且有助于分析疾病的发生、发展和演变规律,对诊断、治疗、预防疾病及养生康复均有重要意义。

中医体质学,是以中医理论为指导,研究人体体质的概念、形成、特征、类型、差异规律,及其对疾病发生、发展、演变过程的影响,并以此指导疾病预防、诊断、治疗以及养生康复的一门学科。

第一节　体质的概述

一、体质的概念

体质的"体",指具有生命活力的形体、躯体;"质",是指"特质""性质"。体质是指人体生命过程中,在先天禀赋和后天获得的基础上所形成的形态结构、生理功能和心理状态方面综合的、相对稳定的固有特质,是人类在生长、发育过程中所形成的与自然、社会环境相适应的人体个性特征。体质通过人体形态、机能和心理活动的差异性表现出来。在生理上表现为机能、代谢以及对外界刺激反应等方面的个体差异,在病理上表现为对某些病因和疾病的易感性或易罹性,以及产生病变的类型与疾病传变转归中的某种倾向性。每个人都有自己的体质特点,人的体质特点或隐或显地体现于健康或疾病过程中。因此,体质实际上就是人群在生理共性的基础上,不同个体所具有的生理特殊性。

二、体质的构成要素

中医学认为,人正常的生命活动是形与神协调统一的结果,"形神合一"是中医学最基本的生命观,由此就决定了中医学的体质应包括形与神两方面的内容。一定的形态结构必然产生出相应的生理功能和心理特征,而良好的生理功能和心理特征是正常形态结构的反映,二者相互依存、相互影响,在体质的固有特征中综合地体现出来。可见,体质是由形态结构、生理功能和心理状态三个方面的差异性构成。

(一)形态结构的差异性

人类虽然具有相同的脏腑组织结构,但每个人在形态结构上往往又存在着一定的差异,这种差异性是个体体质特征的重要组成部分。正如《灵枢·本藏》所载:"五脏者,固有小大、高下、坚脆、端正、偏倾者,六腑亦有小大、长短、厚薄、结直、缓急。"人的形态结构主要包括外部形态结构和内部形态结构两方面的内容。内部形态结构是体质的内在基础,外部形态结构是体质的外在表现,相对而言,外部形态结构(即体表形态)最为直观,故备受古今中外体质研究者重视。因此,在人的内部形态结构完好、协调的基础上,人的体质特征首先是通过个体的身体外形特征(即体表形态)体现出来,而身体外形特征主要表现为体型、体格等方面的差异。

体型,是指身体外观形态上的特征,是衡量体质的重要指标。中医观察体型,主要观察形体之肥瘦长短,皮肉之厚薄坚松,肤色之黑白苍嫩的差异等。其中尤以肥瘦最有代表性。

体格,是指反映人体生长发育水平、营养状况和锻炼程度的状态。一般通过观察和测量身体各部分的大小、形状、匀称程度以及体重、胸围、肩宽、骨盆宽度和皮肤与皮下软组织情况来判断。体格是反映体质的标志之一。

(二)生理功能的差异性

人体的生理功能和形态结构密切相关,是内部形态结构完整、协调的反映,具体说是脏腑经络及精气血津液功能协调的体现。因此,人体生理功能的差异,可反映脏腑机能和精气血津液的盛衰,可体现人体消化、呼吸、血液循环、生长发育、生殖、感觉运动、精神意识思维以及机体的抗病能力、新陈代谢、自我调节能力等各方面功能的强弱。具体表现在心率、心律、面色、唇色、脉象、舌象、呼吸状况、语声高低、食欲、口味、体温、对寒热的喜恶、二便情况、性机能、生殖机能、女子月经情况、形体的动态及活动能力、睡眠状况、视听觉、触嗅觉、耐痛的程度、皮肤肌肉的弹性、须发的多少和光泽等方面的不同。因此,通过观察上述内容可以了解不同个体脏腑经络及精气血津液生理功能的盛衰偏颇,从而得知其体质类型。

(三)心理特征的差异性

心理是指客观事物在大脑中的反映,是感觉、知觉、情感、记忆、思维、性格、能力等的总称,属于中医学"神"的范畴。不同个体的心理特征有一定的差异性,主要表现为人格、性格、气质、态度、智慧等方面。中医学认为形与神是统一的,某种特定的形态结构往往表现为某种相应的心理倾向。如《灵枢·阴阳二十五人》称具有"圆面、大头、美肩背、大腹、美股胫、小手足、多肉、上下对称"等形态特征的土形人,多具有"安心、好利人、不喜权势、善附人"等心理特征。脏腑精气血津液是产生神的物质基础,不同脏腑的功能活动,总是表现出特定的情感、情绪和认知活动。如《素问·阴阳应象大论》载:"人有五脏化五气,以生喜怒悲忧恐。"因此,由于个体脏腑经络以及气血津液功能活动不同,所表现的情志活动也有差异,如有人善喜、有人善悲、有人勇敢、有人胆怯等。可见,一定的形态结构与生理机能,是心理特征产生的基础,使个体表现出相应的心理特征,而心理特征在长期的显现中,又影响着形态结构与生理机能,并表现出相应的行为特征。

三、体质的基本特点

体质禀受于先天，得养于后天，体质的生理特点是先后天因素共同作用的结果。先天禀赋决定着个体体质的特异性和相对稳定性，而各种后天因素又使人体体质具有动态可变性。改变后天的种种因素，可以在某种程度上改善体质，因此体质具有可调性。在相同或类似的时空条件下，人群的遗传背景和后天生存环境也是大致相同的，这就使群类的体质具有趋同性。

（一）人体身心特性的概括

体质反映着个体在形态结构、生理功能和心理活动中的基本特征，体现了内在脏腑气血阴阳之偏倾和机能活动之差异，是对个体身体素质和心理素质的概括。

（二）普遍性、全面性和复杂性

体质普遍地存在于每个个体中，每个人作为一个形神的统一体，必然会显现出自己的身心特性。这些特性全面地体现在人体形态和机能的各个方面的差异性上。这种差异，由于它的全面性而在不同个体之间表现为复杂的多样性，这种多样性并非没有规律可循。体质学说的任务就是揭示其规律，并就体质做出合理的分类。

（三）稳定性和可变性

体质禀承于先天，得养于后天。先天禀赋决定着个体体质的相对稳定性和个体体质的特异性，后天各种环境因素、营养状况、饮食习惯、精神因素、年龄变化、疾病损害、针药治疗等，又使得机体体质具有可变性。但体质是一个随个体发育的不同阶段而演变的生命过程，在生命过程中的某阶段，体质状态具有相对稳定性。

（四）连续性和可预测性

体质的连续性体现在不同个体体质的存在和演变时间的不间断性，体质的特征伴随着生命自始至终的全过程，或表现为生理状态下的生理反应性，或表现为病理状态下的发病倾向性。偏于某种体质类型者，在初显端倪之后，多具有循着这类体质固有的发展演变规律缓慢演化的趋势，体质的这种可预测性，为治未病提供了可能。

四、体质的评价标志

体质的评价标志，可通过体质的构成内容来体现。因此，当评价一个人的体质状况时，应从形态结构、生理机能及心理特征方面进行综合考虑。

（一）体质的评价指标

1. 身体的形态结构状况

身体的形态结构状况包括体表形态、体格、体型、内部的结构和功能的完整性、协调性。

2. 身体的功能水平

身体的功能水平包括机体的新陈代谢和各器官、系统的功能，特别是心血管、呼吸系统的功能。

3. 身体的素质及运动能力水平

身体的素质及运动能力水平包括速度、力量、耐力、灵敏性、协调性及走、跳、跑、投、攀越等身体的基本活动能力。

4.心理的发育水平

心理的发育水平包括智力、情感、行为、感知觉、个性、性格、意志等方面。

5.适应能力

适应能力包括对自然环境、社会环境和各种精神心理环境的适应能力及对病因、疾病损害的抵抗、调控能力、修复能力。

(二)理想健康体质的标志

理想体质是指人体在充分发挥遗传潜力的基础上,经过后天的积极培育,使机体的形态结构、生理功能、心理状态以及对环境的适应能力等各方面得到全面发展,处于相对良好的状态,即形神统一的状态。形神统一是健康的标志,因此,中医学常常将理想体质的标志融于健康的标志之中,理想体质的标志也反映了健康的标志。其具体标志主要是:

◇ 身体发育良好,体格健壮,体型匀称,体重适当。
◇ 面色红润,双目有神,须发润泽,肌肉皮肤有弹性。
◇ 声音洪亮有力,牙齿清洁坚固,双耳聪敏,脉象和缓均匀,睡眠良好,二便正常。
◇ 动作灵活,有较强的运动与劳动等身体活动能力。
◇ 精力充沛,情绪乐观,感觉灵敏,意志坚强。
◇ 处事态度积极、镇定、有主见,富有理性和创造性。
◇ 应变能力强,能适应各种环境,有较强的抗干扰、抗不良刺激和抗病的能力。

第二节 体质的形成

体质禀赋于先天,得养于后天。因此,体质是个体在遗传的基础上,在内外环境的影响下,在生长发育的过程中形成的。归纳起来主要有以下几个方面。

一、先天因素

先天,又称禀赋,是指子代出生以前在母体内所禀受的一切,包括父母生殖之精的质量,父母血缘关系所赋予的遗传性,父母生育的年龄,以及在体内孕育过程中母亲是否注意养胎和妊娠期疾病所给予的一切影响。先天禀赋是体质形成的基础,是人体体质强弱的前提条件。父母的生殖之精结合形成胚胎,禀受母体气血的滋养而不断发育,从而形成了人体,这种形体结构便是体质在形态方面的雏形,故《灵枢·决气》指出"两神相搏,合而成形"。张介宾称之为"形体之基"。因此,父母生殖之精的盈亏盛衰和体质特征决定着子代禀赋的厚薄强弱,影响其体质,父母体内阴阳的偏颇和机能活动的差异,可使子代也有同样的倾向性。父母形质精血的强弱盛衰,造成了子代禀赋的不同,表现出体质的差异,诸如身体强弱、肥瘦、刚柔、长短、肤色、性格、气质,乃至先天性生理缺陷和遗传性疾病,如鸡胸、龟背、癫痫、哮喘等。这种差异决定于先天遗传性因素,取决于父母肾之精气阴阳的盛衰偏颇及母体的调摄得当与否。先天之精充盈,则禀赋足而周全,出生之后体质强壮而少偏颇;先天之精不足,禀赋虚弱或偏颇,可使小儿生长发育障碍,影响身体素质和心理素质的健康发展。可见,在体质的形成过程中,先天因素起着关键性作用,是它确定了体质的"基调"。但这只对体质的发展提供了可能性,而体质的发育和定型,还受后天各种因素综合作用的影响。

二、后天因素

后天,是指人从出生到死亡之前的生命历程。后天因素是人出生之后赖以生存的各种因素的总和。后天因素可分为机体内在因素和外界环境因素两方面。机体内在因素包括性别、年龄、心理因素,外界因素实际上就是环境因素。环境指自然环境和社会环境。环境与健康的问题是生命科学中的重大课题,已经受到全球的关注。人从胚胎到生命终结之前,始终生活在一定的自然环境和社会环境之中。自然环境涉及生活环境、生产环境和食物链环境等一切客观环境。社会环境则涉及政治、经济、文化等环境要素。换言之,人们所处的环境包括人们赖以生存的基本条件和一切有关事物,例如社会的物质生活条件、劳动条件、卫生条件、社会制度、气候条件、生态平衡以及教育水平等。

(一)年龄因素

体质是一个随着个体发育的不同阶段而不断演变的生命过程,某个阶段的体质特点与另一个阶段的体质特点是不同的。这是因为在生长、发育、壮盛以至衰老、死亡的过程中,脏腑精气由弱到强,又由盛至衰,一直影响着人体的生理活动和心理变化,决定着人体体质的演变。小儿生机旺盛,精气阴阳蓬勃生长,故称之为"纯阳之体"。但其精气阴阳均未充分成熟,故又称为"稚阴稚阳"。小儿的体质特点前人概括为:脏腑娇嫩,形气未充,易虚易实,易寒易热。成年人一般精气血津液充盛,脏腑功能强健,体质类型已基本定型,一般而言比较稳定。老年人由于内脏机能活动的生理性衰退,体质常表现出精气神渐衰、阴阳失调、脏腑功能减退、代谢减缓、气血郁滞等特点。

(二)性别差异

就体质学说而论,人类最基本的体质类型可分为男性体质与女性体质两大类。由于男女在遗传性征、身体形态、脏腑结构等方面的差别,相应的生理功能、心理特征也就有异,因而体质上存在着性别差异。男性多禀阳刚之气,脏腑功能较强,体魄健壮魁梧,能胜任繁重的体力和脑力劳动,性格多外向、粗犷,心胸开阔;女性多禀阴柔之气,脏腑功能较弱,体形小巧苗条,性格多内向,喜静,细腻,多愁善感。男子以肾为先天,以精、气为本;女子以肝为先天,以血为本。男子多用气,故气常不足;女子多用血,故血常不足。男子病多在气分,女子病多在血分。男子之病,多由伤精耗气,女子之病,多由伤血。此外,女子由于经、带、胎、产、乳等特殊生理过程,还有月经期、妊娠期和产褥期的体质改变。当月经来潮后,体内产生了明显的周期性变化,故中医学有经期感冒热入血室等专论;妊娠期由于胎儿生长发育的需要,产褥期由于产育、哺育的影响,母体各系统产生一系列适应性反应,故有"孕妇宜凉,产后宜温"之说。

(三)饮食因素

饮食结构和营养状况对体质有明显的影响。饮食物各有不同的成分或性味特点,而人之五脏六腑,各有所好。脏腑之精气阴阳,需五味阴阳和合而生。长期的饮食习惯和固定的膳食品种质量,日久可因体内某些成分的增减等变化而影响体质。如饮食不足,影响精气血津液的化生,可使体质虚弱;饮食偏嗜,使体内某种物质缺乏或过多,可引起人体脏气偏盛或偏衰,形成有偏倾趋向的体质,甚则成为导致某些疾病的原因。如嗜食肥甘厚味可助湿生痰,形成痰湿体质;嗜食辛辣则易化火灼津,形成阴虚火旺体质;过食咸则胜血伤心,形成心气虚弱体质;过食生冷寒凉会损伤脾胃,产生脾气虚弱体质;饮食无度,久则损伤脾胃,可形成形盛气虚体质。

合理的膳食结构,科学的饮食习惯,适当的营养水平,则能保持和促进身体的正常生长发育,使精气神旺盛,脏腑功能协调,痰湿不生,阴阳平秘,体质强壮。

(四)劳逸所伤

过度的劳动和安逸是影响体质的又一重要因素。适度的劳作或体育锻炼,可使筋骨强壮,关节通利,气机通畅,气血调和,脏腑功能旺盛;适当的休息,有利于消除疲劳,恢复体力和脑力,维持人体正常的功能活动。劳逸结合,有利于人体的身心健康,保持良好的体质。但过度的劳作,则易于损伤筋骨,消耗气血,致脏腑精气不足,功能减弱,形成虚性体质。而过度安逸,长期养尊处优,四体不勤,则可使气血流行不畅,筋肉松弛,脾胃功能减退,而形成痰瘀型体质。如《灵枢·根结》载:"王公大人,血食之君,身体柔脆,肌肉软弱。"

(五)情志因素

情志,泛指喜怒忧思悲恐惊等心理活动,是人体对外界客观事物刺激的正常反应,反映了机体对自然、社会环境变化的适应调节能力。情志活动的产生、维持有赖于内在脏腑的机能活动,以脏腑精气阴阳为物质基础。七情的变化,可以通过影响脏腑精气的变化,而影响人体的体质。所以,精神情志,贵在和调。情志和调,则气血调畅,脏腑功能协调,体质强壮。反之,长期强烈的情志刺激,持久不懈的情志活动,超过了人体的生理调节能力,可致脏腑精气的不足或紊乱,给体质造成不良影响。常见的气郁性体质多由此起。气郁化火,伤阴灼血,又能导致阳热体质或阴虚体质。气滞不畅还可形成血瘀型体质。情志变化导致的体质改变,还与某些疾病的发生有特定的关系,如郁怒不解,情绪急躁的"木火质",易患眩晕、中风等病证;忧愁日久,郁闷寡欢的"肝郁质",易诱发癌症。因此,保持良好的精神状态,对体质健康十分有益。

(六)地理因素

从现代医学地理学的角度来看,不同地区或地域具有不同的地理特征,包括地壳的物理性状,土壤的化学成分、水土性质、物产及气候条件等特征。这些特征影响着不同地域人群的饮食结构、居住条件、生活方式、社会民俗等,从而制约着不同地域生存的不同人群的形态结构、生理机能和心理行为特征的形成和发展。同时,人类具有能动的适应性,由于自然环境条件不同,人类各自形成了与其生存环境条件相协调的自我调节机制和适应方式,从而产生并形成了不同自然条件下的体质特征。一般而言,北方人形体多壮实,腠理致密;东南之人多体型瘦弱,腠理偏疏松;滨海临湖之人,多湿多痰。居住环境的寒冷潮湿,易形成阴盛体质或湿盛体质。

(七)疾病与药物

1. 疾病因素

疾病是促使体质改变的一个重要因素。一般来说,疾病改变体质多是向不利方面变化,如大病、久病之后,常使体质虚弱;某些慢性疾病(如慢性肾炎、肺结核等)迁延日久,患者的体质易表现出一定的特异性。但感染邪气,罹患某些疾病(如麻疹、痄腮)之后,还会使机体具有相应的免疫力,使患者终生不再罹患此病。此外,疾病损害而形成的体质改变,其体质类型还与疾病变化有一定关系,如慢性肝炎早期多为气滞型体质,随着病变的发展可转为血瘀型、阴虚型等不同类型的体质。可见,体质与疾病因素常互为因果。

2. 药物因素

药物具有不同的性味特点,针灸也具有相应的补泻效果,能够调整脏腑精气阴阳之盛衰及经络气血之偏颇,用之得当,将会收到补偏救弊的功效,使病理体质恢复正常;用之不当,或针药误施,将会加重体质损害,使体质由壮变衰,由强变弱。

总之,体质禀赋于先天,受制于后天。先、后天多种因素构成影响体质的内外环境,在诸多因素的共同作用下,形成个体不同的体质特征。

第三节 体质的生理变化

一、体质与年龄

体质是一个随着个体发育的不同阶段而不断演变的生命过程。不同的年龄阶段,随着脏腑功能活动的盛衰变化、气血津液的新陈代谢,可表现比较明显的体质差异。人体在生长、发育、壮盛、衰老、死亡的生命过程中,脏腑精气由弱到强,又由盛至衰,从而影响着人体的生理活动和心理变化,决定着人体体质的演变。通常将年龄体质分为小儿期、青年期、中年期、更年期、老年期五个阶段。

(一)小儿体质

从出生到青春期,是体质渐趋成熟、定型的阶段。古代医家十分重视对小儿体质特点的认识,概括起来有以下三个方面。

1. 纯阳之体

中医最早的儿科专著《颅囟经》首次提出"孩子三岁以下,呼为纯阳"这一体质特点。"纯阳"是指小儿的生命活力,犹如初升之旭日,其阳气生长迅速而旺盛,身高、体重快速增加,各脏腑组织功能日益完善,呈现出蓬勃向上的生机。小儿"纯阳之体"的临床意义有二:一是小儿受邪以后,容易转化为热病;二是小儿脏腑组织的修复力较强,对药物的反应敏感,患病后较成人易于康复。

2. 稚阴稚阳之体

稚,是幼小、娇嫩、不成熟的意思。稚阴,是指小儿脏腑、筋骨、脑髓、血脉、肌肤及精、血、津液等有形之质皆未充实、完善;稚阳,是指小儿各脏腑的功能活动相对幼稚不足和不稳定状态。"稚阴稚阳之体"学说概括了小儿机体柔嫩、气血未盛、脾胃虚弱、抗病能力较差等体质特点。所以小儿外易为六淫所侵,内易为饮食所伤,患病则发病急,传变快,易实易虚,易寒易热。

3. 五脏有余不足

明代著名儿科医家万全曾指出小儿五脏的生理特点是"肝常有余、脾常不足、肾常亏虚、心火有余、肺脏娇嫩"。如小儿处于不断生长发育的生理时期,对饮食营养的需求量日益增多,而尚不成熟完善的脾胃难以适应,故小儿娇嫩的五脏六腑中以脾胃不足最为突出,所以应对小儿进行正确的喂养,对脾胃给予适当的调护。肺本为娇脏,外合皮毛,易被邪侵,所以小儿常易患感冒、咳嗽等病。如小儿先天不足,肾气亏虚,常发生"五迟""五软"等病证。小儿感受外邪,容易从阳化热,热盛则神昏,或动风抽搐等,这是"心常有余、肝常有余"的病理体现。

(二)青年体质

青年时期气血渐充,肾气旺盛,机体发育渐趋成熟,是人体生长发育的全盛时期。在此阶段,随着形体发育渐趋完善,脏腑功能健全,表现出人体体魄强壮,内脏坚实,气血充足,精力充沛,体健神旺,形成了基本稳定的体质类型。此时是体质最强健的阶段,抵抗力强,不易感邪致病,即使生病,也以实证为主,病轻易治,预后良好。

在心理及情感发展方面,青年初期的情绪体验强烈,两极性突出,欢快时兴高采烈,失意时垂头丧气。这一时期由于性的觉醒,萌发对异性的爱恋,容易引发一些心理问题。到了青年后期,心理变化开始形成稳定的个性发展,心理发育基本成熟,表现为自我意识不断发展,性意识进一步强烈,道德信念进一步确立,情感世界日益丰富。

(三)中年体质

中年阶段,人体的脏腑经络功能,都达到最佳状态。但也是在此阶段,人体体质出现转折征兆,脏腑气血由盛转而转向渐衰。由于生理上由盛转衰,逐渐出现阴阳气血失调,脏腑功能减退,形体开始走向衰退。此时期抗病能力开始下降,加之人到中年承担的社会及家庭责任较大,容易发生劳逸失度、起居无常等情况,女性还有经、带、胎、产等因素的影响,因此常易招致病邪入侵,或阴阳气血失调而病从内生,所以常说"中年是个多事之秋"。

鉴于中年时期元气渐趋衰弱的体质特点,《景岳全书·传忠录》指出"人于中年左右,当大为修理一番,则再振根基,尚余强半"。倡导中年重振根基之养生理念。为了防患于未然,从中年时期开始,适时注意身体的修复颐养,这对于保持健康、有效预防早衰、减少疾病发生具有重要意义。

(四)更年期体质

更年期是指人体由中年转入老年的过渡时期,是体质状态的特殊转折点。这一时期的特点是机体的阴阳气血和脏腑经络协调平衡发生急剧的变动,全身各系统的结构与功能均出现由盛转衰的生理变化。

1. 女性更年期体质

女性更年期多出现于44~55岁。在此阶段,人体肾气渐衰,冲任亏虚,精血不足,月经渐止而丧失生育能力,人的形体也随之同步衰老。肾为人体阴阳之本,肾阴亏虚,若水不涵木,导致肝阳上亢,或水不上奉,导致心肾不交;肾阳虚弱,命门火衰,脾土失于温煦,则出现脾肾阳虚。由于冲任失调、阴阳失衡,各项生理功能发生紊乱,所以大多女性或轻或重感觉到身体不适,如潮热汗出、心悸心烦、心绪不宁、健忘失眠、头晕头痛、急躁易怒、悲伤欲哭、口燥咽干、倦怠无力、浮肿、月经紊乱等。这一时期的女性加强身心的调养,在养生学中有着重要意义。

2. 男性更年期体质

男性更年期多出现于55~65岁之间,其体质特点为脏腑功能衰退,并以肾气虚衰为主而波及他脏。由于肾阴肾阳失调而导致脏腑功能失常,气血运行不畅。因为个体体质的差异,其更年期综合征表现的轻重,以及波及的脏腑有所不同,有人无明显的症状,有人却可出现明显的不适,如情绪不宁、抑郁寡欢、烦躁易怒、健忘失眠、易惊多梦、五心烦热、体力下降、眩晕耳鸣、阳痿早泄、性欲淡漠等。此阶段可通过锻炼、食物、药物等进行调养,以助于其顺利渡过更年期。

(五)老年体质

老年指60岁以上的人群。老年体质具有肾精亏虚和气血运行不畅两个特点,临床上在防治老年病时必须充分考虑老年人的体质特点。

1. 肾精亏虚

老年人脏腑功能衰退，阴阳气血俱虚，尤其是肾精亏虚是老年体质的基本特点。肾主藏精，为先天之本，肾精亏虚，则心、肝、脾、肺四脏失养而虚衰。肾虚则筋骨懈惰、骨质疏松、头发变白、牙齿脱落、耳聋失聪、皮肤苍老、行动迟缓等。脾虚则食少纳呆、大便不调、四肢疲乏等。肝虚则筋肉疲软、肢体麻木、头晕目眩、视力下降等，心虚则健忘、失眠、反应迟钝、易悲哀等。肺虚则语言低沉无力、动则气促、皮毛不润、多汗、易感冒等。

2. 气血运行不畅

人到老年，脉道艰涩、气血衰少、运行不畅，是其体质的又一大特点。老年人或多或少患有某些慢性疾病，按照叶天士"久病入络"的观点，久病可以影响气血的运行，产生瘀血阻络的病理变化。近代有学者提出"老年多瘀"的观点，主张延缓衰老不囿补肾一途，调和气血当是重要原则。

人之一生，随着年龄的增长而出现生长、发育、成熟、衰老的生命过程，体质表现出不同的生理特点，而且各个阶段密切关联。胎儿禀赋厚薄直接影响小儿时期的体质，青年时期的发育优劣直接影响中年期的体质，而更年期的转变顺逆则关系到老年期的体质。中医学倡导未病先防，所以应把保健养生贯穿于生命的全过程。

二、体质与性别

男女有别，由于男女在形态结构、生理功能、物质代谢及遗传等方面存在着较大的差异，从而形成了男女不同的体质特征。

(一)女性体质

女性为阴，常具阴柔之质。相对而言，女子体型小巧苗条而柔和，性格内向，喜静而稳健。女性体质有以下两个特点。

1. 女子以血为本

妇女有经、带、胎、产、乳等生理特点，因月经按时来潮，胎孕得以妊养，乳汁的生化满溢等都是以血为用，均易损耗血液，故女子血病多见。如唐容川《血证论》载："女子主血""女子以血为主"。在女子心理特征方面，性格一般多偏于内向，感情细腻，多愁善感，所以女子易被七情所伤，产生气机郁滞，气滞又可影响血行，从而发生月经失调、痛经等种种病患。

2. 女子以肝为先天

清代叶天士在《临证指南医案》中明确提出"女子以肝为先天"的观点。肝藏血，主疏泄，血液的运行和气机的调畅都离不开肝的藏血和疏泄功能，妇女在经、带、胎、产、乳的生理过程与肝的功能密切相关，如果肝的藏血和疏泄功能失调，就会发生月经失调、带下病、不孕、胎动不安、产后乳汁不畅等病症。所以在临床上常常从肝来论治这些疾病。

在女子一生中，最重要的生理阶段是青春期和更年期。青春期是人体内机能与结构急剧变化的时期，体内各种生理活动进行着整体性调整，是人生中第一个转折期。更年期是由中年转入老年的时期，是全身各系统的功能与结构渐进性衰退的过渡阶段，是人生中第二个转折期。这两个生理过程与肾和肝的功能密切相关，因此，女子在青春期和更年期阶段，要特别注意身体的调养，尤其是肝肾功能的调节。

(二)男性体质

男为阳，多禀阳刚之气。与女子相对而言，男子体格高大健壮有力，声音粗犷洪亮，肌肉结实,性格多外向,心胸较宽阔,多刚毅果断。因为男性为阳刚之体,所以易患阳证、热证,比女性更易感受各种外邪,病情常较严重,死亡率也较高。此外,"男子以肾为先天"(《孟河先生医案》),宋·齐仲甫《女科百问》指出"男子以精为本,女子以血为源";许叔微《普济本事方·妇人诸疾》指出"男子以精为主,女子以血为主",认为男性的生理特点主要是生精、排精,与肾有关,由于男子以肾精为本,精气易泄易亏,因而男子多患精病,其养生应以注重保养肾精为重要原则。

第四节 体质的分类

体质的差异现象是先天禀赋与后天多种因素共同作用的结果。人类体质间的同一性是相对的,而差异性则是绝对的。这种差异,既有因生存空间上存在的自然地域性差异而形成的群体差异,又有在相同的生存空间,但因禀赋、生活方式、行为习惯的不同而形成的个体差异;既有不同个体间的差异,又有同一个体不同生命阶段的差异。为了把握个体的体质差异规律及体质特征,有效地指导临床实践,就必须对复杂的体质现象进行广泛的比较分析,然后予以甄别分类。

一、体质的分类方法

体质的分类方法是认识和掌握体质差异性的重要手段。中医学体质的分类,是以整体观念为指导思想,以阴阳五行学说为思维方法,以藏象及精气血津液神理论为理论基础而进行的。古今医家从不同角度对体质作了不同的分类。《内经》曾提出过阴阳含量划分法、五行归属划分法、形态与机能特征分类法、心理特征分类法(包括刚柔分类法、勇怯分类法、形态苦乐分类法)等,张介宾等采用藏象阴阳分类法,叶天士等以阴阳属性分类,章虚谷则以阴阳虚实分类。现代医家多从临床角度根据发病群体中的体质变化、表现特征进行分类,但由于观察角度、分类方法不同,对体质划分的类型、命名方法也有所不同,有四分法、五分法、六分法、七分法、九分法、十二分法等,每一分类下又常有不同划分方法,但其分类的基础,是脏腑经络及精气血津液的结构与功能的差异。

体质的生理学基础是脏腑经络及精气血津液的盛衰偏颇,实际上是脏腑精气阴阳及其机能的差异和经络气血之偏倾。所以,在正常生理条件下,个体之间存在着一定的脏腑精气阴阳和经络气血的盛衰偏颇,导致了个体之间在生命活动表现形式上的某种倾向性和属性上偏阴偏阳的差异性,从而决定了人类体质现象的多样性和体质类型的出现。因此,着眼于整体生理功能的高低强弱,运用阴阳的分类方法对体质进行分类是体质分类的基本方法。正如章楠《医门棒喝·人体阴阳体用论》所载:"治病之要,首当察人体质之阴阳强弱。"

二、体质分类及其特征

理想的体质应是阴阳平和之质。《素问·调经论》说:"阴阳匀平……命曰平人。"《素问·生气通天论》说:"阴平阳秘,精神乃治。"但是,机体的精气阴阳在正常生理状态下,总是处于动态的消长变化之中,使正常体质出现偏阴或偏阳的状态。机体的精气阴阳,包括精为阴而气为阳和气自身所分之阴阳两个层次。体质类型的阴阳,主要是指以对立制约为主而多表现为寒热、动静偏倾的阴阳二气。人体正常体质大致可分为阴阳平和质、偏阳质和偏阴质三种类型。

（一）阴阳平和质

阴阳平和质是功能较为协调的体质类型。体质特征为：身体强壮，胖瘦适度；面色与肤色虽有五色之偏，但都明润含蓄；目光有神，性格开朗、随和；食量适中，二便通调；舌红润，脉象缓匀有神；夜眠安和，精力充沛，反应灵活，思维敏捷，工作潜力大；自身调节和对外适应能力强。

具有这种体质特征的人，不易感受外邪，很少生病。即使患病，多为表证、实证，且易于治愈，康复亦快，有时会不药而愈。如果后天调养得宜，无暴力外伤、慢性疾患及不良生活习惯，其体质不易改变，易获长寿。

（二）偏阳质

偏阳质是指具有亢奋、偏热、多动等特性的体质类型。体质特征为：形体适中或偏瘦，但较结实；面色多略偏红或微苍黑，或呈油性皮肤；性格外向，喜动好强，易急躁，自制力较差；食量较大，消化吸收功能健旺；大便易干燥，小便易黄赤；平时畏热喜冷，或体温略偏高，动则易出汗，喜饮水；唇、舌偏红，苔薄易黄，脉多偏阳；精力旺盛，动作敏捷，反应灵敏，性欲较强。

具有这种体质特征的人，对风、暑、热等阳邪的易感性较强，受邪发病后多表现为热证、实证，并易化燥伤阴；皮肤易生疖疮；内伤杂病多见火旺、阳亢或兼阴虚之证；容易发生眩晕、头痛、心悸、失眠及出血等病证。

由于此类体质的人阳气偏亢，多动少静，故日久必有耗阴之势。若调养不当，操劳过度，思虑不节，纵欲失精，嗜食烟酒、辛辣，则必将加速阴伤，发展演化为临床常见的阳亢、阴虚、痰火等病理性体质。

（三）偏阴质

偏阴质是指具有抑制、偏寒、多静等特征的体质类型。体质特征为：形体适中或偏胖，但较弱，容易疲劳。面色偏白而欠华；性格内向，喜静少动，或胆小易惊；食量较小，消化吸收功能一般；平时畏寒喜热，或体温偏低；精力偏弱，动作迟缓，反应较慢，性欲偏弱。

具有这种体质特征的人，对寒、湿等阴邪的易感性较强，受邪发病后多表现为寒证、虚证；表证易传里或直中内脏；冬天易生冻疮；内伤杂病多见阴盛、阳虚之证；容易发生湿滞、水肿、痰饮、瘀血等病证。

由于本类体质者阳气偏弱，长期发展，易致阳气虚弱，脏腑机能偏衰，水湿内生，从而形成临床常见的阳虚、痰湿、水饮等病理性体质。

应当指出，在体质分类上所使用的阴虚、阳虚、阳亢以及痰饮、瘀血等名词，与辨证论治中所使用的证候名称是不同的概念。证候是对疾病某一阶段或某一类型的病变本质的分析和概括，而体质反映的是一种在非疾病状态下就已存在的个体特异性。诚然，体质是疾病的基础，许多疾病，特别是慢性病，体质类型对其证候类型具有内在的相关性，这时，证候名称和原来的体质类型名称就可能一致，这说明体质与证候关系密切。

附：中华中医药学会《中医体质分类与判定标准》

该标准将体质分为平和质、气虚质、阳虚质、阴虚质、痰湿质、湿热质、血瘀质、气郁质、特禀质九个类型，是目前中医体质辨识的标准。

1. 平和质（A型）

总体特征：阴阳气血调和，以体态适中、面色红润、精力充沛等为主要特征。

形体特征：体形匀称健壮。

常见表现：面色、肤色润泽，头发稠密有光泽，目光有神，鼻色明润，嗅觉通利，唇色红润，不易疲劳，精力充沛，耐受寒热，睡眠良好，胃纳佳，二便正常，舌色淡红，苔薄白，脉和缓有力。

心理特征：性格随和开朗。

发病倾向：平素患病较少。

对外界环境适应能力：对自然环境和社会环境适应能力较强。

2. 气虚质（B型）

总体特征：元气不足，以疲乏、气短、自汗等气虚表现为主要特征。

形体特征：肌肉松软不实。

常见表现：平素语音低弱，气短懒言，容易疲乏，精神不振，易出汗，舌淡红，舌边有齿痕，脉弱。

心理特征：性格内向，不喜冒险。

发病倾向：易患感冒、内脏下垂等病；病后康复缓慢。

对外界环境适应能力：不耐受风、寒、暑、湿邪。

3. 阳虚质（C型）

总体特征：阳气不足，以畏寒怕冷、手足不温等虚寒表现为主要特征。

形体特征：肌肉松软不实。

常见表现：平素畏冷，手足不温，喜热饮食，精神不振，舌淡胖嫩，脉沉迟。

心理特征：性格多沉静、内向。

发病倾向：易患痰饮、肿胀、泄泻等病；感邪易从寒化。

对外界环境适应能力：耐夏不耐冬；易感风、寒、湿邪。

4. 阴虚质（D型）

总体特征：阴液亏少，以口燥咽干、手足心热等虚热表现为主要特征。

形体特征：体形偏瘦。

常见表现：手足心热，口燥咽干，鼻微干，喜冷饮，大便干燥，舌红少津，脉细数。

心理特征：性情急躁，外向好动，活泼。

发病倾向：易患虚劳、失精、不寐等病；感邪易从热化。

对外界环境适应能力：耐冬不耐夏；不耐受暑、热、燥邪。

5. 痰湿质（E型）

总体特征：痰湿凝聚，以形体肥胖、腹部肥满、口黏苔腻等痰湿表现为主要特征。

形体特征：体形肥胖，腹部肥满松软。

常见表现：面部皮肤油脂较多，多汗且黏，胸闷，痰多，口黏腻或甜，喜食肥甘甜黏，苔腻，脉滑。

心理特征：性格偏温和、稳重，多善于忍耐。

发病倾向：易患消渴、中风、胸痹等病。

对外界环境适应能力：对梅雨季节及湿重环境适应能力差。

6. 湿热质（F型）

总体特征：湿热内蕴，以面垢油光、口苦、苔黄腻等湿热表现为主要特征。

形体特征：形体中等或偏瘦。

常见表现：面垢油光，易生痤疮，口苦口干，身重困倦，大便黏滞不畅或燥结，小便短黄，男性易阴囊潮湿，女性易带下增多，舌质偏红，苔黄腻，脉滑数。

心理特征：容易心烦急躁。

发病倾向：易患疮疖、黄疸、热淋等病。

对外界环境适应能力：对夏末秋初湿热气候，湿重或气温偏高环境较难适应。

7. 血瘀质（G 型）

总体特征：血行不畅，以肤色晦黯、舌质紫黯等血瘀表现为主要特征。

形体特征：胖瘦均见。

常见表现：肤色晦黯，色素沉着，容易出现瘀斑，口唇黯淡，舌黯或有瘀点，舌下络脉紫黯或增粗，脉涩。

心理特征：易烦，健忘。

发病倾向：易患癥瘕及痛证、血证等。

对外界环境适应能力：不耐受寒邪。

8. 气郁质（H 型）

总体特征：气机郁滞，以神情抑郁、忧虑脆弱等气郁表现为主要特征。

形体特征：形体瘦者为多。

常见表现：神情抑郁，情感脆弱，烦闷不乐，舌淡红，苔薄白，脉弦。

心理特征：性格内向不稳定、敏感多虑。

发病倾向：易患脏躁、梅核气、百合病及郁证等。

对外界环境适应能力：对精神刺激适应能力较差；不适应阴雨天气。

9. 特禀质（I 型）

总体特征：先天失常，以生理缺陷、过敏反应等为主要特征。

形体特征：过敏体质者一般无特殊；先天禀赋异常者或有畸形，或有生理缺陷。

常见表现：过敏体质者常见哮喘、风团、咽痒、鼻塞、喷嚏等；患遗传性疾病者有垂直遗传、先天性、家族性特征；患胎传性疾病者具有母体影响胎儿个体生长发育及相关疾病特征。

心理特征：随禀质不同情况各异。

发病倾向：过敏体质者易患哮喘、荨麻疹、花粉症及药物过敏等；遗传性疾病如血友病、先天愚型等；胎传性疾病如五迟（立迟、行迟、发迟、齿迟和语迟）、五软（头软、项软、手足软、肌肉软、口软）、解颅、胎惊等。

对外界环境适应能力：适应能力差，如过敏体质者对易致过敏季节适应能力差，易引发宿疾。

第五节　体质学说的应用

体质学说，重在研究正常人体的生理特殊性，强调脏腑经络的偏颇和精气阴阳的盛衰对形成体质差异的决定性作用，揭示了个体的差异规律、特征及机理。体质的特殊性是由脏腑之盛衰，气血之盈亏所决定的，反映了机体阴阳运动形式的特殊性。由于体质的特异性、多样性和可变性，形成了个体对疾病的易感倾向、病变性质、疾病过程及其对治疗的反应等方面的明显差异。因此，中医学强调"因人制宜"，并把体质学说同病因学、病机学、诊断学、治疗学和养生学等密切地结合起来,以指导临床实践。

一、体质与病因

体质因素决定着个体对某些病邪的易感性、耐受性。体质反映了机体自身生理范围内阴阳寒热的盛衰偏倾,这种偏倾性决定了个体的机能状态的不同,因而对外界刺激的反应性、亲和性、耐受性不同,也就是选择性不同,正所谓"同气相求"。一般而言,偏阳质者易感受风、暑、热之邪而耐寒。感受风邪易伤肺脏;感受暑热之邪易伤肺胃及肝肾之阴气。偏阴质者易感受寒湿之邪而耐热,感受寒邪后亦易入里,常伤脾肾之阳气;感受湿邪最易困遏脾阳,外湿引动内湿而为泄为肿等。小儿气血未充,稚阴稚阳之体,常易感受外邪或因饮食所伤而发病。凡此种种,均说明了体质的偏颇是造成机体易于感受某病的根本原因。正如清·吴德汉《医理辑要·锦囊觉后编》所说:"要知易风为病者,表气素虚;易寒为病者,阳气素弱;易热为病者,阴气素衰;易伤食者,脾胃必亏;易劳伤者,中气必损。"

二、体质与发病

中医学认为,正气虚是产生疾病的内在根据,而体质的强弱决定着正气的盛衰。体质健壮,正气旺盛,则邪气难以致病;体质衰弱,正气内虚,则易于发病。

体质因素还决定着发病的倾向性。脏腑组织有坚脆刚柔之别,个体对某些病因的易感性不同,因而不同体质的人发病情况也各不相同。《灵枢·五变》指出:"五脏皆柔弱者,善病消瘅""小骨弱肉者,善病寒热""粗理而肉不坚者,善病痹。"一般而言,小儿脏腑娇嫩,体质未壮,易患咳喘、腹泻、食积等疾;年高之人,五脏精气多虚,体质转弱,易患痰饮、咳喘、眩晕、心悸、消渴等病;肥人或痰湿内盛者,易患中风、眩晕;瘦人或阴虚之体,易罹肺痨、咳嗽诸疾;阳弱阴盛体质者易患肝郁气滞之证。脏气偏聚盈虚的改变,形成体内情感好发的潜在环境,使人对外界刺激的反应性增强,使情志症状的产生有一定的选择性和倾向性。如《素问·宣明五气》指出:"精气并于心则喜,并于肺则悲,并于肝则忧,并于脾则畏,并于肾则恐。"

此外,遗传性疾病、先天性疾病的发生,以及过敏体质的形成,也与个体体质密切相关。这是因为不同的种族、民族、家族长期的遗传因素和生活环境条件不同,形成了体质的差异,即对某些疾病的易感性、抗病能力和免疫反应的不同。

三、体质与病机

体质因素决定病机的从化。病情从体质而变化,称之为从化。人体感受邪气之后,由于体质的特殊性,病理性质往往发生不同的变化。由于体质的特殊性,不同的体质类型有其潜在的、相对稳定的倾向性,称之为"质势"。人体遭受致病因素的作用时,即在体内产生相应的病理变化,而且不同的致病因素具有不同的病变特点,这种病理演变趋势称之为"病势"。病势与质势结合就会使病变性质发生不同的变化。这种病势依附于质势,从体质而发生的转化,称之为"质化",亦即从化。正如《医门棒喝·六气阴阳论》所说:"邪之阴阳,随人身之阴阳而变也。"如同为感受风寒之邪,阳热体质者得之往往从阳化热,而阴寒体质者则得之易从阴化寒。又如同为湿邪,阳热之体得之,则湿易从阳化热,而为湿热之候,阴寒之体得之,则湿易从阴化寒,而为寒湿之证。因禀性有阴阳,脏腑有强弱,故机体对致病因子有化寒、化热、化湿、化燥等区别。质化(从化)的一般规律是:素体阴虚阳亢者,机能活动相对亢奋,受邪后多从热化;素体阳虚阴盛者,机能活动相对不足,受邪后多从寒化;素体津亏血耗者,易致邪从燥化;气虚湿盛者,受邪后多从湿化。

四、体质与辨证

体质是辨证的基础,体质决定疾病的证候类型。首先,感受相同的致病因素或患同一种疾病,因个体体质的差异可表现出阴阳表里寒热虚实等不同的证候类型,即同病异证。如同样感受寒邪,素体强壮,正气可以御邪于肌表者,表现为恶寒发热、头身疼痛、苔薄白、脉浮等风寒表证;而素体阳虚,正不胜邪者,一发病就出现寒邪直中脾胃的畏寒肢冷、纳呆食减、腹痛泄泻、脉象缓弱等脾阳不足之证。又如同一地区、同一时期所发生的感冒病,由于邪气性质的不同,感邪轻重的不同和体质的差异,证候类型就有风寒、风热、风湿、风燥等的不同。可见体质是形成同病异证的决定性因素。另一方面,异病同证的产生也与体质密切相关。感受不同的病因或患不同的疾病,而体质在某些方面具有共同点时,常常可表现为相同或类似的证候类型。如阳热体质者,感受暑热之邪气后势必出现热证,但若感受风寒邪气,亦可郁而化热,表现为热性证候。泄泻、水肿病,体质相同时,都可以表现为脾肾阳虚之证。所以说,同病异证与异病同证,主要是以体质的差异为生理基础,体质是证候形成的内在基础。

由于体质的特殊性决定着发病后临床证候类型的倾向性,证候的特征中包含着体质的特征,故临床辨证特别重视体质因素,将判别体质状况视为辨证的前提和重要依据。

五、体质与治疗

辨证论治是中医治疗的基本原则和特色,而形成证候的内在基础是体质。体质特征在很大程度上决定着疾病的证候类型和个体对治疗反应的差异性,因而注重体质的诊察就成了辨证论治的重要环节。临床所见同一种病变,同一种治法,但是对此人有效,对他人则不但无效,反而有害,其原因就在于病同而人不同。个体体质的不同,决定了证候的不同,治法和方药应当针对证候而有别。辨证论治,治病求本,实质上包含着从体质上求本治疗之义。由于体质受先天禀赋、年龄、性别、生活条件及情志所伤等多种因素的影响,故通常所说的"因人制宜",其核心应是区别体质而治疗。

(一) 区别体质特征而施治

体质有阴阳之别,强弱之分,偏寒偏热之异,所以在治疗中,常以患者的体质状态作为立法处方用药的重要依据。针对证候的治疗实际上包含了对体质内在偏颇的调整,是根本的治疗,也是治病求本的反映。如面色白而体胖,属阳虚体质者,感受寒湿阴邪,易从阴化寒化湿,当用附子、肉桂、干姜等大热之品以温阳祛寒或通阳利湿;如面色红而形瘦,属阴虚体质者,内火易动,若同感受寒湿阴邪,反易从阳化热伤阴,治宜清润之品。因此,偏阳质者,多发实热证候,当慎用温热伤阴之剂;偏阴质者,多发实寒证候,慎用寒凉伤阳之药。针刺治疗也要依据患者体质施以补泻之法:体质强壮者,多发为实性病证,当用泻法;体质虚弱者,多发为虚性病证,当用补法。如《灵枢·根结》说:"刺布衣者深以留之,刺大人者微以徐之。"

"同病异治"和"异病同治"是辨证论治的具体体现。由于体质的差异,同一疾病,可出现病情发展、病机变化的差异,表现出不同的证候,治疗上应根据不同的情况,采取不同的治法;而不同的病因或疾病,由于患者的体质在某些方面有共同点,证候随体质而变,可出现大致相同的病机变化和证候,故可采用大致相同的方法进行治疗。

(二)根据体质特征注意针药宜忌

体质有寒热虚实之异,药物有性味偏颇,针灸也有补泻手法的不同,因此治疗时就要明辨体质对针药的宜忌,把握用药及针灸的"度",中病即止,既可治愈疾病,又不损伤正气。

1. 注意药物性味

一般来说,体质偏阳者宜甘寒、酸寒、咸寒、清润,忌辛热温散、苦寒沉降;体质偏阴者宜温补益火,忌苦寒泻火;素体气虚者宜补气培元,忌耗散克伐;阴阳平和质者宜视病情权衡寒热补泻,忌妄攻蛮补;痰湿质者宜健脾芳化,忌阴柔滋补;湿热质者宜清热利湿,忌滋补厚味;瘀血质者,宜疏利气血,忌固涩收敛等。

2. 注意用药剂量

不同的体质对药物的反应不同,如大黄泻下通便,有人服用 9 克即足以通便泻下,有人服至 18 克仅见大便转软,即是其例。一般说来,体质强壮者,对药物耐受性强,剂量宜大,用药可峻猛;体质瘦弱者,对药物耐受性差,剂量宜小,药性宜平和。正如《灵枢·论痛》所说:"胃厚、色黑、大骨及肥者皆胜毒,故其瘦而薄胃者,皆不胜毒也。"

3. 注意针灸宜忌

体质不同,针灸治疗后的疼痛反应和得气反应有别。一般体质强壮者,对针石、火焫的耐受性强,体质弱者,耐受性差;肥胖体质者,多气血迟涩,对针刺反应迟钝,进针宜深,刺激量宜大,多用温针艾灸;瘦长体型者气血滑利,对针刺反应敏感,进针宜浅,刺激量相应宜小,少用温灸。

(三)病愈调理要兼顾体质特征

疾病初愈或趋向恢复时,促其康复的善后调理十分重要,也属于治疗范畴。调理时需多方面的措施配合,包括药物、食饵、精神心理和生活习惯等。这些措施的具体选择应用,皆须兼顾患者的体质特征。如体质偏阳者初愈,慎食狗肉、羊肉、桂圆等温热及辛辣之味;体质偏阴者大病初愈,慎食龟鳖、熟地等滋腻之物和五味子、诃子、乌梅等酸涩收敛之品。

六、体质与养生

善于养生者,就要修身养性,形神共养,以增强体质,预防疾病,增进身心健康。调摄时就要根据各自不同的体质特征,选择相应的措施和方法。

中医学的养生方法,贯穿于衣食住行的各个方面,主要有顺时摄养、调摄精神、起居有常、劳逸适度、饮食调养及运动锻炼等,无论在哪一方面的调摄,都应兼顾体质特征。例如,在食疗方面,体质偏阳(热)者,进食宜凉而忌热;体质偏阴(寒)者,进食宜温而忌寒;形体肥胖者多痰湿,食宜清淡而忌肥甘;阴虚之体,饮食宜甘润生津之品,忌肥腻厚味、辛辣燥烈之品;阳虚之体宜多食温补之品。在精神调摄方面,要根据个体体质特征,采用各种心理调节方法,以保持心理平衡,维持和增进心理健康。如气郁质者,精神多抑郁不爽,神情多愁闷不乐,性格多孤僻内向,多愁善感,气度狭小,故应注意情感上的疏导,消解其不良情绪,以防过极。阳虚质者,精神多萎靡不振,神情偏冷漠,多自卑而缺乏勇气,应帮助其树立起生活的信心。

目标检测

一、选择题

(一)单项选择题

1. 体质是指人体的( )
   A. 身体素质　　B. 身心特征　　C. 形态结构　　D. 遗传特质　　E. 心理素质
2. 观察和测量身体各部分的大小、形状、匀称程度,以及体重、胸围、肩宽、骨盆宽度和皮肤与皮下软组织情况可判断( )
   A. 性征　　B. 体姿　　C. 体型　　D. 体格　　E. 体表形态
3. 衡量体格的重要指标是( )
   A. 性征　　B. 身高　　C. 体姿　　D. 体重　　E. 体型
4. 体型中最有代表性的差异是( )
   A. 身高　　B. 肤色　　C. 腠理之坚松　　D. 形体之肥瘦　　E. 皮肤之厚薄
5. 先天禀赋决定着体质的相对( )
   A. 可变性　　B. 稳定性　　C. 全面性　　D. 普遍性　　E. 复杂性
6. 后天各种因素使体质具有( )
   A. 可变性　　B. 连续性　　C. 复杂性　　D. 普遍性　　E. 稳定性
7. 中医体质理论渊源于经典著作( )
   A.《伤寒杂病论》　　B.《妇人良方》　　C.《景岳全书》　　D.《黄帝内经》　　E.《千金要方》
8. 过食生冷寒凉,易形成( )
   A. 火旺体质　　B. 痰湿体质　　C. 心气虚体质　　D. 脾气虚体质　　E. 肝郁体质
9. 理想的体质应为( )
   A. 偏阳质　　B. 偏阴质　　C. 阴阳平和质　　D. 肥胖质　　E. 瘦小质
10. 具有亢奋、偏热、多动等特征的体质为( )
    A. 阴阳平和质　　B. 偏阴质　　C. 偏阳质　　D. 肝郁质　　E. 阳虚质
11. 具有抑制、偏寒、多静等特征的体质为( )
    A. 阴阳平和质　　B. 偏阴质　　C. 偏阳质　　D. 阴虚质　　E. 气虚质
12. 素体阴虚阳亢者,受邪后多从( )
    A. 寒化　　B. 热化　　C. 燥化　　D. 湿化　　E. 火化
13. 素体阳虚阴盛者,易致邪从( )
    A. 寒化　　B. 实化　　C. 虚化　　D. 湿化　　E. 燥化
14. 衡量体格的重要指标为( )
    A. 性征　　B. 体姿　　C. 体重　　D. 体型　　E. 体格
15. 体质偏阳者治宜( )
    A. 温补益火　　B. 清热利湿　　C. 甘寒凉润　　D. 补气培元　　E. 健脾芳化

(二)多项选择题

16. 体质的构成包括( )
    A. 对某些病因的易感性　　B. 发病的倾向性
    C. 形态结构的差异性　　D. 生理功能的差异性

E. 心理特征的差异性
17. 体格反映了人体的（　　）
　　A. 生长发育水平　　B. 营养状况　　C. 锻炼程度　　D. 体姿　　E. 性征
18. 体质的特点有（　　）
　　A. 普遍性　　B. 全面性　　C. 稳定性　　D. 可变性　　E. 连续性
19. 影响体质形成的先天因素有（　　）
　　A. 父母生殖之精的质量　　　　B. 父母血缘关系的远近
　　C. 父母生育的年龄　　　　　　D. 母亲妊娠期的养胎情况
　　E. 母亲妊娠期疾病的影响
20. 影响体质形成的后天因素有（　　）
　　A. 性别、年龄　　　　　　　　B. 饮食因素
　　C. 劳逸、疾病因素　　　　　　D. 情志因素
　　E. 地理因素
21. 小儿的体质特点为（　　）
　　A. 脏腑娇嫩　　B. 形气未充　　C. 易虚易实　　D. 易寒易热　　E. 代谢缓慢
22. 老年人的体质特点为（　　）
　　A. 精气神渐衰　　B. 脏腑功能减退　　C. 代谢缓慢　　D. 气血郁滞　　E. 阴阳失调
23. 偏阳质者（　　）
　　A. 耐寒　　　　　　　　　　　B. 耐热
　　C. 易感风、暑、热邪　　　　　D. 易感寒湿之邪
　　E. 发病后多表现为热证、实证
24. 偏阴质者（　　）
　　A. 耐寒　　　　　　　　　　　B. 耐热
　　C. 易感风、暑、热邪　　　　　D. 易感寒湿之邪
　　E. 发病后多表现为寒证、虚证
25. 偏阳质的人易发展演化成的病理体质是（　　）
　　A. 阳虚　　B. 阳亢　　C. 阴虚　　D. 痰湿　　E. 痰火
26. 偏阴质的人易发展演化成的病理体质是（　　）
　　A. 阳亢　　B. 阳虚　　C. 阴虚　　D. 痰湿　　E. 水饮
27. 阴虚之体养生时应慎用（　　）
　　A. 肥甘之品　　　　　　　　　B. 辛辣之品
　　C. 甘润生津之品　　　　　　　D. 燥热之品
　　E. 苦寒之品
28. 气虚质的特征为（　　）
　　A. 肌肉松软不实　　　　　　　B. 肌肉松软不实
　　C. 易患感冒、内脏下垂等病　　D. 不耐受风、寒、暑、湿邪
　　E. 病后康复缓慢
29. 痰湿质的特征为（　　）
　　A. 体形肥胖　　　　　　　　　B. 性格偏温和

C. 易患消渴、中风、胸痹等病　　D. 喜食肥甘甜黏

   E. 面垢油光,易生痤疮

30. 气郁质的特征为(　　)

   A. 形体瘦者为多　　　　　　B. 神情抑郁,情感脆弱

   C. 性格内向不稳定　　　　　D. 易患脏躁、梅核气、百合病及郁证等

   E. 不适应阴雨天气

二、问答题

1. 体质差异性构成主要包括哪几个方面？具体内容是什么？
2. 人的心理活动在体质上的差异主要表现为哪些方面？
3. 简述构成体质基本内容的形态结构、生理功能、心理活动之间的关系。
4. 体质具有哪些特点？
5. 情志因素是如何影响体质的？
6. 试述男、女、老、幼在体质上的不同特点。
7. 试述阴阳平和质、偏阳质、偏阴质三种体质类型的不同特点。
8. 试述体质学说在中医学中的应用。

第七章 病　因

学习目标

【学习目的】 通过学习本章节的有关知识，以熟悉疾病发生的常见原因，同时为后续章节及课程的学习奠定基础。

【知识要求】 掌握六淫邪气各自的性质和致病特点，以及内伤七情的致病特点；熟悉痰饮、瘀血、饮食失宜及劳逸失度的致病特点；了解其他病因的致病特点。

【能力要求】 熟练应用六淫、七情等病因的致病特点等基本知识，推断出常见疾病的发病原因。

病因，就是指引起疾病的原因，又称为病邪、致病因素等。一切破坏人体相对平衡状态而引起疾病的原因就是病因。中医学中的病因主要包括六淫、疠气、七情、饮食失宜、劳逸失度、痰饮、瘀血、结石、外伤、寄生虫以及医源因素、药源因素、先天因素等。

病因学说是研究病因的性质、致病特点及其临床表现的系统理论。中医病因学说以整体观念为指导思想，在探求病因时，除了解发病过程中可能作为致病因素的客观条件，如情志因素、外伤等外，主要是采用"辨证求因"的方法，即以疾病的临床表现为依据，通过分析病证的症状和体征来推求病因，从而为治疗提供依据。由于病因的性质和致病特点不同，机体对致病因素的反应各异，因而表现出来的症状和体征也各不相同。如根据患者出现胸胁刺痛、舌有瘀斑等，就可判断为瘀血致病，据此可采用活血化瘀的方法祛除病因，治疗疾病。

在疾病发展过程中，原因和结果是相互作用的。也就是说，在一定条件下，原因和结果可发生变化。在某一阶段是结果的东西——病理产物，在另一阶段则可成为新的致病因素。例如，痰饮、瘀血、结石是各种致病因素侵犯人体，导致脏腑气血功能失调所形成的病理产物，但这种病理产物停留体内，又可成为新的病因，导致其他病证的发生。

关于病因的分类，历代医家提出了不同的方法。《内经》将复杂的病因分为阴阳两大类。如《素问·调经论》载："夫邪之生也，或生于阴，或生于阳。其生于阳者，得之风雨寒暑。其生于阴者，得之饮食居处，阴阳喜怒。"汉代张仲景在《金匮要略》中将病因按传变途径概括为三类："一者经络受邪入脏腑，为内所因也；二者四肢九窍，血脉相传，壅塞不通，为外皮肤所中也；三者房室、金刃、虫兽所伤。"至宋代，陈无择在张仲景分类的基础上，把病因与发病途径结合起来，明确提出了"三因学说"。他言："六淫，天之常气，冒之则先自经络流入，内合于脏腑，为外所因；七情，人之常性，动之则先自脏腑郁发，外形于肢体，为内所因；其如饮食饥饱，叫呼伤气，尽神度量，疲极筋力，阴阳违逆，及至虎狼毒虫，金疮踒折，疰忤附着，畏压溺等，有悖常理，为不内外因。"即六淫邪气所感为外因；七情所伤为内因；饮食劳倦、跌仆金刃，以及虫兽所伤等则为不内外因。三因学说中的"内因"与"外因"虽然还没有科学地揭示内因、外因的辩证关系，但它把致病因素和发病途径结合起来的分类方法,对临床辨证施治,确有一定的指导意义。本教材将病因分为外感病因、内伤病因、病理产物性病因以及其他病因四大类。

第一节 外感病因

外感病因是指来源于自然界,多从肌表、口鼻侵入人体,引起外感性疾病的致病因素。外感病因包括六淫、疠气等。

一、六淫

(一)六淫的基本概念

六淫,即风、寒、暑、湿、燥、火(热)六种外感病邪的统称。淫,有太过、浸淫之意,引申为不正、异常。

风、寒、暑、湿、燥、火本为自然界的六种正常气候变化,称为"六气"。这六种正常气候的存在和交替变化是万物生长的条件,对于人体是无害的。由于机体在生命活动的过程中,通过自身的调节机制产生了一定的适应能力,从而使人体的生理活动与六气的变化相适应,所以正常的六气一般不易使人生病。六气的变化有一定的规律和限度,当气候变化异常,超过了一定限度,如六气的太过或不及,非其时而有其气(如春天应温而反寒,秋天应凉而反热等),以及气候变化过于急骤(如暴冷、暴热等),都会使机体不能与之相适应,导致疾病的发生。于是,六气由对人体无害而转化为对人体有害,成为致病的因素。能导致机体发生疾病的六气便称之为"六淫"。

(二)六淫致病的共同特点

六淫致病,除了各自的致病特点外,还具有下列共同的特点。

1. 外感性

六淫之邪来自自然界,多从肌表、口鼻侵犯人体而发病,因此,六淫又有"外感六淫"之称。六淫所致疾病称为"外感病"。

2. 季节性

六淫致病常有明显的季节性。如春季多风病,夏季多暑病,秋季多燥病,冬季多寒病等。但是,气候的变化是非常复杂的,夏季也可患寒病,冬季也可得热病。

3. 地域性

六淫致病常与生活区域及工作环境密切相关。如久居潮湿环境易发湿病;高温环境易患温燥火热之证。西北严寒多得寒病;东南多雨易生湿病等。

4. 相兼性

六淫邪气既可单独侵袭人体而发病,又可两种或两种以上外邪同时侵犯人体而致病。如寒、湿常一并困阻脾气;风、热之邪常共同引起风热感冒;风、寒、湿三邪相兼并留滞关节筋骨,可形成风寒湿痹等等。六淫相兼为患,常以风邪为先导。

六淫致病若从现代科学的角度来看,除时令气候因素外,还包括生物(细菌、病毒等)、物理、化学等多种致病因素在内,并与机体所表现的病理反应有关。

(三)六淫的性质和致病特点

1. 风邪

凡致病具有轻扬开泄、向上向外、善动不居等特性的外邪,称为风邪。风邪侵入所致的病证,称为外风病证。

(1)风邪致病的规律

风为春季的主气,但四季皆有,故风邪引起疾病虽以春季为多,但不限于春季,其他季节也可发生。

(2)风邪的性质和致病特点

风为阳邪,其性开泄,易袭阳位　风邪具有升散、向上、向外的特性,故属阳邪。其性开泄,是指风邪侵犯机体易使腠理疏松开张,而至汗液外泄。正因为风邪具有升散、向上、向外、开泄的特性,所以,风邪伤人多犯及头面、肌表等阳位,表现出头痛、咳嗽、恶风、汗出等症状。如《素问·太阴阳明论》载:"伤于风者,上先受之。"

风性善行数变　善行,是指风邪致病具有病位行无定处的特性。如行痹(风痹)出现四肢关节游走性疼痛,就是由于风邪偏盛造成的。数变,是指风邪致病具有变化无常和发病急骤的特点。如中风病,常表现为突然昏倒,不省人事,口眼㖞斜,半身不遂;小儿风水病,短时间内出现头面及一身悉肿等,都反映出风邪致病迅速的特性。而风疹块(荨麻疹)发无定处,此起彼伏,变幻无常,则既有善行的特性,又有数变的特性。故《素问·风论》载:"风者,善行而数变……"

风性主动　动,是指风邪致病具有动摇不定的特征。《素问·阴阳应象大论》载:"风胜则动"。风邪引起的疾病常表现为眩晕、震颤、四肢抽搐,甚或颈项强直、角弓反张等动摇不定的症状。如外感热病中的"热极生风"证,就可出现上述症状。临床上因受风而面部肌肉颤动,或口眼歪斜,为风中经络。因金刃外伤,复受风毒之邪而出现四肢抽搐、角弓反张等症,也属于风性主动的临床表现。

风为百病之长　是指风为六淫病邪中首要的致病因素,常是外邪致病的先导。一是指风邪常兼他邪合而伤人,为外邪致病的先导。因风性开泄,凡寒、湿、燥、热诸邪,常依附于风而侵犯人体,从而形成外感风寒、风湿、风热、风燥等证。二是指风邪袭人致病最多。风邪四季皆有,故发病机会多;风邪侵入,无孔不入,表里内外均可遍及,侵害不同的脏腑,可发生多种病证。所以古人有时将风邪作为外感致病因素的总称。故有风为"百病之长""六淫之首"的说法。《素问·骨空论》载:"风者,百病之始也。"《素问·风论》载:"风者,百病之长也。"

2. 寒邪

凡致病具有寒冷、凝结、收引等特性的外邪,称为寒邪。寒邪侵入所致病证,称为外寒病证。寒客肌表,郁遏卫阳者,称为"伤寒";寒邪直中于里,伤及脏腑阳气者,称为"中寒"。

(1)寒邪的致病规律

寒为冬季的主气,故在气温较低的冬季,人体不注意防寒保暖,则常易感受寒邪。其他季节,如淋雨涉水,汗出当风以及贪凉露宿,或过饮寒凉之物,也可感受寒邪。

(2)寒邪的性质和致病特点

寒为阴邪,易伤阳气　寒为阴气盛的表现,故属阴邪。人体阳气本可以制约阴,但阴寒偏盛,阳气不仅不能驱除寒邪,反而为阴寒所伤。人体阳气一旦受损,失去正常的温煦作用,全身或局部就会出现机能减退的寒象。故《素问·阴阳应象大论》有"阴胜则寒""阴胜则阳病"之说。如寒邪束表，卫阳被遏，可见恶寒；寒邪伤及脾胃，中阳受损，可见吐泻清稀、脘腹冷痛；寒邪伤及脾肾，温运气化失职，可见畏寒肢冷、腰脊冷痛、尿清便溏；若素体心肾阳虚，寒邪直中少阴，可见恶寒嗜卧、手足厥冷、下利清谷、精神萎靡、脉微细等症。

寒性凝滞，主痛 凝滞，即凝结、阻滞不通之意。寒邪侵袭机体，最易损伤人体阳气，阳气既伤，体内经脉气血失于温煦、推动，则凝滞不通，不通则痛，故疼痛是寒邪致病的重要特征。《素问·痹论》载："痛者，寒气多也，有寒故痛也。"如寒客肌表，凝滞经脉，则头身肢体疼痛；痹证中的寒痹，寒邪偏胜，故关节疼痛剧烈，因而又称为"痛痹"；寒邪直中于里，凝涩阻滞体内气机，可引起胸、脘、腹等部位冷痛或绞痛。寒邪侵袭所致的疼痛，一般具有疼痛剧烈，遇寒痛甚，得温痛减的特点。

寒性收引 收引，有收缩牵引之意。寒邪侵犯机体，损伤阳气，容易使人体气机收敛，腠理闭塞，经络筋脉收缩挛急。《素问·举痛论》指出"寒则气收"，如寒邪侵袭肌表，则毛窍收缩，腠理闭塞，卫阳阻遏，可见恶寒发热、无汗等症。《素问·举痛论》又言："寒气客于脉外则脉寒，脉寒则缩踡，缩踡则脉绌急，绌急则外引小络，故卒然而痛。"如寒邪客于经络、关节，则引起筋脉收缩拘急，以致拘挛作痛，屈伸不利，或冷凝不仁。可见寒邪引起疼痛的机理，不仅与"寒性凝滞"有关，而且与"寒性收引"也密切相关。

3. 湿邪

凡致病具有重浊、黏滞、趋下等特性的外邪，称为湿邪。湿邪侵入所致的病证，称为外湿病证。

(1) 湿邪的致病规律

湿为长夏主气。长夏乃夏秋之交，此时阳热下降，水气上腾，氤氲熏蒸，湿气充斥，为一年之中湿气最盛的季节，故长夏多湿病。此外，居处潮湿，以水为事，淋雨涉水等均可成为湿邪致病的途径，所以四季均有湿病的发生。

(2) 湿邪的性质和致病特点

湿为阴邪，易阻遏气机，损伤阳气 湿性类水，水性属阴，故湿为阴邪。湿邪伤阴，留滞脏腑、经络，最易阻遏气机，使气机升降失常。如湿阻胸膈，气机不畅则胸闷；湿困中焦，升降失常则脘痞腹胀；湿停下焦，气机不利则小便短涩、大便不爽等。湿为阴邪，阴胜则阳病，故湿邪为害，易伤阳气。五脏中，脾主运化水液，性喜燥而恶湿，对湿邪有特殊易感性。因此，湿邪侵犯人体，常先困脾，使脾阳不振，运化失权，水湿停聚，发为泄泻、水肿、小便短少等症。正如《素问·六元正纪大论》所载："湿胜则濡泄，甚则水闭胕肿……"

湿性重浊 重，为沉重、重着之意。湿性重着，是指湿邪致病可见头身困重、四肢酸懒沉重等症。如湿邪外袭肌表，阻遏清阳，可见头重如裹；湿邪阻滞经络关节，阳气布达受阻，可见肌肤麻木不仁、关节疼痛、酸楚重着，为湿邪偏盛的痹证，称之为"着痹"。浊，有秽浊、垢腻之意，主要指湿邪为病，其分泌物、排泄物具有秽浊不清的特点。如湿邪在上，则面垢眵多；湿滞大肠，则大便溏泄不爽、下痢脓血黏液；湿浊下注，可见小便混浊、女子带下过多；湿邪浸淫肌肤，则见湿疹、湿疮等疮疡类疾病，破溃后常流秽浊脓水。

湿性黏滞 黏，即黏腻；滞，即停滞。湿性黏滞，是指湿邪致病具有黏腻停滞的特性。这种特性主要表现在两方面：①症状的黏滞性。湿邪致病多见黏滞不爽的症状，如大便黏腻不爽、小便涩滞不畅、分泌物腻浊、舌苔黏腻等。②病程的缠绵性。湿性黏滞，胶着难解，故湿痹、湿疹、湿温等病，一般具有病程较长，难以速愈，时起时伏，缠绵不已的病理特点。

湿性趋下，易袭阴位　湿为重浊有质之邪，类水属阴，故有趋下之势。湿邪致病多伤及人体下部，如下肢浮肿、淋浊、带下量多等症多由湿邪下注所致。《素问·太阴阳明论》载："伤于湿者，下先受之。"

4. 暑邪

凡夏至以后，处暑之前，致病具有炎热、升散、挟湿特性的外邪，称为暑邪。暑邪为病称为暑病。其起病缓，病情轻者为"伤暑"；起病急，病情重者，为"中暑"。

(1) 暑邪的致病规律

暑为火热之邪，为夏季主气。暑邪致病具有明显的季节性，多发生在夏至以后，处暑之前。《素问·热论》载："先夏至日者为病温，后夏至日者为病暑。"所以暑病皆为外暑证。

(2) 暑邪的性质和致病特点

暑为阳邪，其性炎热　暑为盛夏火热之气所化，具有酷热之性，故暑为阳邪。暑邪伤人，多表现出一系列阳热症状，如高热、烦躁、口渴、面赤、大汗出、脉洪大等。

暑性升散，易扰心神，易伤津耗气　暑为阳邪，其性升腾发散，暑邪升腾则易上犯头目，内扰心神，出现心胸烦闷不宁、头昏、目眩、面赤等症；暑邪发散可致腠理开泄而多汗。津能载气，汗出过多，不仅伤津，而且耗气，故暑病患者除见口渴多饮、小便短赤等津伤的表现，还可见有气短乏力、少气懒言，甚则突然昏倒，不省人事等气虚或气脱之候。正如《素问·举痛论》所载："炅则腠理开""炅则气泄"。

暑多夹湿　盛夏季节暑气主令，不仅气候炎热，且常多雨而潮湿，热蒸湿动，故暑邪常常夹湿侵犯人体。除见发热、烦渴等暑热表现外，多兼有四肢困重、胸闷呕恶、便溏不爽等湿阻症状。

5. 燥邪

凡致病具有干燥、收敛等特性的外邪，称为燥邪。燥邪侵入所致的病证，称为外燥病证。

(1) 燥邪的致病规律

燥为秋天的主气，秋季气候干燥，空气中水分缺乏，自然界呈现一派干枯收敛的景象。燥又可分为温燥和凉燥，初秋有夏热之余气，久晴少雨，秋阳曝晒，燥与热相合侵犯人体，病多温燥；深秋近冬，西风肃杀，燥与寒相合侵犯人体，病多凉燥。因此，《医醇賸义》载："初秋尚热则燥而热，深秋既凉则燥而凉……"

(2) 燥邪的性质和致病特点

燥性干涩，易伤津液　干，即干燥；涩，即涩滞。燥性干涩，其侵犯人体，最易损伤人体的津液，出现干燥、涩滞不利的症状。如燥病常见口干唇燥，鼻咽干燥，皮肤干燥皲裂，毛发干枯不荣，尿少便干等症；所以《素问·阴阳应象大论》认为"燥胜则干"。

燥易伤肺　肺为五脏六腑之华盖，性喜清肃濡润，既不耐风寒，更不耐燥热，故有"肺为娇脏"之说。肺主气，司呼吸，开窍于鼻，外合皮毛。燥邪多从口鼻而入，最易损伤肺津，影响肺之宣降，出现干咳，少痰，或痰黏难咳，或痰中带血，胸痛喘息等症。由于肺与大肠相表里，燥邪自肺影响到大肠，致大肠失润而传导失司，则可出现大便干燥不畅等症。

6. 火(热)邪

凡具有火之炎热升腾等特性的外邪，称为火热之邪。火(热)邪侵入所致病证，称为外火(热)病证。

温、热、火、暑均为阳气所化,同为一气,但又有一定的差别,有"温为热之渐,火为热之极"之说。温和热均指病邪而言。温为热之渐,热为温之甚,二者仅是程度不同,没有本质区别,故常温热混称。温病学所说的温邪,泛指一切温热邪气。暑为夏季主气,乃火热所化,可见暑即热邪。但暑独见于夏季,纯属外邪,无内暑之说。而火(热)为病没有明显的季节性。火与热,本质皆为阳盛,故往往火热并称。但二者仍有一定的区别。一是,热纯属病邪,火有正邪、虚实之分。如"少火"可以生气,为生理之火;"壮火"可以食气,为病理之火。二是,热多属于"外感",如风热、暑热、温热之类病邪;而火常为内生,多由脏腑阴阳气血失调所致,如心火、肝火、胃火,及"气有余便是火""五志化火"等。

(1)火(热)邪的致病规律

火热为阳盛所生,火有形而热无形,火为热之源,热为火之气,故均具炎热之特性。火色红亮,其性升腾。火能化物,易使液体蒸发耗散;火旺生风,火得风则更旺。火(热)盛于夏季,包括暑邪在内,但火(热)邪气没有明显的季节性,故一年四季均可见火热为病,如春有春温,夏有暑温,秋有温燥,冬有冬温。

(2)火(热)邪的性质和致病特点

火(热)为阳邪,其性炎上 火热有燔灼升腾上炎之性,故属阳邪。阳胜则热,故火热伤人,可见高热、烦渴、大汗、脉洪数等症。又因火热之性炎上,故多侵犯人体上部,如心火上炎,可致口舌生疮;胃火上壅,可致齿龈红肿;肝火上逆,可致头痛目赤等。

火性躁动,易扰心神 心藏神,在五行属火,火热与心相通应,火(热)为阳邪,其性躁动,若火热之邪入于营血,尤易影响心神,轻者心神不宁而心烦、失眠,重者可扰乱心神,出现狂躁不安,或神昏、谵语等症。故《素问·至真要大论》指出"诸热瞀瘛,皆属于火""诸躁狂越,皆属于火"。

火性燔灼,易伤津耗气 火为阳邪,阳胜则阴病,火热之邪蒸腾于内,既可直接消灼津液,又可蒸迫津液外泄而大汗出,使人体阴津耗伤。故火热邪气为病,除表现有热象外,往往伴有口渴喜冷饮、咽干舌燥、小便短赤、大便燥结等伤津耗液之症。由于津液耗伤,故人体的分泌物、排泄物变为黄而稠,并伴有热感,如鼻涕黄稠,目眵黄浊,小便黄浊,疮疡脓液黄稠,带下黄赤等。

由于火热迫津外泄而大汗出,可致气随津脱,形成津气两伤,甚至津气两脱的病变。其临床表现,除高热、出汗、口渴外,又可见少气懒言、神疲乏力等气虚表现。正如《素问·阴阳应象大论》所言:"壮火食气。"壮火,即指阳热亢盛之火;食气,即耗气。由此可见,火热邪气侵犯人体,既可伤津,亦能消耗人体的正气。

火性急迫,易生风动血 其致病特点主要表现在三个方面:①火性急迫,指火热邪气致病,多具有发病急骤,传变迅速的特点。如外感温热病,热势较盛者,可迅速导致神志昏迷等。②易于生风,是指火热之邪侵犯人体,往往燔灼肝经,劫耗津血,使筋脉失于濡养,而致肝风内动,此称为"热极生风",风火相煽,临床常表现为高热、神昏谵语、四肢抽搐、两目上视、颈项强直、角弓反张等。③易于动血,是指火热之邪入于血脉,可使血行加速,甚至灼伤脉络迫血妄行,而致各种出血,如吐血、衄血、皮肤发斑、妇女月经过多、崩漏等。

火毒结聚,易致疮痈 疮痈,即痈肿疮疡。火热毒邪入于血中,结聚于局部,使气血壅聚不散,进而败血腐肉,形成痈肿疮疡。其临床表现,除火热邪气致病的常见症状外,往往有局部红肿热痛,甚至化脓溃烂等。《灵枢·痈疽》载:"大热不止,热盛则肉腐,肉腐则为脓,故名曰痈。"

《医宗金鉴·痈疽总论歌》也说:"痈疽原是火毒生。"

二、疠气

(一)疠气的基本概念

疠气是一类具有强烈传染性的外感病邪。在历代文献中又有"疫毒""戾气""毒气""乖戾之气"等不同名称。由疠气引起的疾病称为"疫病""瘟病"或"瘟疫病"。

(二)疠气的致病特点

1. 传染性强,易于流行

疠气具有强烈的传染性和流行性。一般可通过空气传播,经口鼻侵入人体致病,也可随饮食、蚊虫叮咬、皮肤接触等途径传染而发病。身处疠气流行地域的人,无论男女老幼,体质强弱,凡接触此气者,多可发病。疠气致病,既可大面积流行,也可散在发生。

2. 发病急骤,病情危重

疠气类似于强烈的热毒之邪,但其性疾速,比一般的温热火毒致病更快,来势凶猛,变化多端,病情险恶。《瘟疫论》提及某些疫病"缓者,朝发夕死,重者,顷刻而亡"。

3. 特异性强,症状相似

疠气作用于脏腑组织器官引发疾病,具有一定的特异性。疠气种类不同,所致之病各异,每一种疠气发病均有各自的临床特点和传变规律,即所谓"一气一病"。其特异性具体表现在:

(1)发病人群的特异性

某种疠气对不同人群具有不同的亲和力,如麻疹、水痘等病多发于儿童,而成人少见。

(2)发病部位的特异性

有些疠气对机体的部位具有一定的选择性。如痄腮,患者无论男女,一般都表现为耳下腮部肿大等。

(3)发病类别的特异性

部分疠气常发于人而不发于动物,有些疠气则在动物间流行而不发于人,表现为疠气发病的"异染性"。当然,这些特异性是相对的。有些疠气伤人可不分男女老幼,如"非典型性肺炎",有些疠气对人畜都有较大影响,如"疯牛病""禽流感",等等。

疠气致病具有症状相似的特点。即同一种疠气侵犯人体,不论男女老幼,均可出现相同或相似的临床症状及体征。

(三)疠气形成和疫病流行的因素

1. 气候因素

自然气候的反常,如久旱酷热、水涝、湿雾瘴气等,均可滋生疠气而导致疾病的发生。

2. 环境和饮食卫生

环境卫生不好,如水源、空气污染也会滋生疠气。同样,食物污染,饮食不当也可引起疫病发生。临床上见到的疫痢、疫黄多为疫毒随饮食进入体内而发病。

3. 预防隔离

预防隔离措施不力往往会使疫病发生或流行,这是因为疠气具有强烈的传染性,人触之者则病。

4. 社会因素

社会因素对疫病的发生与流行也有较大的影响。如战乱和灾荒,社会动荡不安,人们的工作环境恶劣,生活极度贫困,卫生防疫条件落后等,则疫病易于发生和流行。社会安定,卫生防疫工作得力,疫病即能得到有效的控制。

第二节　内伤病因

内伤病因,是指因人的情志或行为不循常度,超过了人体自身调节范围,直接伤及脏腑而发病的致病因素。主要有七情内伤、饮食失宜、劳逸失度等。内伤病因是与外感病因相对而言的。内伤病因引起的疾病称为内伤杂病。

一、七情内伤

(一)七情致病的条件

七情是指人的喜、怒、忧、思、悲、恐、惊七种情志。在正常的情况下,七情是人体对客观外界事物和现象所作出的七种不同的情感反映,是人体正常机能活动的体现,是生命的重要指征,不会使人发病。只有突然、强烈或长期持久的不良情志刺激,超过了人体心理承受和调节能力,引起脏腑气血功能紊乱,才会导致疾病的发生。此时的七情便为致病因素,由此而导致疾病发生。引起不良情志反应的因素有很多,如政治地位丧失,经济上的破落;工作环境和条件恶劣,工作过于紧张繁忙;生活及家庭突变(如亲人亡故、失恋、离婚);家庭矛盾突出,人际关系紧张;生活环境的乱脏差等,都会不断产生各种不良情绪,导致身心损伤而致病。

心理承受和调节能力,与个体脏腑气血阴阳、心理特征及身体素质密切相关。如肝气郁结者常表现为抑郁不乐,而肝阳亢盛者则常心烦易怒。性格开朗,形体壮实者,对外界刺激的承受和调节能力较强,不易发生情志异常。性格内向,形体瘦弱者,对外界刺激的承受和调节能力较差,则易发生情志异常而生病。

(二)七情的致病特点

七情致病,不同于六淫。六淫侵犯人体多从肌表、口鼻而入,病发之初,多见表证;而七情致病,直接伤及脏腑,使气机逆乱,气血失调,引起各种病变。

1. 影响脏腑气机

七情致病常常影响脏腑气机,使气机逆乱、气血失调而发病。

(1)怒则气上

气上,也称气逆。包括气机上逆和横逆两方面。上逆是指因怒使肝气逆而上冲,血随气逆引起面红目赤、头晕头痛、目眩耳鸣,甚则呕血或卒然昏倒。横逆是指因怒而使肝气横逆,影响脾胃,可见腹胀、飧泄,或呃逆、吞酸、呕吐等症。

(2)喜则气缓

气缓,有缓和紧张情绪和使人心气涣散两方面含义。在正常情况下,喜能缓和紧张情绪,使气血和缓,心情舒畅。但喜乐过度,又可使心气涣散,神不守舍,精神不能集中,甚或出现失神、狂乱等病变。

(3) 思则气结

气结,主要指脾气郁结。思虑过度,劳神伤脾,易使气机郁结,影响脾的运化功能,出现脘腹痞塞,腹胀便溏等症。另外,思也是心神活动的一个方面,过思不但伤脾,同时也耗伤心神,出现心悸健忘、失眠多梦等症状,故有"思虑伤心脾"之说。

(4) 悲则气消

气消,是指肺气消耗。悲是忧伤哀痛的一种情志表现,悲哀太过,往往耗伤肺气,导致呼吸气弱,乏力倦怠,意志消沉,精神萎靡等症。

(5) 恐则气下

气下,是指肾气下陷。恐为肾之志,是一种胆怯、惧怕的心理状态。长期、突然的过度恐惧,可使肾气不固,气陷于下,症见二便失禁、遗精滑泄,甚至昏厥等。

(6) 惊则气乱

气乱,主要指心气紊乱。心主血藏神,如果突然受到惊吓,则心气紊乱,气血失调,以致心无所依、神无所归、思虑不定、惊慌失措等表现。

2. 直接伤及内脏

七情过激可直接影响脏腑的生理功能,产生各种病理变化。《素问·阴阳应象大论》载:"怒伤肝""喜伤心""思伤脾""忧伤肺""恐伤肾"。心主神志,为五脏六腑之大主,七情虽与五脏都有关,但皆发于心。故七情过激伤人发病,首先作用于心神,产生异常的心理反应和精神状态。

血是神志活动的物质基础。心主血而藏神,肝主疏泄而调畅情志,脾主运化,为气血生化之源,气机升降之枢。心、肝、脾三脏在人体生理活动和精神活动中发挥着重要的作用,故七情致病以心、肝、脾三脏为多见。如惊喜过度则伤心,可见心悸不安、神志恍惚,甚至精神失常。郁怒不解则伤肝,造成疏泄功能失常,表现为胁肋胀痛、急躁易怒、善太息、女子月经不调,或咽中似有物梗阻,吐之不出,吞之不下;甚或暴怒伤肝,肝气上逆,血不归经,随气而升,可见呕血或晕厥。久思则伤脾,脾伤则运化失常,出现食欲不振,纳呆,脘闷腹胀等症。

另外,七情内伤,影响五脏,既可单独发病,又可相兼为患,如忧思、郁怒、惊喜等。

3. 多发为情志病证

情志病,病名首见于明·张介宾《类经》,系指发病与情志刺激有关,具有情志异常表现的病证。情志病包括:①因情志刺激而发的病证,如郁证、癫、狂等;②因情志刺激而诱发的病证,如胸痹、真心痛、眩晕(高血压病)等身心疾病;③其他原因所致但具有情志异常表现的病证,如消渴、恶性肿瘤、慢性肝胆疾病等,大都有异常的情志表现,并且其病情也随其情绪变化而有相应的变化。对于情志病证的治疗,心理疏导和情志调摄是必要的治疗手段和方式。

4. 影响病情变化

一般来说,良性或积极的情志变化,有利于疾病的恢复;而恶性或消极的情志变化,则能加重病情,或使病情急剧恶化,甚至死亡。如素有肝阳上亢病史的患者,可因过度恼怒,以致肝阳暴亢,血随气逆而出现眩晕,甚至昏厥仆倒等。

二、饮食失宜

饮食是人体摄取食物,将饮食物转化成水谷精微及气血,以维持生命活动的最基本条件。但是,饮食失宜,又常常成为致病因素。饮食失宜包括饮食不节、饮食不洁和饮食偏嗜三个方面。

(一)饮食不节

饮食不节是指饮食无规律,如过饥、过饱等,也称为饥饱失常。正常合理的饮食需要定时定量。过饥则摄取量不足,以致气血化源缺乏,气血衰少,正气虚弱,机体抗病能力降低,易引发各类病证。过饱易损伤脾胃的消化、吸收功能,导致饮食停滞,出现脘腹胀满、嗳腐泛酸、厌食吐泻等食伤脾胃的症状,故《素问·痹论》有"饮食自倍,肠胃乃伤"之说。过饱在小儿中表现更为明显,因小儿脾胃薄弱,且饮食不能自调,最易为饮食所伤。食滞日久,郁而化热,可引起手足心热、心烦易哭、脘腹胀满、面黄肌瘦之疳积证。成人久食过量,常阻滞肠道经络的气血运行,出现下痢、便血等症。

此外,在疾病过程中,饮食不节还能导致旧病复发,称为"食复"。如在温热性疾病中,疾病初愈,脾胃功能尚未完全恢复,若饮食过量或吃不易消化的食物,常导致食积化热,与余热相合,使热邪久羁,引起疾病的复发或迁延难愈。

(二)饮食不洁

饮食不洁是指进食被污染或腐败变质的食物等。进食不洁多致胃肠疾患和肠道寄生虫病。胃肠疾病可出现腹痛、吐泻、痢疾等病证;肠道寄生虫病可见腹痛、嗜食异物、面黄肌瘦、肛门瘙痒等症。若蛔虫进入胆道,还可出现上腹剧痛、四肢厥冷、吐蛔的蛔厥证。若进食腐败变质有毒食物,可致食物中毒,出现腹痛、吐泻,严重者出现昏迷甚至死亡。

(三)饮食偏嗜

饮食偏嗜是指对饮食物的种类、温度及性味等方面的过度嗜好。正常饮食,饮食物的种类要齐全,五味应相宜,温凉应适度。否则会导致阴阳失调,或某些营养物质缺乏而发生疾病。

1. 种类偏嗜

饮食种类宜合理搭配才能获得充足的各类营养,以满足生命活动的需要。《内经》曾提出"五谷为养,五果为助,五畜为益,五菜为充"的配食原则。即饮食应以谷类为主,肉类为辅,蔬菜为充,水果为助的调配法,才有益于健康。若偏嗜某一方面,均会造成脏腑功能的紊乱,从而发生疾病。

2. 寒热偏嗜

正常饮食宜冷热适中,脾胃功能才能维持正常。若过食生冷寒凉,损伤脾胃阳气,以致寒湿内生,可发生腹痛、泄泻等症。若饮食偏于辛温燥热,可使胃肠积热,出现口渴、腹满胀痛、便秘,或痔疮便血等。

3. 五味偏嗜

五味是指酸、苦、甘、辛、咸五种基本味道。五味入五脏,各有其亲和性,一般酸味先入肝,苦味先入心,甘味先入脾,辛味先入肺,咸味先入肾。如果长期偏嗜某种食物,会导致相应脏腑机能的偏盛、偏衰而发生疾病。因此,饮食五味应相宜,平时不要偏嗜,患病时更应注意宜忌。食与病相宜,能辅助治疗,促进疾病好转;反之,会加重病情。

三、劳逸失度

正常的劳动和必要的休息是人体保持健康的基本条件,适度的劳作有助于气血流通,增强体质;必要的休息可以消除疲劳,帮助恢复体力和脑力。因此,劳动与休息均有利于维持人体正常的生理活动,不会使人发病。但长时间的过度劳累或过度安逸,则能成为致病因素而使人发病。故《素问·经脉别论》载:"生病起于过用。"因此,作为致病因素的劳逸失度是指过度疲劳和过度安逸,简称过劳和过逸。

(一)过劳

过劳,是指过度劳累,包括劳力过度、劳神过度和房劳过度三方面。

1. 劳力过度

劳力过度,是指持久地从事繁重的体力劳作,积劳成疾。其致病特点主要有两方面,一是"劳则气耗"(《素问·举痛论》)。由于体力劳动要耗气,劳力过度则易致气虚。二是外损形体,内伤脏腑。体力之劳,主要是筋骨、关节、肌肉的运动,劳力太过易损及肌肉筋骨。脾主四肢和肌肉,肝主筋,肾主骨,故劳力太过,也会内伤脾、肝、肾等脏腑。《素问·宣明五气》说,"久视伤血,久卧伤气,久坐伤肉,久立伤骨,久行伤筋,是谓五劳所伤"。

2. 劳神过度

劳神过度,是指思虑过度或脑力劳动太过。脾生血而主思,心主血而藏神,思虑太过则可暗耗心血,损伤脾气,出现心悸、失眠、健忘、多梦及纳呆、腹胀、便溏等症。

3. 房劳过度

房劳过度,主要指性生活不节,如房事过度、早婚等。肾藏精,主封藏,若性生活不节,房事过频,则可耗伤肾中精气,临床上可见腰膝酸软、精神萎靡、眩晕耳鸣,或男性遗精、早泄、阳痿,或女性月经不调、不孕不育等症。

(二)过逸

过逸,是指过度的安逸。包括体力过逸和脑力过逸两个方面。长期不从事任何体力或脑力劳动,多静少动,无所事事,可使人体脏腑经络功能失调而导致疾病发生。

1. 形体过逸

人体必须适当的活动,才能保持气血流畅,阳气振奋,脏腑机能旺盛。如果长期既不从事体力劳动,又不进行体育锻炼,易使人气血不畅,脾胃等脏腑功能减弱,出现食少乏力、精神不振、肢体软弱,或发胖臃肿、动则心悸、气喘自汗,或继发其他疾病。

2. 思维过逸

人的思维活动,亦即脑力劳动,是精神思维活动的重要表现形式。所谓思维过逸,是指长期疏于动脑,脑力活动过少。"用进废退",是生物界的普遍规律。积极而合理的脑力劳动,可保持大脑有足够的信息刺激和血液供应,防止大脑功能退化,这不仅不会引起机体发病,反而更有利于调动脏腑的生理功能。如果长期懒于动脑,过分安逸,就会使大脑血液供应减少,功能退化,出现记忆力减退、反应迟钝、精神萎靡不振,甚至导致脏腑功能失调而百病丛生。

第三节 病理产物性病因

在疾病发生和发展过程中,原因和结果可以相互交替和相互转化。在疾病过程中形成的病理产物,又可成为新的病证发生的病因,此称为病理产物性病因,也称继发性病因。常见的病理产物性病因有"痰饮""瘀血""结石"三大类。

一、痰饮

(一)痰饮的基本概念

痰饮,是由于多种致病因素作用于人体后,引起机体水液代谢障碍所形成的病理产物。这种病理产物一经形成便作为一种新的致病因素作用于机体,导致脏腑功能失调,继而引起各种复杂的病理变化。

痰、饮同源而异流,都是人体的津液在输布和排泄过程中发生障碍,停留于体内而形成的病理产物。一般认为湿聚为水,积水成饮,饮凝成痰。就形质而言,稠浊者为痰,清稀者为饮。由于痰、饮均为津液在体内停滞而成,因而许多情况下痰、饮并不能截然分开,故常常统称"痰饮"。本节所言"痰饮",包括痰和饮。

痰有形和无形之分:有形之痰,指视之可见,触之可及,闻之有声的痰而言。如咳出之痰液,呕恶而出之痰涎。无形之痰,指视之不见,触之难及,闻之无声,只见其症,不见其形的痰而言。无形之痰虽隐伏难见,但通过辨证求因的方法,仍可确定为痰证。

饮,指大量清稀的水液停留在机体的各种空腔内所形成的病理产物。停留在不同的部位,可产生不同的病证,故《金匮要略》把饮证分为"支饮""悬饮""痰饮""溢饮"四种。

(二)痰饮的形成

痰饮多由外感六淫、疠气,或内伤七情,或饮食所伤等,使脾、肺、肾及三焦等脏腑的气化功能失常,水液代谢障碍,以致水液停聚而成。人体水液代谢与肺、脾、肾三脏及三焦生理功能关系最为密切。其中肺为水之上源,主宣降,敷布津液,有通调水道之功;脾主运化水液,为"生痰之源";肾主一身之水,即肾阳有蒸化水液的功能;三焦为水液运行的通道。故肺、脾、肾及三焦功能失常,均可聚湿而形成痰饮。

(三)痰饮的致病特点

痰饮形成后,饮多留积于肠、胃、胸胁、腹腔及肌肤;痰则随气升降流行,内而脏腑,外至筋骨皮肉,无处不到,造成各种复杂的病变。正如《杂病源流犀烛·痰饮源流》所载:"其为物则流动不测,故其为害,上至巅顶,下至涌泉,随气升降,周身内外皆到,五脏六腑俱有。"痰饮的致病特点有以下几个方面。

1. 阻滞气机,阻碍气血

痰饮为有形之病理产物,一旦形成,既可阻滞气机,影响脏腑之气的升降,又可以流注经络,阻碍气血的运行。如痰饮停留于肺,使肺失宣降,可出现胸闷、咳嗽、喘促等症;痰湿困阻中焦脾胃,则可见脘腹胀满、恶心呕吐、大便溏泄等。痰浊流注经络,易使经络阻滞,气血运行不畅,出现肢体麻木、屈伸不利,甚至半身不遂等。痰若结聚于局部,则形成痰核、瘰疬,或阴疽流痰等。

2. 易影响水液代谢

痰饮本为水液代谢失常的病理产物,但形成之后,便作为一种致病因素作用于机体,进一步影响肺、脾、肾三脏的功能,使水液代谢障碍更为严重。如寒饮阻肺,肺失宣降,可致水道不通;痰湿阻脾,可致水湿不化;饮停下焦,阻遏肾阳,可致水液停蓄等。

3. 易于蒙蔽神明

心主神明,痰饮为浊物,若痰饮内停,尤易蒙蔽清窍,扰乱心神,出现一系列神志失常的病证。如痰迷心窍可见胸闷心悸、或呆或癫;痰火扰心则见失眠、易怒、喜笑不休,甚则发狂等症。

(四)痰饮的病证特点

1. 病证复杂,变幻多端

痰饮乃水湿停聚所成,可随着气的升降,内而脏腑,外至筋骨皮肉,无所不至,引起许许多多的病证。如饮逆于上,可见眩晕;水注于下,则见足肿;湿在肌表,可见身重;湿停中焦,则影响脾胃的运化。尤其是痰所致的病证更为广泛,如咳、喘、悸、眩、呕、积、癫、狂、痫、瘫、痹、瘰、疽、瘿等。这些病证上达于头,下至于足,内至脏腑,外达肌肤,故有"百病皆由痰作祟""怪病多痰"之说。

2. 病情缠绵,病程较长

痰饮皆由体内水湿积聚而成,具有重浊黏滞的特性,且由于其致病有变幻多端的特点,故临床上所见痰饮为病,多病程较长、缠绵难愈,治疗较为困难。

3. 舌象与脉象特点

痰饮为病,其临床症状各异,其舌象、脉象表现多样。但其典型舌象为腻苔或滑苔,典型脉象为滑脉或弦脉。临证时须四诊合参,审症求因。

(五)常见的痰饮病证

痰随气流行,内而五脏六腑,外而四肢百骸、肌肤腠理,故致病广泛,发病部位不一。痰浊可犯于心、肺、胃、胆等脏腑,也可阻于头、咽喉、胸胁、肌肤、筋骨、经络等部位。临床上形成的病证繁多,症状表现也错综复杂。

痰证,因兼挟不同,则表现各异,常见有风痰、寒痰、热痰、湿痰、燥痰等。饮证,因其停留部位的不同,可分为痰饮、悬饮、支饮、溢饮四种(图7-1)。

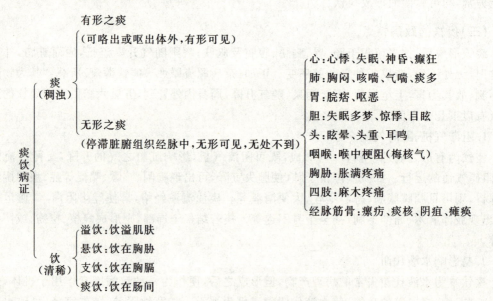

图7-1 常见的痰饮病证

二、瘀血

(一)瘀血的基本概念

瘀血是体内血液凝聚停滞所形成的病理产物。瘀血既指积于体内的离经之血,又包括阻滞于血脉及脏腑内运行不畅的血液。由于瘀血失去正常血液的功能,因而又有恶血、败血、衃血、蓄血等名称。瘀血既是在疾病过程中形成的病理产物,又可成为某些疾病的致病因素。

(二)瘀血的形成

瘀血的形成,概括起来主要有两方面:①因气虚、气滞、血寒、血热等原因,使血行不畅而瘀滞;②由于内外伤及其他原因造成的体内出血,不能及时消散或排出而形成。导致瘀血形成的因素,常见的有以下几方面。

1. 气虚致瘀

气为血之帅,气能行血、摄血。气虚行血无力,则血运迟滞而致瘀;气虚不能统摄血液,血溢脉外,不能及时排出或消散也可形成瘀血。

2. 气滞致瘀

气行则血行,气滞则血瘀。如肝失疏泄,气机阻滞,影响血液的运行,则形成瘀血。

3. 血寒致瘀

血得温则行,得寒则凝。若感受外寒,或阴寒内盛,使血行不畅,血液凝滞而成瘀血。

4. 血热致瘀

热入营血,阴血与邪热互结,血受煎熬而黏滞,则运行不畅,或热邪灼伤血络,血溢脉外,留于体内形成瘀血。

5. 内外伤出血致瘀

各种外伤,诸如跌打损伤,负重过度,手术创伤等,致使脉络受损,血离经脉;或内伤脏腑,引起出血,得不到及时消散,皆可形成瘀血。

(三)瘀血的致病特点

1. 易于阻滞气机

气能行血,血能载气。瘀血形成之后,不但失去濡养作用,反而阻滞于局部,影响气的运行,故说"血瘀必兼气滞"。气机郁滞,又可导致血行不畅,因此常形成血瘀气滞、气滞血瘀的恶性循环。

2. 阻碍血脉运行

瘀血为有形实邪,无论是瘀滞于脉内,还是留积于脉外,均可导致局部和全身的血液运行失常,使脏腑功能发生障碍,如瘀阻心脉,可致胸痹心痛;瘀积于肝,可致胁痛癥积;瘀阻胞宫,可致痛经闭经等。

3. 影响新血生成

瘀血阻滞体内,失去了对机体的濡养和滋润作用。若日久不散,就会严重影响气血的运行,脏腑失于濡养,功能失常,势必影响新血的生成,故有"瘀血不去,新血不生"之说。久瘀之人,常可表现出肌肤甲错、毛发不荣等,即是瘀血内阻、血虚不荣皮毛所致。

(四)瘀血的病证特点

瘀血形成之后,不仅失去正常血液的濡养作用,而且反过来又会影响全身或局部血液的运行,产生疼痛、出血、癥块等。瘀血的病证虽然繁多,但其临床表现有以下共同特点。

1. 疼痛

一般多表现为刺痛,痛处固定不移,拒按,夜间益甚。

2. 肿块

肿块固定不移,在体表局部青紫肿胀,在体内多为癥块,质硬,或有压痛。

3. 出血

血色紫暗或夹有瘀块。

4. 舌象变化

舌质紫暗,或有瘀点瘀斑,或舌下静脉曲张等,为瘀血最典型的舌象。

5. 脉诊

常见沉涩、细涩或结代等脉象。

6. 肤色变化

面色青紫晦暗,皮肤紫癜、唇甲青紫也是瘀血的征象。久瘀可见面色黧黑、肌肤甲错、红丝赤缕,以及腹壁青筋暴露、下肢脉络曲张等表现。

(五)常见的瘀血病证

瘀血致病,病证繁多。按病因分类,有气虚血瘀、气滞血瘀、寒凝血瘀、津亏血瘀、湿滞血瘀、瘀热互结等。按部位分类,有血瘀于脑、血瘀于心、血瘀于肺、血瘀于肝、血瘀胃脘、瘀阻胞宫及瘀积肢体等(图7-2)。

```
              ┌ 按病因分类 ┬ 气虚血瘀证:瘀血证与气虚证共见
              │           ├ 气滞血瘀证:瘀血证与气滞证共见
              │           ├ 寒凝血瘀证:瘀血证与血寒证共见
              │           ├ 瘀热互结证:瘀血证与血热证共见
              │           ├ 津亏血瘀证:瘀血证与血燥证共见
瘀血病证 ─────┤           └ 湿滞血瘀证:瘀血证与湿阻证共见
              │
              │           ┌ 血瘀于脑证:头痛、癫痫、癫狂
              │           ├ 血瘀于心证:心悸气短、心胸憋闷、心前区疼痛、唇甲青紫
              │           ├ 血瘀于肺证:胸痛、胸闷、咳嗽、咳血
              └ 按部位分类┤ 血瘀于肝证:胁肋刺痛、胁下癥块、臌胀、红丝赤缕
                          ├ 血瘀胃脘证:胃脘刺痛拒按、呕血、便血色黑如漆
                          ├ 瘀阻胞宫证:小腹疼痛拒按、痛经、闭经、经色紫暗有块或崩漏下血
                          └ 瘀积肢体证:局部青紫肿胀、皮下瘀点瘀斑、指甲青紫
```

图7-2 常见瘀血病证

三、结石

(一)结石的基本概念

结石,是体内湿热浊邪蕴结不散,煎熬而形成的砂石样的病理产物。常见的结石有肝、胆结石,肾、膀胱结石,胃结石等。结石是在疾病过程中形成的病理产物,但又可成为致病因素。

(二)结石的形成

结石是疾病过程中形成的病理产物,又可成为继发他病的致病因素。其形成主要有以下

几方面。

1. 饮食不当

嗜食辛辣或过食肥甘厚味,蕴湿生热,影响肝胆的疏泄功能,以致胆汁排泄不利,郁积日久,可形成肝、胆结石。若湿热下注,煎熬尿液,尿浊积结,可形成肾结石或膀胱结石。若空腹食柿子过多,影响胃的受纳和通降,又可形成胃结石。此外,某些地域的水中含有矿物及杂质过多等,也可能是促使结石形成的原因之一。

2. 情志内伤

情志不遂,肝气郁滞,疏泄失职,胆汁郁结,日久可形成结石;五志过极化火,煎熬浓缩尿液、胆汁等,也可形成结石。

3. 服药不当

长期服用某些药物,致使脏腑功能失常,或药物沉积于体内某些部位而形成结石。

4. 体质差异

先天禀赋差异,以致某些物质的代谢异常,可形成易患结石病变的体质。

此外,蛔虫侵入胆道,死后积留不去,日久可形成胆道结石。

(三)结石的致病特点

1. 多发于空腔性脏器

结石多发生在脏器的管腔内,如胆囊、胆管、肝管、肾盂、输尿管、膀胱和胃等。因为这些空腔性器官,主传导水谷和化物,以降为顺,以通为用。若传导失常,浊物内停,阻滞气机,则易酿成结石。

2. 易阻碍气机

结石为有形病理产物,停留在脏腑器官内,多易阻滞气机,影响气血、水谷、水液等运行与排泄。如胃内结石,阻滞气机,影响水谷的腐熟和传输。胆内结石,影响肝胆气机疏泄以及胆汁的正常排泄。肾与膀胱结石则致气化不利,影响尿液排泄。由于气机阻滞,不通则痛,故结石病证常常发生疼痛。

3. 易损伤脉络

结石阻于肾、输尿管和膀胱,常可损伤脉络,导致血溢脉外,而出现血尿。

(四)结石的病证特点

1. 病程较长,症状不定

结石是湿热气血瘀阻,日久煎熬而成,除胃柿石外,其余结石的形成过程均较长。临床上由于结石的大小和停留的部位不同,可产生不同的症状。一般说来,结石小,病情较轻,有的甚至可无任何症状。反之,结石大,则病情较重,症状也更为明显、复杂。

2. 疼痛

结石停留体内,影响气血的运行,一般可见到局部的胀痛、酸痛等症状。然一旦结石导致通道梗阻不通,则可发生剧烈的绞痛。如胆结石发生梗阻时可见右胁腹绞痛。肾结石发生梗阻时可见腰或少腹绞痛。结石性疼痛具有间歇性特点,发作时剧痛难忍,而缓解时如常人。

3. 病情轻重不一

由于结石的大小不等,所停留的部位不同,故临床表现差异也很大。若结石小,或泥沙样,易于排出,则病情轻,有的甚或无任何症状;若结石大,甚或嵌顿于某个部位,则病情重,症状明显,发作频繁。

(五)常见的结石病证

临床以胆道结石和尿路结石最为常见。

1. 胆道结石

胆道结石是由胆道系统(包括胆囊、肝外胆管和肝内胆管)的任何部位发生结石所引起的病证。其临床表现取决于结石的大小和有无并发胆道感染、胆道阻塞,以及阻塞的部位和程度。胆结石的主要临床表现为右上腹胀痛,或突发性绞痛,伴恶心呕吐、厌油、腹胀、嗳气等。若胆石阻滞胆道,可发生黄疸,甚至出现高热恶寒、神昏谵语等。

2. 尿路结石

尿路结石是尿路系统(包括肾、输尿管及膀胱)的任何部位发生结石后所引起的病证。其临床表现取决于结石的大小、形状,以及其所在部位和有无感染、阻塞等并发症。尿道结石多表现为突发性腰背部或侧腹部剧烈疼痛或绞痛,疼痛可向下腹部、会阴部放射,疼痛时常伴肉眼或显微镜下血尿,以及排尿困难等。

第四节 其他病因

在中医病因学中,除六淫、七情内伤、病理产物之外的致病因素,统称为其他病因,主要有外伤、虫兽伤、寄生虫、药邪、医过、先天因素等。

一、外伤

外伤,主要指机械暴力等外力所致损伤,如跌打损伤、持重努伤、挤轧伤、撞击伤、金刃伤等。也包括烧烫伤、冻伤等,广义的外伤还包括雷击、溺水、化学伤等。

(一)外力损伤

跌打损伤、持重努伤、枪弹金刃伤等均可以引起皮肤肌肉瘀血肿痛、出血或筋伤骨折、脱臼。严重者,可损伤内脏,或因出血过多,造成昏迷,甚至死亡等。

(二)烧烫伤

烧烫伤多由沸水、烈火、高温物品、高压电流等作用于人体所引起。烧烫伤属于火毒为患,机体受到火毒侵害,受伤的部位一般立即可以出现各种症状。轻者,损伤肌肤,创面红、肿、热、痛或起水疱。重者,损伤肌肉筋骨,创面呈皮革样,或蜡白,或焦黄,或炭化,痛觉反而消失。更甚者,火毒内侵脏腑,出现烦躁不安、发热、口渴、尿少尿闭等症,有的可亡阴亡阳而死亡。

(三)冻伤

冻伤是指低温所造成的全身或局部的损伤。冻伤的程度与温度和受冻时间、部位等直接相关,温度越低,受冻时间越长,则冻伤程度越严重。冻伤可分为局部性冻伤和全身性冻伤。

1. 局部性冻伤

多发生于手、足、耳轮、鼻、面颊等裸露和末端部位,俗称"冻疮"。因寒性凝滞收引,初起受冻部位可见局部皮肤苍白、冷麻、作痛;继则肿胀青紫、痒痛,或起大小不等的水泡,甚或皮肉紫黑溃烂;日久则组织坏死而难愈。

2. 全身性冻伤

全身性冻伤又称"冻僵"。寒主凝滞收引,易伤阳气,阴寒过盛,阳气损伤,则机体失于阳气的温煦和推动血行作用。初则为寒战,继则体温逐渐下降、面色苍白、唇舌指甲青紫、感觉麻木,逐渐昏迷、呼吸减弱、脉迟细。如不救治,易致死亡。

(四)溺水

因意外原因导致沉溺水中,如不能及时获救,水入肺胃,可致气道窒塞、呼吸不通、气体交换障碍。轻者,可经抢救复苏;重者,每致溺死。

(五)化学伤

化学伤指某些化学物质对人体造成的直接损害。其中包括化学药物(如强酸、强碱)、农药、有毒气体、军用化学毒剂、煤气、沼气以及其他化学物品等。有的通过口鼻进入人体,亦有的通过皮肤而吸收。人体一旦受化学毒物的伤害,即可在相关部位,乃至全身出现相应病症,如局部皮肤黏膜的烧灼伤,或红肿、水泡,甚或糜烂。全身性症状可见头痛头晕、恶心呕吐、嗜睡、神昏谵语、抽搐痉挛等。严重者亦可导致死亡。

二、虫兽伤

虫兽伤包括毒蛇咬伤,昆虫蜇伤,猛兽、狂犬及其他家畜咬伤等。常见的虫兽伤有以下三种。

(一)毒蛇咬伤

毒蛇咬伤后,根据其蛇毒种类的不同,其临床表现也不同,可分为风毒、火毒和风火毒三类。

1. 风毒(神经毒)

常见于银环蛇、金环蛇和海蛇咬伤。伤口以麻木为主,无明显红肿热痛。其全身症状,轻者头晕头痛、出汗胸闷、四肢无力;重者昏迷、瞳孔散大、视物模糊、语言不清、流涎、牙关紧闭、吞咽困难、呼吸减弱或停止。

2. 火毒(血循毒)

常见于蝰蛇、尖吻蝮蛇(五步蛇)、竹叶青蛇和烙铁头蛇咬伤。伤口红肿灼热疼痛,起水疱,甚至发黑,日久溃疡。全身可见寒战发热,肌肉痛,皮下或内脏出血,如尿血、便血、吐血、衄血,继则出现黄疸和贫血等,严重者中毒死亡。

3. 风火毒(混合毒)

如蝮蛇、眼镜蛇、大眼镜蛇咬伤。临床表现有风毒和火毒的症状。

(二)虫蜇伤

某些虫类可通过毒刺及毒毛或口器刺吮人体而导致发病,常见的虫蜇伤有蜂蜇伤、蜈蚣咬伤、蝎蜇伤以及毛虫伤人等。这些虫蜇伤,轻者,局部红肿疼痛;重者,可引起高热、寒战等全身中毒症状。

(三)狂犬咬伤

狂犬咬伤可发为狂犬病,是由狂犬病毒所引起的传染病。被咬伤时初起仅局部疼痛、出血,其潜伏期长短不一,一旦发作,则出现烦躁、惶恐不安、牙关紧闭、抽搐,以及恐水、恐风、恐声等症状,病死率极高。

三、寄生虫

常见的寄生虫有蛔虫、蛲虫、绦虫、钩虫、血吸虫等。这类寄生虫寄居在人体内,不仅消耗人体的营养物质,而且能损伤脏腑,导致疾病发生。寄生虫病的发生,主要是两方面因素的相互作用:一是由于摄食不洁,或食未熟食物,或恣食生冷食物,或接触"粪毒""疫土""疫水"等而致;二是由于脏腑功能失调,尤其脾胃功能减退,造成了寄生虫繁殖与致病的内环境。

(一)蛔虫

蛔虫致病较为普遍,尤其是儿童更为常见。蛔虫病多由饮食不洁,蛔虫卵随饮食入口,当人体脾胃功能失调时,寄生于肠道内的蛔虫,易作祟为患。其致病多见腹部疼痛,尤以脐周阵发性疼痛为主,或呕吐清涎,或夜间磨牙等。若蛔虫上扰窜入胆道,则见脘腹部绞痛,恶心呕吐,或伴呕吐蛔虫,四肢厥冷等"蛔厥"症状。若肠道蛔虫扭结成团,可引起肠道梗塞不通。蛔虫寄宿日久,可致脾胃虚弱,气血日亏,症见面黄肌瘦等。

(二)蛲虫

蛲虫主要是通过被污染的食物进入人体并寄生于肠道内。多发于儿童,症见肛门周围奇痒,夜间尤甚,以致夜寐不安。有时在夜间灯光下,可观察到肛门周围蠕动的白色小细虫。病久常伤及脾胃,耗伤气血,出现胃纳减少、形体消瘦等症。

(三)绦虫

绦虫又称"白虫""寸白虫"。绦虫多因摄入未经煮熟的猪、牛肉而得。绦虫寄生于肠道,致病多见腹部隐痛,腹胀或腹泻,食欲亢进,面黄肌瘦,大便中可见色白体扁的虫体节片。

(四)钩虫

隋·巢元方《诸病源候论》所载的伏虫与钩虫相近,多为手足皮肤直接接触了粪土,钩虫蚴从皮肤侵入人体,寄生于肠道所成。钩虫致病,初可见手足皮肤瘙痒、喉痒、胸闷、咳嗽等症;继而可出现脾胃运化失常的症状,如腹胀、便溏以及异嗜生米、泥土、木炭等;后期气血亏虚可见面色萎黄或虚浮、体倦乏力、心悸气短、唇甲色淡,甚则周身浮肿等症。

(五)血吸虫

血吸虫的尾蚴存在于疫水中,人体皮肤接触了这种疫水,血吸虫尾蚴就从皮肤直接侵入人体而导致发病。血吸虫病初起为邪在肺卫,可见恶寒发热、身体倦怠、发疹、咳嗽胸痛;继则可见腹泻、下痢脓血;日久则因肝失疏泄,脾失健运,气血郁阻,可见腹胀、胁下癥块;晚期肝郁脾壅,肾之气化失司,水液内停,可见腹大如鼓、面色萎黄、肢体消瘦、精神萎靡等;甚则气血郁阻,血不循经而外溢,可见吐血、便血等。

四、医源因素

(一)药邪

所谓"药邪",是指毒性药物,或药物加工不当,或用药配伍不当,而引起疾病的一类致病因素。药物本身是用于治疗疾病的,但同时也有一定的毒副作用。如药物炮制不当,或医生不熟悉药物的性味、用量、配伍禁忌而使用不当,或患者不遵医嘱而乱服药物,均可引起疾病的发生。巢元方《诸病源候论》中明确指出:"凡药物云有毒及有大毒者,皆能变乱,于人为害,亦能杀人。但毒有大小,自可随所犯而救解之。"

1. 药邪的形成

(1)用药过量

用药剂量过大,或用药时间过长,均可以造成用药过量。使用有毒的药物过量,可造成急性药物中毒;即使注明无毒的药物,过量使用亦可有不同的副作用。

(2)炮制不当

某些含有毒性成分的药物,经过适当的炮制加工可减轻毒性。例如半夏姜制,马钱子去毛去油等。若炮制不当,或未经炮制入药,则易使人中毒。

(3)配伍不当

使用中药有一定的配伍原则,配伍合理,可加强疗效,减低毒副作用。某些药物若配伍不当,则会产生或增加毒副作用。如中药"十八反""十九畏"等配伍禁忌,是古人长期用药的经验总结。

(4)用法不当

某些药物在使用上有着特殊的要求和禁忌。如附子、乌头应先煎、久煎以减低毒性,妇女妊娠期间禁用峻猛攻伐之品等。若使用不当,可引起中毒或伤及胎儿,变生他疾。

(5)滥用补药

补药适用于身体虚弱之人。未虚者不可滥用,以免助邪益疾,或因补药性味之偏而致他病。

2. 药邪的致病特点

(1)药物中毒

误服或过量服用有毒药物,易致中毒。中毒症状的轻重与药物的毒性成分及用量等有关。轻者常表现为头晕心悸、恶心呕吐、腹痛腹泻、口舌发麻等;重者可见肌肉震颤、烦躁、黄疸、发绀、出血、昏迷,乃至死亡。

(2)加重病情,变生他疾

药物使用不当,一方面可使原有的病情加重,另一方面还可引起新的疾病发生。如药物中毒、药物过敏可导致脏腑损害,孕妇用药不当可致流产、畸胎、死胎等。

(二)医过

医过,是指医生的过失而导致病情加重或变生他疾的行为。《素问·疏五过论》和《素问·征四失论》均对此作了全面剖析,后世医家也十分重视医德的修养,孙思邈的《大医精诚》至今仍不失为医者的道德规范。

1. 医过的形成

(1)语言行为不当

医护人员语言亲切,行为得体,态度和蔼,可起到辅助治疗和缓解病情的作用。反之,医护人员说话不注意场合,或语言粗鲁,态度生硬,都会给患者造成更大痛苦,甚至引起严重后果。另外,医护人员举止粗鲁,行为不端,还会给患者带来不信任感,如不愿诉说其病情,甚或拒绝治疗和护理。

(2)处方草率马虎

诊治时漫不经心,处方时草率马虎,如字迹潦草,故意用偏名、别名,或处方药味难辨等,均可产生不良影响。有时使患者产生不信任感,影响疾病的治疗;甚或贻误治疗,或发错药物而致不测之祸。

(3)诊治护理失误

诊察辨证不准,或用药失误,或操作手法失宜,或护理不当等,是很重要的医源性致病因素。如寒热不辨,补泻误投;针刺时伤及脏腑,或针断体内;推拿手法不当,损伤筋脉;护理时给患者服错药、打错针等。

2. 医过的致病特点

(1)影响情志,不利治疗

医护人员言行不当或诊治草率,极易引起患者的不信任感,甚或造成患者的情志异常波动,或导致气血紊乱,使病情更加复杂,不利于疾病的治疗与护理。

(2)加重病情,变生他病

医护人员言行不当,处方草率,或诊治失误等,均可影响疾病的治疗和护理,以致加重病情,或变生他病。

五、先天因素

先天因素是指人出生前,已经潜伏着的可以致病的因素。它包括源于父母的遗传性病因和在胎儿孕育期及分娩时所形成的病因。先天因素一般分为胎弱和胎毒两个方面。

(一)胎弱

胎弱,又名胎怯,是指胎儿禀受父母的精气不足,先天禀赋薄弱,以致日后发育障碍、畸形或不良。其形成的原因有二:①父母之精本有异常,发生遗传性疾病;②父母身体虚弱或疾病缠身,导致先天禀赋不足。

(二)胎毒

胎毒有广义和狭义之分。狭义胎毒是指某些传染病,在胎儿期由亲代传给子代。如梅毒、乙型肝炎病毒等;广义胎毒指妊娠早期,感受邪气,或误用药物等,以致遗毒于胎儿,导致出生后渐发某些疾病。如小儿出生后易患疮疖、痘疹等多与胎传火毒有关。

另外,近亲婚配,或怀孕时遭受重大精神刺激,或分娩时的种种意外等,也可成为先天性致病因素。如先天性心脏病、唇腭裂、多指、癫痫等。父母个体的体质类型也可遗传给子女,形成特殊的体质,以致对某些病变有易感性,易患相同或类似的病证。

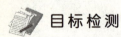 目标检测

一、选择题

(一)单项选择题

1. 下列哪一项不属于病理性产物(　　)

　A. 瘀血　　　　B. 痰饮　　　　C. 结石　　　　D. 积食　　　　E. 血瘀

2. 风邪的致病特点是(　　)

A. 其性开泄　　B. 易伤津血　　C. 易于动血　　D. 其性重浊　　E. 其性凝滞
3. "风性善行而数变"的"善行",是指风邪致病(　　)
　　A. 易行遍全身而致各脏腑同时发病　　　　B. 善于向上向外
　　C. 善于迫血妄行　　　　　　　　　　　　D. 病位行无定处
　　E. 善于运行气血
4. 风为百病之长是指(　　)
　　A. 风善行而数变　　　　　　B. 六气皆可化风
　　C. 六淫多附于风邪侵犯人体　　D. 风邪致病发病较急
　　E. 风邪致病发病较快
5. 寒邪的致病特点是(　　)
　　A. 其性开泄　　B. 易伤津血　　C. 易于动血　　D. 其性重浊　　E. 其性凝滞
6. 燥邪最易伤(　　)
　　A. 肺　　　　　B. 心　　　　　C. 肝　　　　　D. 脾　　　　　E. 肾
7. 寒主收引是指(　　)
　　A. 寒性重浊黏滞　　　　　　B. 寒邪损伤阳气
　　C. 寒邪阻滞气机　　　　　　D. 使气机收敛,经络筋脉挛急
　　E. 寒为阴邪,易伤下部
8. 湿邪致病,病程较长,缠绵难愈,是由于(　　)
　　A. 湿邪重浊,留滞机体　　　　B. 湿性黏滞,不易祛除
　　C. 湿为阴邪,阻滞气机　　　　D. 湿为阴邪,易伤阳气
　　E. 湿性趋下,易袭阴位
9. 火邪、暑邪共同的致病特点是(　　)
　　A. 易耗气伤津　　B. 易于动血　　C. 易于挟湿　　D. 易于生风　　E. 易于伤肺
10. 下述哪一点不属瘀血致病的临床表现(　　)
　　A. 唇甲色淡　　B. 肌肤甲错　　C. 刺痛拒按　　D. 出血,发绀　　E. 肿块固定
11. 既有季节性特点,又不受季节限制,常为外感致病之先导的邪气是(　　)
　　A. 热邪　　　　B. 风邪　　　　C. 疠气　　　　D. 寒邪　　　　E. 湿邪
12. 易袭阳位,具有升发向上特性的邪气是(　　)
　　A. 暑邪　　　　B. 燥邪　　　　C. 风邪　　　　D. 火邪　　　　E. 寒邪
13. 风邪伤人,病变部位不固定是由于(　　)
　　A. 风性数变　　B. 风性善行　　C. 风性主动　　D. 风性轻扬　　E. 风性开泄
14. 六淫中最易导致疼痛的邪气是(　　)
　　A. 寒邪　　　　B. 火邪　　　　C. 风邪　　　　D. 燥邪　　　　E. 湿邪
15. 常引起筋脉拘挛、屈伸不利、腠理闭塞、气机收敛的邪气是(　　)
　　A. 风邪　　　　B. 寒邪　　　　C. 湿邪　　　　D. 瘀血　　　　E. 痰饮
16. 寒性凝滞,从而出现各种疼痛症状,其机理是(　　)
　　A. 气机收敛,腠理闭塞　　　　B. 经脉气血凝结阻滞
　　C. 损伤人体阳气　　　　　　　D. 耗气伤津,不能濡养
　　E. 为有形之邪,阻滞气机

17. 感受寒邪而致的中寒是指（　　）
　　A. 寒邪伤于肌表　　　　B. 寒邪入中经脉
　　C. 寒邪自内而生　　　　D. 寒邪直中脏腑
　　E. 寒邪侵及血分
18. 湿邪、寒邪的共同致病特点是（　　）
　　A. 损伤阳气　B. 阻遏气机　C. 黏腻重浊　D. 凝滞吸引　E. 易袭阳位
19. 其性趋下的病邪为（　　）
　　A. 火邪　　　B. 燥邪　　　C. 湿邪　　　D. 风邪　　　E. 以上都不是
20. 致病后可出现各种秽浊症状的邪气是（　　）
　　A. 风邪　　　B. 寒邪　　　C. 火（热）邪　D. 湿邪　　　E. 燥邪
21. 造成着痹的主要邪气是（　　）
　　A. 寒邪　　　B. 风邪　　　C. 热邪　　　D. 湿邪　　　E. 燥邪
22. 温燥病的发病季节是（　　）
　　A. 夏末初秋　B. 近冬深秋　C. 长夏季节　D. 冬末春初　E. 春末夏初
23. 其性干涩，易伤津液的病邪是（　　）
　　A. 风邪　　　B. 燥邪　　　C. 火邪　　　D. 暑邪　　　E. 疠气
24. 六淫中最易导致出血的是（　　）
　　A. 寒邪　　　B. 湿邪　　　C. 暑邪　　　D. 火邪　　　E. 燥邪
25. 症见头痛、耳鸣、咽喉红肿疼痛、唇舌糜烂等是由于（　　）
　　A. 热邪侵扰心神　　　　B. 热邪伤津耗气
　　C. 热邪易生风　　　　　D. 热邪易致动血
　　E. 火热之邪燔灼趋上
26. 下列哪一项是火、燥、暑共同的致病特征（　　）
　　A. 上炎　　　B. 耗气　　　C. 伤津　　　D. 动血　　　E. 生风
27. 具有升散而又挟湿特性的邪气是（　　）
　　A. 湿邪　　　B. 燥邪　　　C. 热邪　　　D. 暑邪　　　E. 寒邪
28. 大怒主要损伤的脏腑是（　　）
　　A. 肝　　　　B. 心　　　　C. 脾　　　　D. 肺　　　　E. 肾
29. 悲忧过度主要损伤的脏腑是（　　）
　　A. 肝　　　　B. 心　　　　C. 脾　　　　D. 肺　　　　E. 肾
30. 七情内伤首先影响（　　）
　　A. 肝魂　　　B. 心神　　　C. 脾意　　　D. 肺魄　　　E. 肾志
31. 七情内伤可影响脏腑气机，其中恐则（　　）
　　A. 气上　　　B. 气下　　　C. 气缓　　　D. 气结　　　E. 气消
32. 易致人体阴阳失调的饮食因素是（　　）
　　A. 饮食过饥　B. 饮食过饱　C. 五味偏嗜　D. 寒热偏嗜　E. 饮食不洁
33. 劳力过度，易损伤的脏腑是（　　）
　　A. 心肺　　　B. 心脾　　　C. 脾肺　　　D. 脾肾　　　E. 肝肾
34. 劳神过度，易损伤的脏腑是（　　）

A. 心肺　　　　B. 心脾　　　　C. 脾肺　　　　D. 脾肾　　　　E. 肝肾
35. 房劳过度，易损伤的脏腑是(　　)
　　A. 心　　　　　B. 脾　　　　　C. 肝　　　　　D. 肺　　　　　E. 肾
36. 与痰饮形成密切相关的脏腑是(　　)
　　A. 心脾肝肾　　B. 心肺脾肾　　C. 肝胆脾肾　　D. 肺脾肝肾　　E. 心肝肺肾
37. 下列因素中，易于蒙蔽心神的是(　　)
　　A. 瘀血　　　　B. 痰饮　　　　C. 结石　　　　D. 积食　　　　E. 血瘀
38. 结石多发于(　　)
　　A. 六腑　　　　B. 心肺肝肾　　C. 脾胃肾膀胱　D. 肝胆肾膀胱　E. 肝肾脾胆

(二) 多项选择题
39. 六淫致病的共同特点是(　　)
　　A. 外感性　　　B. 季节性　　　C. 地域性　　　D. 相兼性　　　E. 传变性
40. 入侵经络、筋骨而引起痹证的邪气是(　　)
　　A. 风邪　　　　B. 寒邪　　　　C. 湿邪　　　　D. 火邪　　　　E. 暑邪
41. 易耗津液的病邪是(　　)
　　A. 风邪　　　　B. 燥邪　　　　C. 暑邪　　　　D. 火热之邪　　E. 寒邪
42. 引起疾病的常见原因有(　　)
　　A. 外感六淫　　B. 七情内伤　　C. 疠气传染　　D. 饮食失宜　　E. 劳逸失度
43. 陈无择将病因分为(　　)
　　A. 内因　　　　　　　　　　　B. 其他病因
　　C. 外因　　　　　　　　　　　D. 不内外因
　　E. 病理产物形成的病因
44. 六淫致病与季节有关的，如(　　)
　　A. 春多热病　　B. 夏多暑病　　C. 长夏多湿病　D. 秋多风病　　E. 冬多燥病
45. 风邪的性质和致病特征是(　　)
　　A. 轻扬开泄　　B. 善行数变　　C. 主动　　　　D. 易耗气伤津　E. 为百病之长
46. 寒邪的性质和致病特征是(　　)
　　A. 主动　　　　　　　　　　　B. 收引
　　C. 凝滞　　　　　　　　　　　D. 重浊
　　E. 为阴邪，易伤阳
47. 湿邪的性质和致病特征是(　　)
　　A. 为百病之长　　　　　　　　B. 易耗气伤津
　　C. 湿性黏滞　　　　　　　　　D. 湿性重浊
　　E. 为阴邪，阻滞气机
48. 以下病邪，属于阳邪的有(　　)
　　A. 风邪　　　　B. 寒邪　　　　C. 暑邪　　　　D. 湿邪　　　　E. 燥邪
49. 燥邪的性质和致病特征是(　　)
　　A. 燥性干涩　　B. 燥性开泄　　C. 燥易伤肺　　D. 燥性炎上　　E. 易伤津液
50. 火热之邪的性质和致病特征是(　　)

A. 热性干涩　　　B. 火热为阳邪　　C. 易扰心神　　D. 易生风动血　　E. 善行数变

51. 暑邪的性质和致病特征是（　　）

A. 暑为阳邪　　B. 其性升散　　C. 多挟湿　　D. 易伤津耗气　　E. 暑性重浊

52. 易导致发病病程较长的病因有（　　）

A. 湿邪　　　　B. 水湿痰饮　　C. 瘀血　　　D. 七情内伤　　　E. 结石

53. 热邪、暑邪皆有的致病特征是（　　）

A. 均为阳邪　　　　　　　　B. 均易致疮痈
C. 耗气伤津　　　　　　　　D. 均挟湿邪
E. 均见高热、口渴喜饮、面赤、脉洪大

54. 六淫之中，易耗气伤津的邪气有（　　）

A. 风邪　　　　B. 燥邪　　　　C. 暑邪　　　D. 湿邪　　　　E. 火邪

55. 疠气的致病特点是（　　）

A. 发病急骤　　B. 病情危笃　　C. 症状相似　　D. 传染性强　　E. 易于流行

56. 疫病的种类很多，如（　　）

A. 白喉　　　　B. 猩红热　　　C. 霍乱　　　D. 鼠疫　　　　E. 痄腮

57. 数情交织，多伤及的脏腑为（　　）

A. 肝　　　　　B. 心　　　　　C. 脾　　　　D. 肺　　　　　E. 肾

58. 下列不属于情志异常病机的有（　　）

A. 怒则气上　　B. 寒则气收　　C. 悲则气消　　D. 劳则气耗　　E. 思则气结

59. 七情致病以下列哪些脏腑为多见（　　）

A. 心　　　　　B. 肺　　　　　C. 肝　　　　D. 肾　　　　　E. 脾

60. 饮食偏嗜包括（　　）

A. 嗜酒　　　　B. 寒热偏嗜　　C. 五味偏嗜　　D. 偏嗜肥甘　　E. 偏嗜辛辣

二、问答题

1. 六淫致病有哪些共同特点？
2. 风邪、寒邪、湿邪、暑邪、燥邪、火邪各邪的性质和致病特点如何？
3. 七情致病的条件是什么？七情致病有哪些特点？
4. 痰饮、瘀血是如何形成的，其致病特点和病证特点如何？
5. 为什么说风为百病之长？
6. 为什么说寒为阴邪，易伤阳气？
7. 为什么说湿性重浊？
8. 为什么说燥易伤肺？
9. 六气与六淫有何异同？

第八章 病 机

学习目标

【学习目的】 通过本章节的学习,以熟悉疾病发生、发展变化的基本原理,同时为后续章节及课程的学习奠定基础。

【知识要求】 熟悉正气、邪气与发病的关系;熟悉邪正盛衰、阴阳失调等基本病机;了解气血失常、津液失常及内生五邪等病机。

【能力要求】 熟练应用邪正盛衰、阴阳失调等病机的基本知识,推断出常见疾病的病理变化。

病机,即疾病发生、发展变化与转归的机理,又称病理机制。《素问·至真要大论》首先提出"病机"一词,强调"谨守病机,各司其属"。前人释"病机"为"病之机要""病之机括",它揭示了疾病发生、发展与演变全过程中的本质特点及其基本规律。因此,研究病机,是认识疾病本质的关键,也是进行正确诊断和治疗的前提。本章从发病原理与基本病机两个方面予以阐述。

第一节 发 病

发病是指疾病的发生过程。在正常情况下,人体自身以及与外界环境之间保持着相对的动态平衡,即所谓"阴平阳秘",这是维持人体正常生命活动的基础。当人体在某种致病因素作用下,使脏腑、经络等组织器官的生理功能异常,气血阴阳的平衡协调关系遭到破坏,导致"阴阳失调"时,就会出现各种临床病变,从而导致疾病的发生。因此,疾病的发生一般有两个方面的原因:①机体自身的功能紊乱和代谢失调;②外在致病因素对机体的损害和影响。这两方面的原因在发病过程中是互相影响的,机体自身功能失调易导致外在致病因素的侵袭,而外在致病因素侵入人体之后,又导致或加重机体的代谢失调和功能紊乱。本节主要从发病机理和发病类型两个方面来探讨疾病的发生规律。

一、发病原理

发病机理,是指疾病发生的机制和原理。疾病的发生是一个复杂的病理过程,但概括起来主要是邪气对机体的损害和正气抗损害这两个方面的矛盾斗争。因而,中医学常从邪正相争的角度来认识疾病的发生机理。并认为邪正相争是疾病发生、发展及转归的病理过程中最基本的、具有普遍意义的规律。

(一)正邪与发病

疾病的发生和变化,是一个非常复杂的病理过程。但从总体上来说,不外乎正气与邪气两方面因素。疾病的发生、发展过程，就是正邪斗争的过程，双方斗争的胜负决定着发病与否。

1. 正气不足是发病的内在因素

正气，是一身之气相对邪气时的称谓，是指人体内具有抗病、祛邪、调节、修复等作用的一类细微物质。正气具有抗御病邪侵袭，及时驱除病邪而防止发病的作用。正气的防御作用具体表现在以下几个方面。

（1）抵御外邪的入侵

邪气侵入机体，正气必然会与之抗争。若正气强盛，抗邪有力，则病邪难以入侵，故不发病。或虽邪气已经进入，但正气盛，能及时抑制或消除邪气的致病力，亦不发病。

（2）驱邪外出

邪气侵入后，若正气强盛，可在抗争中驱邪外出。或虽发病，但邪气难以深入，病较轻浅，预后良好。

（3）修复调节能力

对邪气侵入而导致的机体阴阳失调、脏腑组织损伤、精血津液亏耗及生理机能失常，正气有自行调节、修复、补充的作用，可使疾病向愈。

（4）维持脏腑经络功能的协调

正气分布到脏腑经络，则为脏腑经络之气。脏腑经络之气的运行不息，推动和调节各脏腑经络的机能，使之正常发挥，并推动和调节全身精血津液的代谢及运行输布，使之畅达而无郁滞，从而防止痰饮、瘀血、结石等病理产物以及内风、内寒、内湿、内燥、内火等内生五"邪"的产生。

中医发病学说很重视人体的正气，认为正气的强弱对于疾病的发生、发展及其转归起着主导作用。正气是决定发病的关键因素。邪气之所以能够侵袭人体而致病，必然是因正气虚弱，故说"邪之所凑，其气必虚。"正气在发病中的主导作用主要体现在以下几个方面。

（1）正虚感邪而发病

正气不足，抗邪无力，外在邪气乘虚而入，疾病因之发生。如《灵枢·百病始生》说："风雨寒热，不得虚，邪不能独伤人。卒然逢疾风暴雨而不病者，盖无虚，故不能独伤人。此必因虚邪之风，与其身形，两虚相得，乃客其形。"正气不足，适应和调节功能低下，也易对外界的情志刺激产生较为强烈的反应而发为情志病。

（2）正虚生"邪"而发病

正气不足，对脏腑经络功能活动的推动和调节能力下降，脏腑经络功能失常，精血津液的代谢运行失常，可产生内风、内寒、内湿、内燥、内火等内生五"邪"而发病，或导致痰饮、瘀血、结石等病理产物的产生而引起新的病变。如《灵枢·口问》说："故邪之所在，皆为不足。"元·朱震亨《丹溪心法》说："气血冲和，百病不生。一有怫郁，诸病生焉。"

（3）正气的强弱可决定发病的证候性质

邪气侵入，若正气充盛，奋起抗邪，邪正相搏剧烈，多表现为实证；若正气虚衰，不能敌邪，邪气深入内脏，多发为重证和危证。正气不足，脏腑功能减退，精血津液代谢输布失常而发病，多表现为虚证或虚实夹杂证。综上，说明正气不足是疾病发生的内在因素，正气的盛衰决定着发病与不发病以及发病的深浅和病证的性质。

2. 邪气是发病的重要条件

邪气，泛指各种致病因素，简称为"邪"。包括存在于外界或由人体内产生的种种具有致病作用的因素。如六淫、疠气、外伤、虫兽伤、寄生虫、七情内伤、饮食失宜、痰饮、瘀血、结石等。邪气的概念也源于《内经》。《素问·调经论》说："夫邪之生也，或生于阴，或生于阳。其生于阳者，得之风雨寒暑；其生于阴者，得之饮食居处，阴阳喜怒。"明确指出了邪气分外感和内伤两类。《素问·八正神明论》将邪气分为"虚邪"与"正邪"，《灵枢·刺节真邪》又分称之为"虚风"和"正风"，指出四时不正之气（如六淫、疠气）乘虚侵入，致病较重者，为虚邪或虚风；四时之正气（六气）因人体一时之虚而侵入，致病轻浅者，称为正邪或正风。

邪气侵犯人体，则对机体的形质和机能产生损害和障碍。邪气对机体的损害作用主要体现在以下几方面。

(1) 导致生理机能失常

邪气侵入发病，可导致机体的阴阳失调，精气血津液的代谢及功能障碍，以及脏腑经络的功能失调等，可表现为心肺的呼吸行血功能失调而见心悸、呼吸困难，脾胃的运化功能失常而食少、呕吐、泄泻或便秘，肾的主水功能无权而见水肿、尿少，肝的疏泄功能失调而见情志抑郁或亢奋，以及心脑的藏神功能失常而见神志失常等。

(2) 造成脏腑组织的形质损害

邪气作用于人体，可对机体的皮肉筋骨、脏腑器官造成不同程度的损伤，或致精气血津液等物质的亏耗。

(3) 改变体质类型

邪气侵入，还能改变个体的体质特征，进而影响其对疾病的易罹倾向。如阴邪致病，损伤阳气，久之可使机体由原型体质转变为阳虚体质，又易感受阴寒之邪。

中医发病学中，虽强调正气的强弱在发病中的主导地位，但并不排除邪气的重要作用。邪气作为发病的重要因素，与发病关系至为密切，主要体现在以下几方面。

(1) 邪气是导致发病的原因

疾病是邪气作用于人体而引起邪正相搏的结果，没有邪气的侵袭，机体一般不会发病。

(2) 影响发病的性质、类型和特点

不同的邪气作用于人体，表现出不同的发病特点、证候类型。如六淫邪气致病，发病急，病程较短，初起多有卫表证候，证属风、寒、暑、湿、燥、火证。七情内伤，发病多缓慢，病程较长，发病途径是直接伤内脏，首先作用于心，然后波及相应的脏，使脏腑气机紊乱、气血失调产生病变。饮食所伤，常损伤脾胃，或致五脏的功能失调，或致气血不足，或致食物中毒等。外伤，都是从皮肤侵入，损伤皮肤肌肉、筋骨、脏腑。毒蛇咬伤还可致全身中毒，甚至死亡。

(3) 影响病情和病位

邪气的性质与感邪的轻重，与发病时病情的轻重有关。一般说来，虚邪伤人，病情较重；正邪伤人，病情轻浅。感邪轻者，临床症状表现较轻；感邪重者，症状表现也重。受邪表浅者多形成表证；受邪部位深者多形成里证；表里两部同时受邪，称为"两感"，表现出症状、传变、转归都较重。邪气的性质与病位有关。如风邪轻扬，易袭阳位，多在肺卫；湿邪易阻遏气机，多伤及于脾；疠气发病急骤，传变快，病位停留于肌表非常短暂，易传入于里，损伤人体的重要脏器。

(4) 某些情况下在发病中起主导作用

在邪气的毒力和致病力特别强，而正气虽盛但也难以抗御的情况下，邪气对疾病的发生起着决定性的作用。如疠气、高温、高压、电流、枪弹伤、虫兽伤等，即使正气强盛，也难免被损伤而产生病变。故历代医家都十分强调应避其侵害，如《素问·上古天真论》说："虚邪贼风，避之有时。"

3. 邪正相搏的胜负,决定发病与不发病

邪正相搏是指正气与邪气的交争。邪正相搏的胜负,不仅关系着疾病的发生,而且也影响着疾病发生的证候特点。

(1)决定发病与否

正胜邪负则不发病 病邪入侵,正气抗邪,正气充足,驱邪外出,正胜邪负,机体不受邪气的侵害,不出现临床症状和体征,即不发病。

邪胜正负则发病 正虚抗邪无力,邪气得以入侵或致病邪深入,造成阴阳气血失调,机能异常,形质损害,出现临床症状和体征,机体便发生了疾病。

(2)决定证候类型

发病后,其证候类型、病变性质、病情轻重与正邪都有关。如正盛邪实,多形成实证;正虚邪衰,多形成虚证;正虚邪盛,多形成较为复杂的虚实夹杂证。感受阳邪,易形成实热证,感受阴邪易形成实寒证或寒湿证。感邪轻或正气强,病位多表浅,病变多轻;感邪重或正气弱,病位常较深,病变多重。另外,疾病与病邪所中的部位有关。无论外感之邪,或是内生之邪,有阻于筋骨经脉者,有在脏腑者,病位不同,病证各异。

(二)影响发病的因素

除了正气和邪气外,影响发病的因素还有很多,概括起来,主要有环境因素、体质因素和精神因素三个方面。

1. 环境因素与发病

环境主要指与人类生活密切相关的自然和社会环境,包括气候因素、地域因素和生活、工作环境等。正常情况下,人与外界环境是协调统一的,但这种协调的关系受到破坏,就会出现病理反映而发生疾病。

(1)气候因素

四时气候的异常变化,往往成为邪气孳生和传播的重要条件。不同的季节易产生不同性质的邪气,如春多风温,夏易中暑,秋生燥病,冬发寒疾;疠气的暴发与流行,与自然界的气候变化更为密切,往往在久旱酷暑,湿雾瘴气,应寒反温,该热反寒之时,易于孳生疫疠病邪,从而造成瘟疫的发生和流行。

(2)地域因素

不同地域的气候特点、水土性质、饮食结构及生活习惯等往往不同,这对于疾病的发生也有着不同的影响。如北方气候寒冷,易感寒邪而多寒病;东南沿海气候温暖潮湿,易见湿热为患。另外,有些人异地而居,因"水土不服"而患病,或使病情加重,也与地理环境有关。

(3)社会环境

社会环境尤其是生活、工作环境,对人体有很大影响。生活、工作环境优美、清洁卫生,能直接影响人的身心,焕发活力,提高工作效率,减少疾病的发生;反之,不良的生活、工作环境,就会成为致病或诱发因素,引起疾病的发生。如生活、工作环境中的废气、废水、废渣和各种噪音,均可成为直接的致病因素,造成某些严重疾病,或引起急、慢性中毒。再如生活环境阴暗潮湿、空气污染、蚊蝇孳生等,也易引起疾病的发生。

2. 体质因素与发病

人的体质有强弱之别。体质的强弱,直接关系到正气的强弱。体质强壮者,脏腑功能活动旺盛,精、气、血、津液充盈,故正气充足,抵抗力强,不易感邪发病;体质虚弱者,脏腑功能减退,精、气、血、津液亏虚,则正气不足,抗邪力差,容易感邪发病。同时,人的体质有偏阴偏阳的差异,阳盛或阴虚之体,易感受温热之邪而发病;阴盛或阳虚之体,易感受寒邪而发病。另外,胖人多痰,易患暴厥、中风之证;瘦人多火,易得痈疡、劳嗽之疾。这些都说明体质与发病有着密切的关系。

3. 精神因素与发病

人的精神状态是影响人体正气的重要因素之一。精神状态的好坏时刻影响着人体的机能活动,从而影响着正气的强弱。精神愉快,心情舒畅,则脏腑经络功能协调,气血通畅,正气旺盛,不易发病;若精神抑郁,情志不畅,则会导致气机逆乱,气血失调,脏腑功能失常而发病。因此,调摄情志,加强个人修养,避免情志过激,是防止和减少疾病发生的主要措施之一。

二、发病类型

由于致病邪气的性质、感邪轻重和致病途径的不同,人的体质和正气强弱的差异,因此在发病形式上各不相同。概括起来主要有卒发、缓发、伏发、继发、合病与并病、复发等六种。

(一) 卒发

卒发,又称"顿发",指机体感邪之后立即发病者。一般多见于以下几种情况:①新感外邪。六淫之邪侵入,大多是感而即发的外感病。②情志剧变。剧烈的情志变化,如暴怒、过度悲伤等均可使气血逆乱,致疾病顷刻而发。③毒物所伤。误服毒物,或毒虫、毒蛇咬伤,或吸入秽毒之气等,可使人中毒而迅速发病。④急性外伤。如金刃、枪弹、跌打、冻伤、烧烫伤、电击等,均直接迅速致病。

(二) 缓发

缓发,是指感邪后缓慢发病,与卒发相对而言。缓发与致病因素的种类、性质,以及体质因素等密切关系。缓发多见于内伤疾病,如房事不节、思虑过度、忧愁不解、嗜烟好酒等,可导致机体出现渐进性的病理改变,积累日久而发病。在外感病中,居处潮湿或水中作业日久,可感受湿邪而缓慢发病。另外,年老体弱、正气亏虚者,若感邪较轻,正气抗邪无力,也多徐缓发病。

(三) 伏发

伏发,是指感邪而深伏,过期而发。即机体感受某种病邪后,在体内潜伏一段时间,或在一定的诱因作用下才发病。如破伤风、狂犬病,以及外感温病中的春温、伏暑等,都属伏而后发。

(四) 继发

继发,是指在原发病的基础上,继而发生新的疾病。继发病以原发病为前提,两者之间有着密切的病理联系。如肝病见胁痛、黄疸等症,若失治或误治,日久可成癥积、臌胀。再如肝阳上亢所致的中风;久疟继发的"疟母"等,也属于继发。

(五) 合病与并病

合病,是两经或两个部位以上同时受邪所出现的病证。感受一种邪气而致多部位损害,出现多部位的病证,多因感邪较盛,而正气相对不足,故邪气可同时侵犯两经或两个部位。如太阳与阳明合病,太阳与少阳合病,以及卫气同病、气血两燔等。

并病,是指感邪后某一部位的证候未了,又出现另一部位的病证。并病是在疾病过程中病变部位的传变,而原始病位依然存在,如表证未解又出现里证,肝病及脾等。

(六)复发

复发,是指疾病初愈或处于缓解恢复期,在某些诱因的作用下,余邪死灰复燃,引起旧病再度发作或反复发作的一种发病形式。疾病复发主要是因为余邪未尽、正气未复和诱因引动。疾病复发的诱发因素主要有以下四个方面。

1. 复感外邪

复感外邪,是指感受外邪而致原病复发,简称重感致复。疾病初愈,正气未复,余邪未尽,复感新邪,势必助长体内病邪或引动旧病病机,以致旧病复发。无论外感性疾病,还是内伤性疾病,均可因外感邪气而复发,但以热病新瘥后复发为多。

2. 因食而复

因食而复,是指饮食不当而致旧病复发,简称食复。不同的疾病和体质各有饮食所宜。如饮食不节可致脾胃病复发;鱼虾海鲜可致隐疹和哮喘病复发;饮酒过度或过食辛辣炙煿之品可诱发痔疮、淋证等。因此,脾胃病及某些特殊体质的患者,在疾病恢复过程中,应注意调理饮食,以免使疾病复发。

3. 因劳而复

因劳而复,是指形神过劳或病后过早房事而致旧病复发,简称劳复。久病初愈之人,思虑太过易伤神,劳力太过易耗气,房劳太过伤精血,以致正气虚弱、余邪乘虚而起引发旧病。无论是外感病还是内伤杂病,均可因过劳而使疾病复发。如内伤病中的慢性水肿、疝气、子宫脱垂、中风、胸痹等证。

4. 服药不当

服药不当,是指疾病初愈药物调理不当而致原病复发,简称药复。疾病初愈,为巩固疗效,可辅以药物调理,但应遵循扶正不助邪、祛邪不伤正的原则。如不遵医嘱,滥施补药,可壅正助邪而引发旧病。若药证相逆,还可变生他病。

另外,情志因素、气候因素或地域因素等,也可成为疾病复发的诱因。

疾病在复发时,其临床表现类似于初病,但又不仅是原发病理过程的再现,而是诱发因素作用于旧病的宿根,产生新的病理损害。复发的次数越多,机体的恢复就越不完全,预后就越差,并容易留下后遗症。因此,疾病一旦发生,就应该积极彻底地治疗,并注意病后调理,以最大限度防止或减少疾病的复发。

第二节 基本病机

基本病机,是指机体在致病因素作用下所产生的基本病理反应,是疾病发生后病变本质变化的一般规律。基本病机主要包括邪正盛衰、阴阳失调、气血失常、津液失常,以及"内生五邪"等。《素问·至真要大论》总结归纳出"病机十九条",奠定了脏腑病机和六气病机的基础,对探寻发病机理具有重要的指导意义。

一、邪正盛衰

邪正盛衰,是指在疾病过程中,正气与邪气相互斗争所发生的盛衰变化。邪气侵犯人体后，正气和邪气即相互发生作用，一方面邪气对人体正气起着损害作用，另一方面正气对邪气起着驱逐和消除不良影响的作用。邪正斗争的消长盛衰，不仅关系到疾病的发生、发展与转归，同时还决定着病证的虚实变化。从一定意义上说，任何疾病的发展演变过程，也就是邪正斗争及其盛衰变化的过程。邪正盛衰决定着虚实病机和虚实病机的变化。

(一)虚实病机

虚与实，是相对的病机概念。《素问·通评虚实论》载："邪气盛则实，精气夺则虚。"这是对虚实病机的高度概括。

1. 虚

虚，主要指以正气虚损为主要矛盾的一种病理变化。因机体的气、血、津液亏少，脏腑经络的生理功能减退，抗病能力低下，一般邪气也不亢盛，正邪不能激烈相争，难以表现较为剧烈的病理反映，出现一系列虚弱、衰退和不足的虚性病理变化，临床上表现为虚证。一般情况下，虚证多见于外感疾病的后期，各种慢性消耗性疾病，或大吐、大泻、大汗、大失血之后，以及素体虚弱，或年老虚损之人。在临床上常见身体瘦弱、神疲体倦、面容憔悴、心悸气短、自汗盗汗，或五心烦热，或畏寒肢冷、脉虚无力等症。

2. 实

实，主要指以邪气亢盛为主要矛盾的一种病理反映。在疾病过程中，邪气亢盛而正气未衰，邪正斗争剧烈，出现一系列亢盛有余的实性病理变化，临床上表现为实证。一般情况下，实证多见于外感六淫病的初期或中期阶段，或由痰、食、血、水等有形实邪留滞于体内而引起的痰涎壅盛、食积不化、水湿泛滥、瘀血内阻等病变，亦都属于实证。实证患者多见体质壮实，精神亢奋，或壮热狂躁，或疼痛剧烈而拒按，或声高气粗，二便不通，脉实有力等症。

(二)虚实错杂

在疾病过程中，不仅可以产生单纯的虚或实的病理变化，而且一些慢性的、复杂的疾病，随着邪正双方力量的消长盛衰，还可以形成复杂的虚实错杂病理变化。

1. 虚中夹实

虚中夹实，是指病理变化以正虚为主，又兼夹实邪的病理状态。如脾阳虚不能化水引起的水肿病症，其临床表现既有脾气虚见症又有水肿病症，出现食少神疲、四肢不温、腹胀水肿等，即属此类。

2. 实中夹虚

实中夹虚，是指病理变化以邪实为主，又兼有正气不足的病理状态。如外感热病，由于邪热炽盛，煎灼津液，从而形成实热伤津病证，出现高热烦渴、尿少、齿舌干燥等，即属此类。

(三)虚实真假

一般情况下，疾病的本质和现象是一致的，疾病的现象可以准确地反映病机的虚实变化。但在特殊情况下，由于邪正斗争的复杂性，人体的机能活动和代谢的严重紊乱，就会出现病变的本质和现象不一致的情况，因而表现出虚实真假的病理状态。

1. 真虚假实

真虚假实，是指疾病的本质为"虚"，但表现出"实"的临床假象。多由于正气虚弱，脏腑功能减退，激发、推动无力所致。如脾气虚弱、运化无力，既可见到食少纳呆、神疲体倦、脉虚无力等脾虚的表现，同时又可见到腹满、腹痛等一些类似"实"的症状。但其腹满，时有减轻；腹痛，却不拒按,与实证的腹满不减,腹痛拒按不同。此即为"至虚有盛候"的"真虚假实"证。

2. 真实假虚

真实假虚,是指疾病的本质为"实",但表现出"虚"的临床假象。多由于邪气亢盛,结聚体内,阻滞经络,气血不能外达所致。如热结肠胃的里实证,既可见到大便秘结、腹满硬痛拒按、谵语等实热症状,同时又可见到面色苍白、四肢逆冷等状似虚寒的假象。此即为"大实有羸状"的"真实假虚"证。

二、阴阳失调

阴阳失调,是指在疾病过程中,由于各种致病因素的影响,使机体的阴阳双方失去相对的平衡协调而出现的阴阳偏盛、偏衰、互损、格拒等一系列病理变化。阴阳失调是对一切疾病病变机理的高度概括,是疾病发生发展的内在根据,尤其与疾病的寒热性质密切相关。在疾病过程中,由于阴阳的偏盛偏衰,形成了"阳胜则热,阴胜则寒""阴虚则热,阳虚则寒"等病理变化,由此决定了疾病的寒热性质。

(一)阴阳偏盛

阴阳偏盛,是指人体阴阳双方中的某一方的病理性亢盛状态,属于"邪气盛则实"的实性病机。病邪侵犯人体,各从其类,即阳邪侵犯人体,可导致阳偏盛;阴邪侵犯人体,可导致阴偏盛。《素问·阴阳应象大论》中"阳胜则热,阴胜则寒""阳胜则阴病,阴胜则阳病",即指出了阴阳偏盛的病理特征和发展趋势。

1. 阳偏盛

阳偏盛,即阳胜,是指疾病过程中,机体出现阳气偏盛,脏腑机能亢进,热量过剩的病理变化。这种病理变化多由于感受温热之邪,或感受阴邪从阳化热,或情志所伤,五志过极化火,或气滞、血瘀、食积等郁而化热所致。一般说来,其病机特点多为阳盛而阴未衰。临床表现则为实热证。

阳以热、动、燥为其特点。因此,阳偏盛则见热象,即所谓"阳胜则热"。如壮热、烦躁、面红目赤、舌红脉数等。阳热过亢,必然耗伤机体的阴液,即所谓"阳胜则阴病"。故阳热亢盛日久,耗伤机体阴液,还可出现口渴、小便短赤、大便干燥等津伤症状,病证由实热证转化为实热兼阴亏证。

2. 阴偏盛

阴偏盛,即阴胜,是指在疾病过程中,机体出现阴气偏盛,脏腑机能障碍或减退,产生热量不足,以及阴寒性代谢产物积聚的病理变化。这种病理变化多由于感受寒湿之邪,或过食生冷,导致阳不制阴,阴寒内盛。其病机特点为阴盛而阳未衰。临床表现为实寒证。

阴以寒、静、湿为其特点。因此,阴偏盛则见寒象,即所谓"阴胜则寒"。如形寒、肢冷、舌质淡、脉迟等症。阴寒内盛日久,势必伤及人体阳气,即所谓"阴胜则阳病"。故阴偏盛的实寒病证,常同时伴有不同程度的阳虚之象,形成实寒兼阳虚证。

(二)阴阳偏衰

阴阳偏衰,是指人体之阴或阳亏虚所引起的病理变化,属"精气夺则虚"的虚性病机。正常生理情况下,人体阴阳之间相互制约,互根互用,维持着相对平衡的状态。若某种致病因素使阴或阳的一方衰减,则会导致阳不制阴或阴不制阳,从而形成"阳虚则寒"或"阴虚则热"的病理变化。

1. 阳偏衰

阳偏衰,即阳虚,是指机体的阳气虚损,脏腑机能减退或衰弱,产热不足的病理状态。这种病理状态多由先天禀赋不足,或后天饮食失养,或劳倦内伤,或久病损伤阳气所致。其病机特点为机体阳气不足,阳不制阴,阴相对偏盛。临床表现为虚寒证。

机体阳偏衰时,由于产热不足,温煦作用减弱,表现出畏寒喜暖、精神萎靡、身冷蜷卧、面色㿠白、四肢逆冷、舌淡脉迟等症。阳气不足,一般以脾肾阳虚为主,尤以肾阳虚衰最为重要。

2. 阴偏衰

阴偏衰,即阴虚,是指机体的精血津液等液态物质亏耗,阴虚不能制阳,导致阳相对亢盛,机能呈现虚性亢奋的病理状态。这种病理状态多由阳邪伤阴,或五志过极,化火伤阴,或久病耗伤阴液所致。其病机特点为阴液不足,滋养、宁静功能减退,阳相对偏亢。临床表现为虚热证。

机体阴偏衰时,由于阴液不足,不能制约阳气,致使阳的功能虚性亢奋,临床出现五心烦热、潮热盗汗、颧赤、消瘦、口燥咽干、舌红少苔、脉细数等症。阴虚病变,一般以心肺肝肾阴亏为主,尤以肝肾阴虚为多见。

(三)阴阳互损

阴阳互损,是指在阴或阳任何一方虚损的前提下,病变继续发展,以致影响到相对的一方,形成阴阳两虚的病理状态。在生理情况下,阴阳双方互根互用,互为消长;病理情况下,两者相互影响,或为阴损及阳,或为阳损及阴。肾藏精,内寓真阴真阳,为全身阴液、阳气的根本。因此,无论是阴虚或阳虚,多在损及肾脏阴阳或肾脏本身阴阳失调的情况下,才易于发生阴阳互损的病理变化。

1. 阴损及阳

阴损及阳,是指阴液亏损,累及阳气,致使阳气生化不足,或阳无所依附而耗散,从而在阴虚的基础上又导致阳虚,形成以阴虚为主的阴阳两虚的病理状态。如肾阴亏虚,损及肾阳,则形成以肾阴虚为主的阴阳两虚证。

2. 阳损及阴

阳损及阴,是指阳气虚损,累及阴液的化生,从而在阳虚的基础上又导致阴虚,形成以阳虚为主的阴阳两虚的病理变化。如肾阳久虚,累及肾阴,则形成以肾阳虚为主的阴阳两虚证。

(四)阴阳格拒

阴阳格拒,是阴阳失调中比较特殊的一类病理状态,包括阴盛格阳和阳盛格阴两方面。其形成机理主要是由某种原因,导致机体阴或阳单方面偏盛至极而壅遏于内,将对方排斥、格拒于外,使阴阳之间不相维系,从而出现寒热真假的复杂病理现象。

1. 阴盛格阳

阴盛格阳,简称格阳,是指阴寒极盛,逼迫阳气浮越于外,使阴阳之气不相顺接,出现内真寒而外见假热的阴阳相互格拒的病理状态。疾病的本质是阴寒内盛,但由于格阳于外,因此,患者常在面色苍白、四肢逆冷、精神萎靡不振、下利清谷、脉微欲绝等阴寒内盛表现的基础上,又见身反不恶寒、面颊泛红等假热之象。

2. 阳盛格阴

阳盛格阴，简称格阴，是指阳热极盛，深伏于里，阳气被遏，闭郁于内，不能外达肢体，而格阴于外的一种病理变化。疾病的本质是阳热内盛，但由于格阴于外，因此，患者常在壮热、面红目赤、烦躁、舌红苔黄等邪热内盛表现的基础上，又出现四肢厥冷、脉象沉伏等假寒之象。

（五）阴阳转化

疾病发展过程中，在一定的条件下，阴阳之间可相互转化，或由阳转阴，或由阴转阳。

1. 由阳转阴

由阳转阴，是指疾病的性质本为阳气偏盛，但在一定的条件下，可以向阴的方面转化。如某些急性外感热病，在邪热壅盛阶段见有高热、口渴、胸痛、咳嗽、舌红苔黄等一派热邪亢盛的病理表现。若处理不当，或邪毒太盛，可突然出现面色苍白、冷汗淋漓、四肢厥逆、脉微欲绝等阴寒危象。此时疾病的本质即由阳转化为阴，疾病的性质由热转化为寒。

2. 由阴转阳

由阴转阳，是指疾病的本质为阴气偏盛，但在一定的条件下，也可向阳的方面转化。如寒湿凝滞关节，症见关节沉重冷痛、得温痛减、舌淡苔白、脉沉紧等一派阴寒内盛的病理表现。若过用温燥或因体质因素，寒湿日久从阳化热，则见关节红肿热痛、心烦、舌红苔黄、脉滑数等阳热亢盛之候。此时疾病的本质即由阴转化为阳，疾病的性质由寒转化为热。

（六）阴阳亡失

阴阳亡失，是指机体的阴液或阳气突然大量亡失，导致生命垂危的一种病理变化。阴阳亡失包括亡阴、亡阳两类情况。

1. 亡阴

亡阴，是由机体的阴液突然大量消耗或丢失，以致全身机能严重衰竭的一种病理变化。一般而言，亡阴多由热邪炽盛，迫津大量外泄，或热邪久留，煎灼阴液所致。也可因慢性消耗性疾病长期耗损津液，日久导致亡阴。亡阴多见汗出不止、汗热而黏、四肢温和、肌体消瘦、喘渴烦躁，甚或昏迷、脉细数无力等危重表现。

2. 亡阳

亡阳，是指机体的阳气突然脱失，而致全身机能严重衰竭的一种病理状态。一般说来，亡阳多由邪气亢盛，正不敌邪，阳气突然脱失所致。也可因素体阳虚，正气不足，疲劳过度，或汗出太多，吐泻过度，阳随阴泄，以致阳气脱失。慢性消耗性疾病的亡阳，多由阳气严重耗散，虚阳外越所致。亡阳多见大汗淋漓、肌肤手足逆冷、精神疲惫、表情淡漠，甚至昏迷、脉微欲绝等危重表现。

亡阴和亡阳，在发病机理和临床征象方面虽有所不同，但机体阴阳之间，存在着互根互用的关系，阴亡则阳无所依附而散越；阳亡则阴无以化生而告竭。故亡阴可迅速导致亡阳，亡阳也可继而出现亡阴，最终导致阴阳离绝，生命活动终止而死亡。

三、气血失常

气血失常，概括了气和血的亏损不足、生理功能异常及气血关系失调等病理变化。人体气血运行于全身，是脏腑经络等一切组织器官进行生理活动的物质基础。如果气血失常必然会影响机体的正常生理功能，导致疾病的发生。故《素问·调经论》载："血气不和，百病乃变化而生。"同时,气血又是脏腑功能活动的产物,因此,脏腑发生病变,又会引起全身气血的病理变化。所以,气血失常的病机,同邪正盛衰、阴阳失调一样,是脏腑经络等各种病变机理的基础,也是分析研究各种临床疾病病机的基础。

(一)气的失常

气的失常包括气虚和气机失调两个方面。

1. 气虚

气虚,是指气的亏损不足,以致脏腑组织功能衰退,抗病能力下降的病理状态。其形成原因多由先天禀赋不足,或后天失养,或肺脾肾功能失调而导致气的生成不足;也可因劳倦内伤、久病不复等因素所致。

由于气的功能各不相同,故气虚的表现比较复杂。各脏腑气虚的特点,多与其生理功能有关,如肺气虚的特点是主气,司呼吸,朝百脉等功能衰退;脾气虚的特点是主运化和主统血的功能减退等。但不论何脏腑气虚,常见共同的临床表现,如精神萎靡、神疲乏力、少气懒言、肢体倦怠、自汗脉虚、易于感冒等。

气与血、津液有着密切的关系,气虚病变进一步发展,可引起血和津液的多种病变。如血和津液的生成不足,运行迟缓,或无故流失等。

2. 气机失调

气机失调,是指气的升降出入失常而引起的气滞、气逆、气陷、气闭、气脱等病理变化。

(1)气滞

气滞是指气机郁滞,运行不畅,或阻滞于局部的一种病理状态。多由情志抑郁,或痰湿、食积、瘀血等实邪阻滞,影响气的流通,机体局部气机不畅或阻滞不通,以致某些脏腑组织的功能障碍。气滞多属实邪为患,也有因气虚推动无力而滞者。

气滞的临床表现很多。气滞于某一经络或局部,可出现相应部位的胀满、疼痛;气滞会影响血、津液的运行,甚者可引起血瘀、水停,形成瘀血、痰饮等病理产物。因人体气机的升降多与肝主疏泄,肺主宣降,脾主升清,胃主降浊等功能有关,故气滞以肝、肺、脾、胃等脏腑的功能失调为多见。如肺气壅滞可见胸闷、咳喘;肝气郁滞可见胁肋、少腹、乳房等处胀痛;脾胃气滞可见脘腹胀痛、大便秘结等。气滞的临床表现虽各不相同,但局部胀闷、疼痛是气机郁滞的共同表现。

(2)气逆

气逆是指气上升太过,或应降反升的病理状态。多由情志所伤,或饮食冷热不适,或外邪侵袭,或痰湿壅阻等所致。气逆病变以肺、胃、肝等脏腑为多见。如肺气上逆可见咳逆、气喘;胃气上逆可见恶心、呕吐、嗳气、呃逆;肝气上逆可见头胀头痛、面红目赤、烦躁易怒,甚则出现血随气逆的咯血、吐血等症。

(3)气陷

气陷是指气的上升不足或下降太过的病理状态。气陷多由气虚进一步发展而来,尤与脾气亏虚密切相关。如素体虚弱,或久病耗伤,以致脾气虚弱,升举无力,从而形成气虚下陷的病证。其主要表现为内脏下垂,如胃下垂、子宫下垂、脱肛等,症见脘腹坠胀、便意频频,或久泻不止、少气懒言、疲乏无力、舌淡脉虚等。

(4)气闭

气闭是指气机内闭,外出障碍的病理状态。多因情志过极,或外邪、痰浊等阻滞,使气不得外出而闭阻清窍所致。常以突然昏厥、不省人事、四肢逆冷为特点,多可自行缓解,也有闭而不复以致死亡者。气闭的种类很多,如气厥、痛厥、痰厥等。

(5)气脱

气脱是指气不内守而大量外脱散失,机体功能突然衰竭的病理状态。多因久病、重病,正气极度虚损,以致气不内守而散失。或因大汗出、大出血、吐泻过度等,使气随血脱或气随津泄所致。临床可见面色苍白、汗出不止、目闭口开、全身瘫软、二便失禁、四肢厥冷、脉微欲绝等危重症状。

(二)血的失常

血的失常,主要包括血虚、血瘀、血热和出血四个方面。

1. 血虚

血虚,是指血液不足,濡养功能减退的病理状态。其形成原因主要有:①失血过多,如吐血、衄血、月经过多或外伤等各类出血,使体内血液大量丧失,新血不能及时生成和补充。②饮食营养严重不足,血液化源缺乏,或脾胃虚弱,化生血液功能减退,血液生成减少。③久病、寄生虫、思虑过度等暗耗阴血。④瘀血阻络,留滞不去,以致新血不生。

血是构成人体和维持人体生命活动的基本物质之一。全身各脏腑组织器官,皆依赖于血的濡养。因此,血液亏虚,必然导致全身或局部失养,生理功能减退。临床多见面色无华、头晕目眩、心悸怔忡、神疲乏力、手足麻木、两目干涩、视物昏花、唇舌淡白、脉细无力等症。

2. 血瘀

血瘀,是指血液运行迟缓或瘀阻不畅的病理状态。形成血瘀的因素很多,常见原因有气滞致血行受阻,或气虚血运迟缓,或痰浊阻于脉络,或寒邪入血,血寒而凝,或邪热煎熬血液,或跌闪外伤等,导致血液瘀结而成瘀血。

血液瘀滞于脏腑、经络等某一局部时,则发为疼痛,痛有定处,甚则形成肿块,称之为癥积。同时,可伴见皮肤、面、唇、舌青紫色暗等表现。

一般认为,血瘀与瘀血的概念不同。血瘀是指血液运行瘀滞不畅的病理状态,而瘀血则是血液运行失常的病理产物,又可成为继发性致病因素。但二者密切相关,血液瘀滞可形成瘀血,瘀血内阻又可致血行不畅。

3. 血热

血热,是指血分有热,血流加速或迫血妄行的病理状态。多由外感热邪,或寒邪入里化热,或情志郁结化火,伤及血分所致。

血分有热,则血液运行加速,或灼伤脉络,迫血妄行;热邪既可扰乱心神,又可煎熬阴血津液,故血热的病理变化,以既有热象,又有动血、扰神及伤阴为其特点。临床常表现为发热、面赤舌红、心烦、脉数,甚则出血、神昏等症。

4. 出血

出血,是指血液逸于脉外的病理状态。其形成原因多由火气上逆,或热邪迫血妄行,或气虚不能固摄,或外伤损伤脉络所致。

出血,主要有吐血、咳血、便血、尿血、月经过多,以及鼻衄、齿衄、肌衄等。由于出血的原因、部位不同,出血的具体表现及病理亦各不相同。火热迫血妄行,或外伤破损脉络者,其出血较急,且颜色鲜红,血量较多;气虚固摄无力的出血,其病程较长,且出血色淡,血量较少;瘀血阻络,脉络破损的出血,多是血色紫暗或有血块等。

(三)气血关系失常

气和血之间有着密切的关系,在生理上相互依存,相互为用,故在病理上也可相互影响而致气血同病。气血关系失常,主要表现为气滞血瘀、气虚血瘀、气不摄血、气随血脱、气血两虚及血随气乱等几个方面。

1. 气滞血瘀

气滞血瘀,是指气机郁滞,血行不畅,气滞与血瘀并见的病理状态。多因情志抑郁,气机阻滞,以致血运障碍,而形成血瘀;也可由闪挫、外伤等因素,导致气滞和血瘀同时形成。肝主疏泄而调畅气机,因此,气滞血瘀多与肝的功能异常密切相关,临床多见胸胁胀满疼痛、癥瘕积聚、妇女月经不调等。其次,肺主一身之气,辅心行血;心主血脉而行血。故心肺气滞血瘀,多见心悸、咳喘、胸痹、唇舌青紫等表现。气滞和血瘀,或互为因果,或同时并存,常难分孰先孰后,但临床上应注意辨别两者的先后主次,以便正确治疗和调护。

2. 气虚血瘀

气虚血瘀,是气虚与血瘀同时存在的病理状态。由于气虚无力推动血液运行,血行瘀滞所致。轻者,虽然气虚无力,但尚能推动血行,表现为血行迟缓,运行无力;重者,因气虚较甚,无力行血,血液瘀阻于经脉,肢体失养,可致肢体瘫软,甚至肌肉萎缩。

3. 气不摄血

气不摄血,是指气虚不能固摄血液,使血逸脉外,导致各种出血的病理状态。由于脾主统血,故气不摄血的病变多与脾气亏虚有关。临床可表现为吐血、便血、尿血、紫斑、崩漏等症,同时兼见面色无华、疲倦乏力、舌淡、脉虚等气虚表现。

4. 气随血脱

气随血脱,是指大量出血的同时,气也随着血液的流失而散脱,从而形成气血并脱的病理状态。常由外伤出血过多,或妇女崩漏,产后大出血等因素所致。血为气的载体,血脱则气失去依附,也随之散脱而亡失。临床可见精神萎靡、眩晕或晕厥、冷汗淋漓、面色苍白、四肢厥冷,或有抽搐、口干、脉微细或芤等症。

5. 气血两虚

气血两虚,是指气虚和血虚同时存在的病理状态。多因久病消耗,气血两伤所致;或先有失血,气随血耗;或先因气虚,血化障碍,日渐衰少,从而导致气血两虚。气血亏虚,脏腑组织器官失于濡养,可见面色淡白或萎黄、少气懒言、神疲乏力、形体瘦弱、心悸失眠、肌肤干燥、肢体麻木等症。

6. 血随气乱

血随气乱,是指在气机逆乱的同时,血亦因之上逆或下陷的病理状态。气为血之帅,能推动和固摄血液。所以气亢上逆时,血亦随之上逆而为病,如肝气上逆,则血随气逆涌盛于上,出现吐血、呕血等症;气虚下陷时,血也会随之失固而下陷,如脾气下陷,可致血失气固而见便血、崩漏等表现。

四、津液失常

津液对机体具有滋润和濡养的作用。津液的正常代谢,即体内津液生成、输布和排泄之间维持相对恒定,是保证人体正常生命活动的基本条件。津液的代谢必须有多个脏腑的有机配合,如脾、肺、肾、胃、大肠、小肠、膀胱、三焦等,才能完成。如果这些脏腑功能失调,特别是肺、脾、肾等脏腑的功能异常,气的升降出入运动失去平衡,气化功能失常,均可导致津液的生成、输布与排泄障碍,从而形成津液不足,或蓄积于体内,产生痰饮、水湿等病变。津液失常主要体现在津液不足和津液输布、排泄障碍两个方面。

(一)津液不足

津液不足,是指体内津液亏少,脏腑、孔窍、皮毛等失于濡润、滋养的病理状态。多由脏腑功能减退,津液生成不足,或外感燥热之邪,或阳热内盛、五志化火等耗伤津液,或多汗、多尿、吐泻过度、大失血等使津液丢失过多引起;亦可因久病而致津液亏耗。

津液不足因亏损的程度不同而有伤津和脱液之分。伤津常见口、鼻、皮肤干燥,及小便短赤、大便干结等症;脱液常见形瘦肉脱、肌肤毛发枯槁,甚则肌肉瞤动、手足震颤等症。

伤津和脱液,在病机和临床表现方面虽有所区别,但津和液本为一体,两者生理上互化互用,病理上相互影响。一般说来,轻者为伤津,重者为脱液;伤津可致脱液,脱液必有津伤。

(二)津液输布排泄障碍

津液的输布和排泄,是津液代谢中的两个重要环节。两者虽有不同,但都可导致津液在体内的不正常停滞,成为内生水湿、痰饮等病理产物的根本原因。

津液的输布障碍,是指津液得不到正常的输布,以致津液环流迟缓,或滞留某一局部,形成水湿、痰饮等病变。津液的输布与肺的宣发和肃降、脾的运化和散精、肝的疏泄条达、肾的蒸腾气化及三焦的通利水道等多方面因素有关,尤以脾气健运最为关键。

津液的排泄障碍,主要是指津液转化为汗液和尿液的功能减弱,以致水液滞留,外溢肌肤而为水肿。津液化为汗液,主要依赖肺的宣发功能;化为尿液,主要依赖肾的气化功能。故肺肾功能减弱,均可引起水液滞留而发为水肿,其中,尤以肾的气化失常为主导。

五、内生五邪

内生"五邪",是指在疾病的发展过程中,由于脏腑功能失调、气血津液代谢异常所产生的类似风、寒、湿、燥、火五种外邪致病特征的病理变化。由于病起于内,所以分别称为"内风""内寒""内湿""内燥"和"内火",统称为内生"五邪"。内生"五邪"不是致病邪气,而是脏腑阴阳失调,气血津液失常所形成的综合性病机变化。

(一)风气内动

风气内动,即是"内风",是指因体内阳气亢逆变动或筋脉失养而形成的具有眩晕、麻木、抽搐、震颤等以"动摇"为特征的一类病理状态。由于"内风"与肝的关系密切,故又称"肝风内动"或"肝风"。《素问·至真要大论》说:"诸风掉眩,皆属于肝。"内风有虚实之分,常见实证有肝阳化风、热极生风等,常见虚证有阴虚动风、血虚生风等。

1. 肝阳化风

肝阳化风,多由于情志不遂,肝气郁结,郁久化火而亢逆,或暴怒伤肝,肝气亢逆,或操劳过度，耗伤肝肾之阴，阴虚不能制阳，水亏不得涵木，肝阳因之浮动不潜，升而无制，亢逆之阳气化风，形成风气内动。在肝阳上亢表现的基础上，可见筋惕肉瞤、肢麻震颤、眩晕欲仆，甚则口眼㖞斜、半身不遂。严重者，则因血随气升而发卒然厥仆。

2. 热极生风

热极生风，又称热甚动风。多见于热性病的极期，由于火热亢盛，化而为风，并因邪热煎灼津液，伤及营血，燔灼肝经，筋脉失其柔顺之性，而出现痉厥、抽搐、鼻翼煽动、目睛上吊等临床表现，常伴有高热、神昏、谵语。

3. 阴虚风动

阴虚风动，多见于热病后期，津液和阴气大量亏损，或由于久病耗伤，津液及阴气亏虚所致。主要病机是津液枯竭，阴气大伤，失其凉润柔和之能，既对筋脉失之滋润，又不能制阳而致阳气相对亢盛，因而产生筋挛肉瞤、手足蠕动等动风症状，并见低热起伏、舌光少津、脉细如丝等阴竭表现。

4. 血虚生风

血虚生风，多由于生血不足或失血过多，或久病耗伤营血，肝血不足，筋脉失养，或血不荣络，则虚风内动。临床见肢体麻木不仁，筋肉跳动，甚则手足拘挛不伸等症。

此外，尚有血燥生风。多由久病耗血，或年老精亏血少，或长期营养缺乏，生血不足，或瘀血内结，新血生化障碍所致。其病机是血少津枯，失润化燥，肌肤失于濡养，经脉气血失于和调，于是血燥而化风。临床可见皮肤干燥或肌肤甲错，并有皮肤瘙痒或落屑等症状。

还应指出，并非所有内风病证的病位皆为肝，如小儿慢脾风，其病机主要在于脾土虚败。

外风证是直接感受风邪所致；内风证是由于肝的功能失调，阳热亢盛，或体内阴血不足，阴不制阳所致。外风与内风关系密切，可以互为因果。外风可引动内风，如外感风热，由表入里化火，火热灼津，筋脉失养，而见抽搐、惊厥等，此为热极生风；素有内风者也易招致外风，如老年血虚生风者，常易患外风。

（二）寒从中生

寒从中生，即是"内寒"，是指机体阳气虚衰，温煦气化功能减退，阳不制阴，虚寒内生的病理状态。"内寒"以畏寒、喜暖为基本特点，并常导致痰饮、水湿等病理产物在体内积聚，表现为水肿、尿清、便溏、痰涎清稀等。"内寒"病机主要与脾肾阳虚有关，脾肾阳气虚衰，则温煦失职，最易表现虚寒之象，而尤以肾阳虚衰为关键。故《素问·至真要大论》载："诸寒收引，皆属于肾。"

外寒为感受外界寒邪所致，临床特点以寒为主，多见恶寒症状；内寒是由阳虚不能制阴，寒从内生所致，临床特点以虚为主，多见畏寒症状。外寒与内寒虽有区别，但它们又是互相联系、互相影响的。阳虚内寒之体，容易感受外寒；而外来寒邪侵入机体，积久不散，又常能损及人体阳气，导致内寒的产生。

（三）湿浊内生

湿浊内生，即是"内湿"，是指由于脾失健运和输布津液的功能障碍，引起水湿停聚所形成的病理状态。"内湿"的临床表现为胸闷呕恶、脘腹痞满、食欲不振、口腻或口甜、头身困重、尿浊便溏、舌苔厚腻等。由于内生之湿多因脾虚所致，故又称之谓"脾虚生湿"。

外湿多由气候潮湿或涉水冒雨、居住潮湿等而感受外界湿邪所致。内湿是由于脾失健运和输布津液的功能障碍，引起水湿停聚所形成的病理变化。外湿和内湿虽有不同，但在发病过程中又常相互影响。伤于外湿，湿邪困脾，健运失职则易形成湿浊内生；而脾阳虚损，水湿不化，亦易招致外湿的侵袭。不论外湿与内湿，其病理变化均是以脾脏为中心。故《素问·至真要大论》载："诸湿肿满，皆属于脾。"

(四)津伤化燥

津伤化燥，即是"内燥"，是指体内津液不足，人体各组织器官和孔窍失于濡润的病理状态。多由热盛伤津，或大汗、大吐、大下，或亡血、失精等导致阴津亏少所致。"内燥"证的主要病变部位在肺、胃和大肠。临床常见肌肤干燥、口燥咽干、干咳无痰、尿少便结等津亏之症。故《素问·阴阳应象大论》载："燥胜则干。"

外燥与内燥，其临床表现均有干涩之象，但其病因病机不同。外燥是由感受外界燥邪所致，主要发生在秋季，病主要在肺、皮肤、口鼻等部位。内燥主要是因人体阴液亏虚，或汗、吐、下太过耗伤阴液所致，无明显季节性，其病位主要在肺、肾、胃、大肠等。但二者常常会相互影响。

(五)火热内生

火热内生，即是"内火"或"内热"，是指由于阳盛有余，或阴虚阳亢，或五志化火等而产生的火热内扰、机能亢奋的病理状态。临床上有虚实之分，其中阳盛属实火，临床常见目赤口苦、烦躁不安、口舌糜烂、渴喜冷饮、咯吐黄痰或脓血、便秘尿赤等；阴虚者属虚火，多见全身虚热征象，如五心烦热、骨蒸盗汗、两颧潮红、舌红少苔等。

外火多由感受温热之邪或风寒暑湿燥五气化火所致。内火是由于阳盛有余，或阴虚阳亢而产生的火热内扰的病理变化，常见阳气过盛化火、邪郁化火、五志过极化火、阴虚火旺等。临床上有虚实之分，其中阳盛属实火，多见于心、肝、肺、胃等脏腑的火热病变；阴虚者属虚火，多见于肝、肾、心、肺的病变。

外火与内火可以相互影响，内生之火可招致外火，如平素阴虚或阳盛者，感受六淫邪气之后，常致五气从火而化。而外火亦可引动内火，如外火灼伤津血，常引动肝阳而化火生风等。

第三节　疾病演变

疾病发生、发展到结局的过程，称为病程。疾病过程中发生的各种病理变化，称为疾病演变。由于患者体质的差异，致病因素的不同，医护措施的得当与否，以及外部环境的不同，都能影响疾病的演变，所以疾病的过程是复杂多变的。

疾病的演变形式主要是病位的转移和病性的变化。中医学在长期的实践过程中，逐步认识到疾病演变过程中的一些基本规律。如从病位的基本传变形式来看，不外乎表里之间、脏腑之间的传变；从疾病的性质变化来看，不外乎寒与热、虚与实的相互转化；从疾病的转归来看，不外乎痊愈、死亡、缠绵、后遗等结局。了解这些演变规律及其机制，有利于更进一步地揭示疾病的本质，更好地进行辨证论治。

一、病位传变

病位，是指疾病所在的部位。人体是一个有机的整体，机体的表里之间、脏腑之间，均有经络相互沟通联系。因此,某一部位的病变,在一定的条件下,可以向其他部位波及扩散,引起该部位发生病变,这就是病位的传变。常见的病位传变包括表里之间和脏腑之间传变两个方面。

一般而言,外感病发于表,发展过程是自表入里,由浅而深的传变,所以,外感病的基本传变形式是表里之间的传变。内伤病起于内脏,发展过程是由有病脏腑波及影响其他脏腑,所以,内伤病的基本传变形式是脏腑之间的传变。

(一)表里之间的传变

1. 表邪入里

表邪入里,是指外邪侵袭人体,首先侵犯肌表,而后内传入里、病及脏腑的病理传变过程。常见于外感疾病的初期或中期,是疾病向纵深发展的反应。如外感风寒,初见恶寒、发热、无汗、脉浮紧等寒邪在表之症,若失治、误治,或正气虚弱,则在表之邪不解,而内传入里,影响肺、胃功能,出现高热、喘咳、口渴、腹满便秘等症,从而由表寒证转化为里热证。又如,温病先卫分,而气分,而营分,而血分,均是病邪由表入里的传变过程。

2. 里邪出表

里邪出表,是指病邪原在脏腑等较深的部位,而后由于正气驱邪外出,病邪由里透达于外的病理传变过程。如伤寒病,由三阴病变转化为三阳病变;温病内热炽盛,出现汗出热解,或斑疹透发于外等,均属于里邪出表的病理过程。

表里传变的发展趋势,主要取决于邪正双方力量的对比。一般而言,表邪入里,多为邪气较盛,机体正气不足以抗邪的结果;里邪出表,则为机体正气来复,驱邪有力,有使邪气外出的趋势。表邪内传入里,表示病情加重,甚至趋向恶化;里邪出表,说明邪有出路,病情减轻,趋向好转。

(二)脏腑之间的传变

人体各脏腑之间在生理上是密切相关的,在病理上更易互相影响。某一脏腑的病理变化,常常直接或间接地影响到其他脏腑,发生相应的病理变化,这就是脏腑之间的传变。内伤疾病的传变,主要是在脏腑之间,包括脏与脏、脏与腑、腑与腑之间传变三种情况。

1. 脏与脏的传变

脏与脏的传变,是指病位传变发生在五脏之间。五脏之间的传变,除按照其生克规律传变之外,主要与其生理功能相互联系有关。如心与肺、心与肝、心与脾、心与肾之间,其病变都可以相互影响,但由于两脏生理联系的不同,其产生的病变也各有特点。在心与肺之间,主要是心血与肺气病变的相互影响,如心运血功能失常,可以导致肺气郁滞,宣降失司,而见咳喘不能平卧;肺病日久,呼吸功能异常,气病及血,可致心血瘀阻,出现心悸、胸闷、口唇爪甲青紫等症。在心与肝之间,主要是心主血与肝藏血、心主神志与肝调情志病变的相互影响。心与脾之间,主要是心主血与脾生血病变的相互影响。心与肾之间,主要是心肾阴阳不交与精血亏损病变的相互影响等。

2. 脏与腑的传变

脏与腑的传变,是指病位传变发生在脏与腑之间,或脏病及腑,或腑病及脏。其传变形式主要是在具有表里关系的脏腑之间相传。如肺失宣降,可致大肠腑气不通而发生便秘;大肠传导失职,积滞不通,影响肺气的肃降,而出现气逆喘咳。脾运化失职,影响胃的和降,而出现纳少腹胀、恶心呕吐;食滞于胃,导致脾失健运,出现腹满、泄泻等,均为脏腑表里相传的病理传变。非表里相合关系的脏腑之间亦可发生传变,如肝气横逆犯胃、脾虚大肠失约等。

3. 腑与腑的传变

腑与腑的传变,是指病变部位传变发生在六腑之间,主要与其结构和功能联系有关。如胃、小肠、大肠、胆等之间,在结构上是相连的,又共同参与饮食物的受纳、消化、传导和排泄,所以若一腑发生病变,势必影响到其他的腑。如胃病腐熟功能失职,常易影响小肠的化物和泌别清浊的功能;大肠传导功能失常,腑气不通,常致胃气不降,甚至上逆;胆汁排泄受阻,可影响胃的腐熟和小肠的泌别清浊的功能。

以上所述,是内伤病相互传变的一般规律。传变与否,与机体的正气和脏腑的功能状态有关。脏腑正气虚弱,则易受邪而发生传变;脏腑正气充实,则不易受邪也不易发生传变。此外,病邪的强弱,病证的性质,治疗是否及时得当,都是影响脏腑传变的因素。

二、病性转化

病性,是指病变的主要性质。一切疾病及其各个阶段的证候,就性质而言,主要有寒、热、虚、实四种。这四种病证性质,是由邪正盛衰和阴阳失调等基本病机所决定的。

疾病在发展过程中,可以出现两种情况:①病变始终保持发病时原有的性质,只是发生程度的改变;②改变了发病时原有的性质,转化为相反的性质。病性转化包括虚实转化和寒热转化。

(一)虚实转化

病证的虚实,决定于邪正的盛衰。在疾病发展过程中,邪正双方的力量对比经常发生变化,当邪正双方力量的消长变化达到主要与次要矛盾方面互易其位的程度时,则病变的虚实性质,亦会发生根本的转变,或由实而转虚,或因虚而致实。

1. 由实转虚

由实转虚,是指本为实性病变,由于病情发展至后期,或因失治、误治等因素,使病程迁延,虽邪气已去,但正气耗伤,因而逐渐转化为虚性病变。如热病日久伤阴,就会出现阴虚病变,这是疾病持续一段时间后,经常会出现的病理传变趋势。

2. 由虚致实

由虚致实,是指本为虚性病变,由于脏腑功能减退,气血阴阳亏虚,而产生气滞、痰饮、内湿、瘀血、食积等病理变化或病理性产物,或因正虚抗邪无力而复感外邪,形成虚实并存、以实为主的病理变化,如脾虚生痰蕴湿,肾虚水湿泛滥等。因虚致实并不意味着正气来复,多提示病证性质由原来的单纯正虚,又增加了邪实病机,是病情更为复杂、更严重的表现。

(二)寒热转化

寒与热是阴阳失调所导致的两种性质相反的病理反应。疾病的寒热性质,既可由寒热邪气引起阴阳偏盛所导致,也可因机体的阴虚或阳虚而变生。在疾病过程中,阴阳是不断消长变化的,当阴阳消长达到一个极限水平时,病证的性质就可以发生转化,或由寒化热,或由热转寒,即所谓"寒极生热""热极生寒""重阴必阳""重阳必阴"。

1. 由寒化热

由寒化热,是指病证的性质本来属寒,继而又转化为热性病变的病理过程。如风寒表证,疾病初起恶寒重、发热轻、无汗、脉浮紧,若在表之邪不解,可入里化热,成为里热证,而见壮热、不恶寒、反恶热、汗出、脉洪大等。寒邪犯肺,初期咳痰清稀,日久化热,可见咳痰黄稠、气喘息促等症,说明病性已经变化。

2. 由热转寒

由热转寒,是指病证的性质本来属热,继而又转化为寒性病变的病理过程。如外感热病,高热不退,而出现大汗淋漓、体温骤降、面色苍白、四肢厥冷、脉微欲绝等,此是由实热证转变为亡阳虚脱的危证,为急性转化过程。又如便血患者,初起便血鲜红、肛门灼热、口干舌燥、大便干结不爽,若经久不愈,血去正伤,阳气亏虚,可见血色暗淡或紫暗、脘腹隐痛、喜温喜按、畏寒肢冷、大便稀薄、脉沉迟无力等症,则表明其病变性质已由实热转变为虚寒,此为慢性转化过程。

病性的寒热能否转化,与患者的体质、邪气侵犯部位以及治疗得当与否有关。一般而言,阳盛阴虚体质易热化,阴盛阳虚体质易寒化;受邪脏腑属阳者,多从阳化热,受邪脏腑属阴者,多从阴化寒;误治伤阳则从寒化,误治伤阴多从热化。此外,与感邪的轻重亦有一定的关系。

三、疾病转归

疾病转归,是指疾病发展的最后结局。疾病的结局如何,主要取决于邪正盛衰的变化趋势。在疾病过程中,正气与邪气不断地进行着斗争,产生邪正盛衰的病理变化,这种病理变化的趋势,不仅关系到病证的虚实性质,而且直接影响疾病的转归。在一般情况下,正胜邪退,则疾病趋向好转而痊愈;邪胜正衰,则疾病趋向恶化甚至死亡。

(一)痊愈

痊愈,是指疾病的病理状态完全消失,患者健康恢复如初的疾病转归。

痊愈是在邪正斗争及其盛衰变化过程中,形成正胜邪退,疾病逐渐好转而出现的一种最佳结局,是疾病最常见的一种转归。疾病获得痊愈,除依靠机体正气的抗病祛邪、康复自愈能力之外,及时、正确、积极的治疗也是十分重要的。

在疾病痊愈过程中,体内发生的变化主要有:①邪气逐渐衰退,对机体的损害停止。②正气来复,表现为受损耗的气血阴阳逐渐得到补充,受损伤的机体得到修复。此时,患者的症状、体征全部消失,脏腑经络等组织器官的功能恢复正常,社会行为包括劳动能力也逐步得到恢复,疾病即告痊愈。

(二)缠绵

缠绵,即久病迁延不愈,可达数载,甚至终生不愈。缠绵的基本病机是正虚邪恋,由于在正邪斗争过程中,正气虽未至耗尽,但已因邪气的损伤而削弱,而邪气也由于正气的抗争而趋于衰微。因此,正邪双方势均力敌,处于一种相对平稳状态,正气不能完全驱邪外出,邪气也不能深入传变,其病理反应不甚剧烈,疾病持久不愈。

缠绵作为疾病的一种结局,其病理状态具有相对稳定性,但同时又具有演变可能的不稳定性,可因治疗或调养不当,而使病情加重或恶化。所以,应积极进行治疗和调养,增强患者的抗病能力,促进疾病向痊愈方向发展。

(三)后遗

后遗,又称后遗症,是指疾病的病理过程基本结束,而疾病所造成的组织器官的损伤或功能障碍,残留而不可自复。如中风后遗的半身不遂、语言謇涩,小儿麻痹症后遗的肢体瘫痪等,虽经治疗,也终难康复。因此,后遗也被视作疾病的一种结局。

此外,还有一种伤残,主要是指外伤所致的人体某种组织结构难以恢复的损伤或残缺。如枪弹、金刃、跌仆、虫兽伤给形体、脏腑造成的变形、缺失等,都属于伤残范围。

(四)死亡

死亡,是机体生命活动的终止。多数是因各种疾病而造成的病理性死亡,部分死亡是因意外事故所造成。

死亡的过程大致经历三个阶段:①临终期,又称濒死状态。此期体内各脏腑功能发生严重障碍或衰竭,阴阳出现离决之势,临床表现为意识模糊或消失、呼吸微弱、反应迟钝、循衣摸床、郑声或谵语、脉微欲绝等。②临床死亡期,又称可逆性死亡阶段。此期体内的阴阳已经离决,精气已经衰竭,只是脑及部分脏腑组织残存着极其微弱功能活动,心跳、呼吸已经停止。此时若能及时有效地进行抢救治疗,可使部分患者重获生机。③生物学死亡期,又称不可逆死亡阶段。此时人的神志及脏腑功能已丝毫无存,阴阳之气彻底离决,不可再复。临床表现为目睛混浊,神志、呼吸、心跳、体温、脉搏全无,躯体僵冷,或见尸斑等。

 目标检测

一、选择题

(一)单项选择题

1. 引起阳偏盛的机制,下列哪项是错误的(　　)
   A. 感受温热邪气　　　　　　B. 气郁化火
   C. 五志化火,耗伤阴血　　　D. 感受阴邪,从阳化热
   E. 以上都不是
2. 阴阳互损最易发生在何脏(　　)
   A. 肺　　　B. 脾　　　C. 心　　　D. 肾　　　E. 肝
3. 虚实错杂的病机是(　　)
   A. 先天不足　B. 邪盛正未衰　C. 正虚邪不盛　D. 正虚邪恋　E. 正胜邪退
4. 虚证的病机是(　　)
   A. 邪盛正衰　B. 邪盛正未衰　C. 正虚邪不盛　D. 正虚邪恋　E. 正胜邪退
5. 阴损及阳的病机主要是指(　　)
   A. 阴虚而阳相对亢盛　　　　B. 阴虚而导致阳气无以化生
   C. 阴寒病证转化为阳热病证　D. 感受寒邪而伤及阳气
   E. 以上都不是
6. 阴虚则热属于(　　)
   A. 实热证　B. 虚热证　C. 真热证　D. 假热证　E. 外热证
7. 脾气虚损反见腹胀、腹痛,其病机为(　　)
   A. 虚　　　B. 虚中夹实　C. 真虚假实　D. 由虚转实　E. 以上都不是
8. 病证的虚实变化,主要取决于(　　)
   A. 气血的盛衰　　　　　　　B. 正气与邪气之间的盛衰

C. 阴精阳气的盛衰　　　　　D. 气机失调
　　E. 脏腑功能活动的盛衰
9. "实"的病机最根本的是(　　)
　　A. 痰浊壅盛　　　　　　　B. 脏腑功能紊乱
　　C. 气血瘀滞　　　　　　　D. 邪气亢盛,正气未衰
　　E. 水液潴留
10. "重阳必阴"所反映的病机为(　　)
　　A. 阴阳偏胜　B. 阴阳偏衰　C. 阴阳互损　D. 阴阳亡失　E. 阴阳转化
11. 阴阳格拒反映的阴阳关系为(　　)
　　A. 阴阳对立　B. 阴阳互根　C. 阴阳消长　D. 阴阳转化　E. 阴阳交感
12. 下列不属于气机失调的是(　　)
　　A. 气滞　　　B. 气虚　　　C. 气陷　　　D. 气闭　　　E. 气逆
13. 与气陷关系最密切的脏腑为(　　)
　　A. 心　　　　B. 肝　　　　C. 肺　　　　D. 脾　　　　E. 肾
14. 大汗不止,使亡阴与亡阳愈来愈恶化,所以治疗亡阴、亡阳时,必须重用(　　)
　　A. 补血药　　B. 补阴药　　C. 生津药　　D. 固摄药　　E. 补阳药
15. "直中"病机的发生,主要见于(　　)
　　A. 正胜邪退　B. 邪去正虚　C. 正虚邪恋　D. 邪正相持　E. 阳虚寒盛
16. "内陷"病机的发生,主要见于(　　)
　　A. 邪去正虚　B. 邪盛正虚　C. 正虚邪恋　D. 邪正相持　E. 以上皆非
17. 表里的病势出入,实际上取决于(　　)
　　A. 正气盛衰与否　　　　　B. 气血功能是否协调
　　C. 脏腑功能是否旺盛　　　D. 邪正消长盛衰
　　E. 以上皆非

(二) 多项选择题

18. 以下哪些症状属于实性病变(　　)
　　A. 五心烦热　B. 腹痛喜按　C. 声高气粗　D. 二便不通　E. 神疲体倦
19. 阳偏盛可导致的病证有(　　)
　　A. 实热证　　B. 实寒证　　C. 阴虚　　　D. 阳虚　　　E. 真热假寒证
20. 气机失调主要包括(　　)
　　A. 气滞　　　B. 气闭　　　C. 气脱　　　D. 气虚　　　E. 气逆
21. 与气逆证关系最密切的脏腑为(　　)
　　A. 心　　　　B. 肝　　　　C. 肺　　　　D. 脾　　　　E. 胃
22. 血热壅盛的病机主要表现在(　　)
　　A. 导致瘀血内停　B. 热迫血行　C. 热扰心神　D. 血行加速　E. 癥瘕积聚
23. 在气机升降失常的病变中,以哪些脏腑升降失常最为重要(　　)
　　A. 肺　　　　B. 肝　　　　C. 脾　　　　D. 胃　　　　E. 肾
24. 各种气滞病变,共同的病理表现是(　　)
　　A. 闷　　　　B. 胀　　　　C. 满　　　　D. 痛　　　　E. 沉

25. 血的循环运行失常的病理变化应包括（　　）
　　A. 血行迟缓　　B. 血行逆乱　　C. 血耗太过　　D. 血行加速　　E. 血液妄行
26. 形成气随血脱病理的原因有（　　）
　　A. 外伤大量失血　　　　　　　B. 肝病呕血
　　C. 月经淋漓不断　　　　　　　D. 妇女崩中
　　E. 产后大出血

二、问答题

1. 病机的概念如何？有何临床意义？
2. 中医学发病的基本原理是什么？
3. 怎样理解中医发病学中的正邪斗争？
4. 形成虚实错杂病机的原因有哪些？
5. 如何理解阴阳失调？其病理变化主要表现在哪几方面？
6. 简述阳偏盛病机的概念及特点。
7. 何谓气机失调？主要包括哪几种病机变化？
8. 简述气机郁滞的病机概念。
9. 血的失常病机包括哪些内容？
10. 气血关系失调可出现哪些病理变化？并简述其病理机制。
11. 津液的输布障碍和排泄障碍其表现形式有何不同？
12. 血瘀与瘀血有何不同？
13. 气虚血瘀的病理表现如何？
14. 气虚与气陷有何不同？
15. 何谓亡阳？其病理表现如何？

第九章 养生、防治及康复原则

学习目标

【学习目的】 通过本章的学习,牢固树立中医"治未病"的预防和治疗思想,进一步强化对"整体观念""恒动观念"和"辨证论治"等中医理论体系特点的理解,同时也为后续课程的学习奠定基础。

【知识要求】 掌握扶正祛邪、治标治本、正治反治、调整阴阳、三因制宜、调和气血、调理脏腑等治疗原则;熟悉未病先防及既病防变等中医治未病思想,养生原则,中医治疗观;了解康复的意义和基本原则。

【能力要求】 能初步运用中医学基本理论对常见典型中医病证确立治疗原则。

养生、预防、治疗和康复,都是根据人类的生命规律所进行的医事活动。中医学在长期的医疗实践中,形成了一套比较完整的养生、预防、治疗和康复的理论、基本原则及有效方法。本章主要介绍其基本原则。

第一节 养生原则

养生,又称摄生、道生、保生等,即保养生命之意。养生就是根据生命发展的规律,采取能够保养身体、减少疾病、增进健康、延年益寿的技术和方法所进行的保健活动。养生是通过养精神、调饮食、练形体、慎房事、适寒温等各种技术和方法去实现的,是一种综合性的强身益寿活动。

一、养生学的意义

中医养生学,是在中医理论的指导下研究和阐释人类生命发生发展规律,探索颐养身心、增强体质、预防疾病、提高生存质量、延年益寿的理论和方法,并用这种理论和方法指导人们保健活动的实用科学。在中医理论指导下,养生学汲取各学派之精华,提出了一系列养生原则,如形神共养,协调阴阳、顺应自然、饮食调养、谨慎起居、和调脏腑、通畅经络、节欲保精、益气调息、动静适宜等等,使养生活动有章可循、有法可依。其作用对象可以是健康者,也可以是亚健康者或慢性疾病者。其涉及的范围已经超出了纯医学的界限,具有很深的文化内涵,是一门融文化与医疗于一体的学术体系。中医养生学对提高身体素质、增强防病抗衰的能力、延年益寿等具有重要意义。

(一)增强体质

增强体质是养生的重要目的。体质的形成关系到先天和后天两方面的因素,先天因素取决于父母,后天因素包括饮食营养、生活起居、精神状态、劳动锻炼等。体质是相对稳定的,一旦形成不易很快改变,但也决非一成不变,而是可以通过养生调摄的方法进行改善的。尤其是先天禀赋薄弱之人,若后天摄养得当及加强身体锻炼,可促使体质由弱变强,弥补先天之不足而获得长寿。如《景岳全书》所载:"人之自生至老,凡先天之有不足者,但得后天培养之力,则补天之功,亦可居其强半。"

(二)预防疾病

孙思邈《千金要方·养性序》载:"善养性者治未病之病,是其义也。"疾病可以削弱人体的脏腑机能,耗散体内的精气,缩短人的寿命。疾病的发生是因人体正气不足,邪气乘虚而入,破坏了体内的相对平衡状态。通过养生调摄方法,一方面可以保养正气,提高机体抵御病邪的能力,另一方面"动作以避寒,阴居以避暑",以防止邪气的侵袭,从而能预防疾病的发生。正如《素问·上古天真论》所载:"虚邪贼风,避之有时,恬惔虚无,真气从之,精神内守,病安从来。"

(三)延缓衰老

人类具有相对固定的寿命期限,有着生、长、壮、老、已的生命过程,衰老是不可抗拒的自然规律。早在《内经》中就认为人的"天年"可达百岁以上。如《素问·上古天真论》所言:"上古之人,春秋皆度百岁。"但在实际生活中人的平均寿命仅有六、七十岁,离自然寿限相差甚远。这种早衰现象,除了先天禀赋差异外,与社会因素、自然环境、精神刺激等对人体不良影响密切相关。纵观古今百岁老人长寿的奥秘,关键就在于掌握了养生之道,调摄得当。因此,只要在日常生活中能够持之以恒地注意自我养生保健,就可延缓衰老的进程,尽享其天年。

二、养生的基本原则

中医养生学有着丰富的实践基础,方法颇多,但其基本原则,主要有以下四个方面。

(一)顺应自然,调和阴阳

人生活在自然界中,和自然环境是一个整体。所以,人必须遵循自然界的变化规律,才能进行正常的生命活动。只要掌握自然规律,主动地采取各种养生措施适应其变化,就能避邪防病,保健延寿。《素问·四气调神大论》提出"春夏养阳,秋冬养阴"的"顺时养生"原则,就是适应自然养生原则的具体运用。

顺应自然养生,主要有两方面,一是顺应四时阴阳寒暑的变化;二是顺应四时生长收藏的规律。如春季阳气升发,风气当令,气候寒热多变,要适当增加活动,以助升发之阳,避免风邪侵袭;夏季阳气盛长,暑热湿气当令,要防止伤暑、伤湿和纳凉过度,以免阳气发泄太过或直接损伤阳气;秋季阳气收敛,燥气当令,要防止燥邪伤阴;冬季阳气潜藏,寒气当令,要适当减少户外活动,养生活动以敛阳护阴,养藏为本等。

调和阴阳,应重在维护阴阳的平衡。常用的如四时衣服的增减,天热则衣薄,天寒则衣厚;饮食上秋冬多温暖,春夏多清凉,从而调和了体内阴阳的平衡;又如起居有春夏的夜卧早起,秋季的早卧早起,冬日的早卧晚起;更有情志的调节,如《素问·阴阳应象大论》和《素问·疏五过论》,均提到"暴喜伤阳""暴怒伤阴",说明喜怒不节,有伤阴阳之和。故若控制喜怒,亦是调和阴阳之一法。

(二)形神共养,养神为先

形,即人体的脏腑身形;神,主要指人的精神活动。健康之人,应是形、神双方都保持着正常的活动,是两者之间存在相互依赖和相互促进的关系。健康的形体是精神充沛、思维灵敏的物质保证;而充沛的精神和乐观的情绪又是形体健康的主要条件,所以要保证身体的健康,必须同时注意形、神的保养。神对形体是起着主导作用的。正如《素问·灵兰秘典论》所载:"主明则下安,以此养生则寿。主不明则十二官危,以此养生则殃。"因此说,形神共养,养神为先。中医养生学主张静以养神,动以养形。静以养神,就是通过清静养神、修性怡神、气功练神等方法,以保持神气的宁静和"恬惔虚无"的精神境界,即摒除一切有害的情绪波动,保持乐观安静、心平气和的精神状态。动以养形是指通过形体锻炼、劳动、散步、导引、按摩等,以运动形体,疏通经络,促进气血流畅。形体运动锻炼的要点有三:①适度,做到"形劳而不倦";②因人而异,根据自身的年龄、性别、体质、爱好等选择运动项目;③持之以恒,长期坚持不懈方有成效。如此动静结合,适度而持久,就能起到形神共养,延年益寿的作用。

(三)调养脾胃,饮食有节

脾主运化,胃主受纳,脾胃为后天之本,气血生化之源,故脾胃强弱是决定人之健康和寿夭的重要因素。明代医学家张景岳认为:"土气为万物之源,胃气为养生之主。胃强则强,胃弱则弱,有胃则生,无胃则死,是以养生家当以脾胃为先。"脾胃功能健旺,水谷精微化源充足,则精气充足,脏腑功能强盛,体健神旺。因此,中医养生学十分重视调养脾胃。调养脾胃的方法很多,如饮食调节、药物调节、精神调节、针灸按摩等。其中调养脾胃的关键是饮食调节,既保护脾胃功能不受侵害,又保证人体所需营养物质充足平衡。

《内经》把"饮食有节"作为益寿延年的重要条件之一。饮食有节在此应作广义理解,除饮食适量和有规律外,还应包括平衡膳食和注意饮食宜忌等内容。古人认为"食能以时,身必无灾"(《吕氏春秋》)。若饮食无节制,饥饱无常,势必损伤脾胃,使机体失养,正气日衰,或继发它病。饮食还要尽可能地全面、合理。因机体对于营养物质的需求是多方面的,丰富多样的饮食物可以促进机体的生长发育,推迟衰老的发生。至于饮食宜忌,一是要注意饮食卫生,尤其忌食变质的食物;二是要注意饮食与个体体质之间的关系。如体质偏热者,食忌辛香温燥、炸烤煎煿等;体质偏寒者,食忌生冷寒凉;即使是阴阳平和之人,亦不可肆食过寒或过热。

(四)保精护肾,起居有常

肾藏精,为先天之本,生命活力之源。肾中精气之盛衰,与人的生长发育及衰老的进程有着直接的关系。中医学的养生理论特别重视护肾保精。保养肾精首先应强调节欲,使精气充盛,以利于身体健康。这里所说的节欲,不是指禁欲,而是说性生活要有节制。正常的性生活是人的生理需求,对身体并无害。护肾保精之法很多,除节制房事以外,还可通过运动保健、药食调治、针灸按摩等,从而使肾中精气充足,身体健康,达到延年益寿的目的。

起居有常,就是要养成良好的起居习惯。主要是起居作息,要顺应自然规律和生命规律。如《素问·四气调神大论》中所提倡的作息时间。春夏季宜夜卧早起,而夏日更要"无厌于日",意谓夏季虽炎热但也不能厌恶酷暑而不见阳光;秋季宜早卧早起,与鸡俱兴;冬季宜早卧晚起,必待日光。这是由于秋冬季节人体气血趋向于里,对外邪的抵抗力相应降低,故力求趋温避寒,以调节内外阴阳的平衡。这对保精养气也是大有裨益的。

起居有常,除了作息时间要合理外,重要的还有节制房事。因节欲则能保精护肾,增强人体的抗病能力。

调养脾胃与保精护肾二者虽各有侧重,先天之本在肾,后天之本在脾,但二者相互依存,相互促进,存在着密切的联系。调补脾肾是培补正气的主要方法,也是养生延年的重要途径。

第二节 预防原则

预防,是指采取一定的措施来防止疾病的发生与发展。中医学对疾病的预防历来就十分重视。《素问·四气调神大论》载:"圣人不治已病治未病,不治已乱治未乱,夫病已成而药之,乱已成而后治之,譬犹渴而穿井,斗而铸锥,不亦晚乎。"《内经》中的"治未病",就是中医学的预防思想,对后世预防医学的发展做出了极大的贡献。

中医预防学,即是指在中医理论指导下,运用各种预防方法以防止疾病发生、发展、传变或复发的一门学科,是祖国医学理论体系中一个重要的组成部分。

一、预防为主的意义

"预防为主"是我国卫生工作的重大方针之一。古代医家把对疾病的预防称作"治未病"。《素问·四气调神大论》所谓"不治已病,治未病",就是强调人类的防病保健事业要"预防为主"。这种"未雨绸缪",防重于治的思想,不仅仅体现在人体未病之前就应采取各种措施积极预防(即未病先防),同时还体现在一旦患病之后仍应运用各种方法防止疾病发展、传变或复发(即既病防变)。这一思想对人类卫生事业发展、保障人类的健康水平和生存质量具有非常重要的意义。

二、预防的基本原则

预防就是治未病。未病,一般可分为四种情况:①健康未病态,即机体尚未产生病理信息的健康人。②潜病未病态,即机体内已有潜在的病理信息,但尚未有任何临床表现的状态,病理信息尚未到"显化"程度。③前病未病态,即机体的病理信息已有所显露,刚刚呈现少数先兆症状和体征,疾病处于早期阶段。④传变未病态,即某一脏腑已有病,根据疾病传变规律及脏腑关系,有可能影响其他脏腑器官发病而尚未发病的状态。因此,预防的基本原则有以下几个方面。

(一)未病先防

未病先防就是在疾病未发生之前,采取各种预防措施,避免致病因素的侵害,以防止疾病的发生。疾病的发生关系到正邪两个方面:正气不足是疾病发生的根本原因,邪气是发病的重要条件。因此,未病先防应从以下两方面着手。

1. 增强体质,提高抗病能力

体质的强弱,直接决定着正气的盛衰。正气强,则抗病力强;正气弱,抗病力亦弱。体质主要与先天禀赋有关,但与后天的饮食、锻炼、精神情志等因素也有着密切的关系。故应注意从先、后天两方面采取措施,增强体质,提高机体的抗病能力。

(1)护肾保精,优生优育

肾藏精,肾中精气的盛衰与人体的生长发育以及衰老程度有着直接的关系。肾的精气充足,则精神旺盛,身体健康,寿命延长;肾的精气虚衰,则精神疲惫,体弱多病,寿命短夭。另外,肾中精气的盛衰对小儿的生长发育有着很大的影响。肾精充足,则小儿生长发育旺盛,体健少病;先天禀赋不足,肾精亏虚,就表现为生长发育迟缓,体弱多病等。因此,父母要重视护肾保精,优生优育。

护肾保精应强调节欲保精,使精气充盛,有利于身体健康。如果性欲无节制,精血亏损太多,会造成身体虚弱,引发多种疾病;大病初愈,若不禁房事,也易导致病情反复。这就启示我们应重视肾的护养,使肾中精气充沛,以增强机体的调节能力,更好地适应自然和社会,从而达到防病延年益寿的目的。护肾保精的方法很多,除节制房事外,尚有食疗保肾和药物调补等。

(2)重视后天,全面调护

后天是指出生以后的时间。中医学非常强调整体观念,不仅重视优生优育护养先天,更注意后天的全面调理。所谓"先天不足,后天来补",即是强调后天调护的重要性。

调摄情志,锻炼形体　中医学认为精神情志活动,与人体的生理功能、病理变化关系密切。精神乐观,情志畅达,脏气调和,能增强抗病能力,防止疾病发生;而突然、强烈,或反复、持续的精神刺激,可使人体气机逆乱,气血阴阳失调,正气内虚而发病。在疾病过程中,情绪波动能使疾病恶化;而心情舒畅,精神愉快,则气机调畅,气血平和,有利于恢复健康。因此,减少不良的精神刺激和过度的情绪波动,保持乐观的精神和愉快的心情,对防止疾病的发生和发展有着十分重要的作用。

生命在于运动,经常锻炼身体,能够增强体质,提高抗病能力,促进健康,延年益寿。我国传统的运动健身术丰富多彩,各具特色。如在古代导引术的基础上创立的五禽戏、八段锦、太极拳,及后世不断演变而成的呼吸操、广播操等多种健身方法,不仅能使气机调畅,血脉流通,关节滑利,筋骨强劲,脏腑强壮,体质增强,预防或减少疾病的发生,而且还对多种慢性病的治疗有一定的作用。进行身体锻炼时,应遵循一定的基本原则,即运动适度,因人而异,循序渐进,持之以恒;动静结合,动以养形,静以养神,形神兼备。

调理饮食,顾护脾胃　脾胃为后天之本,气血生化之源,是全身脏腑组织器官得到充分营养,并完成正常生理功能的根本。所以,应注意顾护脾胃,以免"内伤脾胃,百病由生"。而平时的饮食习惯对脾胃的功能有重要的影响,故当注意调理饮食。中医提倡"饮食有节","有节"指适度而有节制,是要求饮食要有规律,即定时定量,不过饥过饱,不过冷过热,不暴饮暴食,食物种类与调配合理,不偏嗜等。如饮食不节,经常过饱,可导致消化不良,不仅影响脾胃化生气血的功能,还可导致过度肥胖等病证;经常多食肥甘厚味之品,可蓄积生热,嗜酒也会助湿生热,日久者还可引发痈、疽、疮毒等证。反之,若饮食不足,则可致气血生化乏源,抗病能力下降,产生诸多疾病。

起居有常,劳逸适度　起居有常,劳逸适度,是保持身心健康的重要措施。清代名医张隐庵言:"起居有常,养其神也;不妄作劳,养其精也。"说明起居规律,劳逸有度,对调养人身的精气神有重要意义。人们若能起居有常,合理作息,就能保养精气神,使人体精神充沛,生命力旺盛;反之,起居无常,不能合乎自然规律和人体常度来安排作息,天长日久则精气神衰败,机体抵抗力下降,而易于生病。

2. 防止病邪侵害

邪气是导致发病的重要条件,有时甚至起着主导作用。所以,未病先防除了要增强体质,提高机体的抗病能力外,还应注意预防邪气的侵害。

(1)顺应四时,避邪防病

中医学"天人相应"的整体观提倡"虚邪贼风,避之有时"及"避其毒气"等,这是预防疾病和养生所必须遵循的重要原则。由于四季气候有寒热温凉的变化,因此必须随之采取相应措施,以保护身体健康防止病邪的侵害。如冬天应注意防寒保暖、夏天要防暑降温,在反常气候或遇到传染病流行时,更要避之有时,有的传染病还应隔离治疗等。如时行感冒流行时,应尽量减少在公共场所活动,以免感邪发病;痄腮流行期间,应避免小儿与之接触,或接触时注意防护,以防病邪侵袭等等,都是防止疾病发生的重要措施。对体弱多病者,中医又常以针灸、推拿及中药的"冬病夏治""夏病冬治"等预防方法,来提高机体对气候寒热变化的适应力,避免外邪的侵袭而发病。

(2)药物预防,人工免疫

注意养生强身防病,并辅以药物调养,是中医药学的一大特点。早在16世纪中期,我国就发明了人痘接种法预防天花,成为世界医学"人工免疫法"的先驱。近年来应用中药预防疾病的方法也很多,如用板蓝根、大青叶等预防感冒,大蒜预防肠道疾病,茵陈、山栀预防肝炎等,都是简便易行,行之有效的方法。由此可见,应用药物能增强机体体质,提高抗邪能力,预防某些疾病的发生。但依靠药物毕竟是被动的、消极的,主要应靠自身锻炼和摄养,以提高机体的抗病能力。

(二)有病早治

有病早治,就是要及早诊断、及早治疗,防止轻微小病发展成危重大病。中医预防思想非常强调有病必须早治。疾病一旦发生,其变化可能是迅速而复杂的,因此必须抓住时机,及时诊断,早期治疗,将疾病消灭在萌芽状态或初期阶段。《素问·八正神明论》载:"上工救其萌芽……下工救其已成,救其已败。"在疾病的萌芽和初期阶段,常常是小毛病,一般是病位较浅,病情较轻,正气被病邪损伤的程度亦较轻,而其抗御邪气以及抗损伤、康复能力相对较强。如能抓住时机而及时诊断与治疗,把疾病消灭在萌芽和初期阶段,则有利于机体的早日痊愈。反之,若不能抓住时机及时诊断和治疗,待到病邪已深入于脏腑,则机体正气的损害程度愈加严重,小病变成了大病,这不仅增加了治疗的难度,也减缓了机体恢复健康的进程,甚至造成不可逆转的严重后果。

(三)既病防变

任何疾病的发展,都有相对固定的规律。外感病多以六经传变、卫气营血传变或三焦传变为基本规律;而内伤病多以五行生克乘侮规律及经络的传变为基本特征。因此,根据疾病的传变规律进行某些预防性治疗,可以防止病位的扩散及病情的恶化。这种先于病机变化的前瞻性、预见性治疗,就是既病防变。既病防变的措施,包括护正于未伤和祛邪于未传两个方面,即一方面在疾病过程中注意充实未病部位的正气。如《金匮要略》所述:"见肝之病,知肝传脾,当先实脾。"另一方面先于病机变化,提前防范邪气的深入及疾病的传变,如叶天士提出的"务在先安未受邪之地"。

(四)病后防残

疾病发展过程中,致病因素会对人的身心产生不同程度的病理损害,甚至会导致残疾或功能障碍,或者称为后遗症。因此,在治疗疾病的过程中应当采取有效措施,尽可能预防残障的发生。尤其是某些传染病、脑中风、外伤等,极易发生残障,临床上应当特别注意预防。

第三节 治疗原则

治则,即治疗原则。它是在中医学整体观念和辨证论治理论指导下制定的治疗疾病必须遵循的基本法则,对临床治疗立法、处方、用药等,具有普遍指导意义。

一、治则与治法的关系

治疗原则与治疗方法同属于中医学的治疗思想,二者之间既有联系又有区别。治则是从整体上把握治疗疾病的规律,以四诊收集的客观资料为依据,对疾病进行全面的分析与比较、综合与判断,从而针对不同的病情制定出不同的治疗原则。如虚证用补法扶正,实证用泻法祛邪,扶正和祛邪就是治疗疾病的原则之一。治法是医生对疾病进行辨证之后,根据辨证结果,在治则的指导下,针对具体的病证拟定的直接而有针对性的治疗方法,是对治则的具体实施,如在扶正的治则之下,有益气、补血、滋阴、温阳等不同的治法;在祛邪的治则之下,又有发汗、泻下、清热、祛痰等不同的治法。

二、中医治疗观

中医治疗观,就是中医治疗疾病的思维方法。中医治疗的思维方法,是几千年中医智慧的结晶,是中医临床疗效的保证。中医治疗观内容十分丰富,其中"治未病"也是一个重要的中医治疗观,在预防一节已经有所论述,在这里仅介绍整体调治、治病求本、正气为本、治病先治神、以平为期等。

(一)整体调治

整体调治,就是整体观念在疾病治疗中的具体应用。强调整体调治,即在探求局部病变与整体病变的内在联系的基础上确定适当的治疗原则与方法。整体调治的具体思路有以下几方面。

1. 局部病变调治脏腑

形体官窍通过经络与五脏六腑保持着密切的联系,所以治疗形体官窍的疾病往往是从脏腑论治,如心开窍于舌,心与小肠相表里,口舌生疮多由心与小肠火盛所致,故可用清心泻火、利尿导热的方法治疗。

2. 本脏病变调治他脏

脏腑之间在生理上、病理上都有着十分密切的联系,脏腑发生病变,可以依据脏腑之间的生理联系、生克关系、表里关系等,或本脏病变调治它脏,或脏病治腑、腑病治脏,如通过滋肾阴以养肝阴而治疗肝阳上亢证,通过健脾以益肺而治疗肺气虚弱证,通过补肾益气而治疗膀胱失约证等。

3. 此处病变调治彼处

由于人体阴阳、气血、内外、左右相互贯通,经络内外、上下、左右纵横交叉,所以此处病变可以调治彼处,如针灸治病,常采用上病下治、下病上治、左病治右、右病治左等。

4. 与外界环境相联系

中医认为,气候变化、地理环境等因素,对人体的生理、病理均产生着相应的影响,所以在治疗疾病时必须充分考虑四季气候和地理环境对疾病治疗的影响,做到因时因地制宜。如《素问·八正神明论》认为"因天时而调血气",又如《素问·六元正纪大论》指出"用寒远寒,用凉远凉,用温远温,用热远热",这些就是"天人相应"的整体调治观。

(二)治病求本

《素问·阴阳应象大论》载:"治病必求于本。"治病求本,是整体观念和辨证论治思想在治疗学中的综合体现,是中医治疗学的主导思想。治病求本的涵义是指在治疗疾病时必须辨析出疾病的根本原因,抓住疾病的本质,并针对疾病的本质进行治疗。

治病必求之"本",前人的理解和表达不完全一致。张志聪《黄帝内经素问集注》认为"本于阴阳";朱丹溪《丹溪心法》认为"不离阴阳二邪";张介宾《景岳全书》认为本于寒热虚实;周慎斋《慎斋遗书》认为本于病因病机;而李中梓《医宗必读》则认为本于脾肾。综合各家所述,治病求本的"本",实际上就是指病机。故"治病求本"就是要"审察病机""谨守病机",然后依据病机,确立治则治法。

疾病过程中机体内部的病理变化,多会在体表出现一定的症状、体征等现象,但病理变化的本质,有显而易见者,有幽而难明者,有真假疑似者,因而寻求疾病的本质,就显得十分重要。治病求本的核心就是要在复杂的疾病病理变化中,善于透过现象看本质,抓住疾病的主要矛盾,并以有效的治疗解决疾病的主要矛盾,而其他矛盾就会随之而解。正如《景岳全书·求本论》所载:"治病之法,尤唯求本为首务……直取其本,则所生诸病,无不随本皆退。"

(三)正气为本

中医学认为,正气与邪气相争,决定着疾病的发生、发展、演变和转归,而且正气是居于主导地位的内在依据。疾病发生后的发展与转归如何,主要并不是决定于外来邪气,而是决定于人体内部正气的强弱,所以说"邪正相争,正气为本"。

在疾病治疗的过程中,始终要注意保护正气、扶助正气,若正气不败,机体抵御病邪和祛除病邪的能力就会提高,疾病就会向好的方向转化。如中医对于一些感染性疾病的治疗,强调的是祛邪与扶正并举,而时常以扶助正气为主,其主要的着眼点不在用药"对抗",而在"扶正",调动人体的自我康复能力,激发人体自身的免疫机制去杀毒抗邪(尤其是病毒性疾病)。中医对于恶性肿瘤的治疗,在抗邪的同时,更加重视扶助患者的正气,通过扶植机体正气来抵抗肿瘤生长,以达到稳定和控制病情、带瘤生存的效果。

正气的强弱取决于胃气。《素问·平人气象论》载:"人以胃气为本。"疾病发生后,"有胃气则生,无胃气则死""胃气一败,百药难施"(《医宗必读》)。所以在治疗疾病的过程中,时刻都要重视胃气,勿伤胃气,保护胃气。如在《伤寒论》的112方中,用药93味,用得最多的是甘草,共70方,次为大枣40方,可见张仲景在制方遣药时常常用甘草、大枣等药来"护胃气",为后世树立了"正气为本""胃气为本"的典范。

(四)治病先治神

精神心理因素与疾病的发生发展有着密切的关系,许多患者是"因郁致病"或"因病致郁",存在着不同程度的精神心理异常。中医治疗学从形神合一、心身统一的生命观出发,强调治神(即调整患者的神机)在疾病治疗中的重要作用。《素问·宝命全形论》载:"一曰治神,二曰知养身,三曰知毒药为真,四曰制砭石大小,五曰知府藏血气之诊,五法俱立,各有所先。"把"治神"置于药、针治疗之首。可见中医治疗学非常重视患者精神上的治疗。

治神,常常采用精神疗法,也叫情志疗法、心理疗法,它是通过医者的言、行、情、志等影响病者的认知、情感和行为,以达到治疗目的的方法。《内经》中记载了移精变气、劝说开导、解惑释疑、心理暗示、情志相胜等治神的方法。如《灵枢·师说》载:"告之以其败,语之以其善,导之以其所便,开之以其所苦……"这就是一种劝慰开导的心理疗法,一是"告之以其败",即指出疾病的危害,使患者对疾病有正确的认识和态度;二是"语之以其善",即指出只要与医务人员配合,治疗措施得当,是可以治愈的,以增强患者战胜疾病的信心;三是"导之以其所便",即告诉患者进行调养的方法,指出饮食起居的宜忌;四是"开之以其所苦",即解除患者的消极心理,放下思想包袱,克服焦虑紧张情绪。通过医生的说服、解释、劝慰、鼓励等,动之以情,晓之以理,喻之以例,明之以法,以达到宽慰患者情怀,调整心身机能,促进疾病康复的目的。

(五)以平为期

健康即阴阳的协调平衡,疾病就是阴阳失去平衡,而治疗的目的就在于协调人体内环境及其与外环境之间的关系,以求重新恢复平衡。《素问·至真要大论》载:"谨察阴阳所在而调之,以平为期。"这里的"阴阳所在"概括了机体的各种偏差,如阴阳偏盛偏衰、脏腑失调、气血不和、升降失序、经气不利、机体与外界环境不相适应等等。针对各种偏差加以调整,目的就在于使阴阳失调重新趋于平衡,即"以平为期"。

中医治疗疾病在于平衡阴阳,协调阴阳。除了调整阴阳的偏盛偏衰,恢复阴阳的相对平衡,达到"阴平阳秘"之外,也包括针对脏腑失调、气血不和、升降失序等病理变化的调整。故《素问·至真要大论》载:"谨守病机,各司其属,有者求之,无者求之,盛者责之,虚者责之,必先五脏,疏其血气,令其条达,而致和平。"

中西医的理论体系不同,治疗思想也有一定的差异。西医治疗是以消除病因,清除病灶,以及直接对抗和补充替代疗法为主要手段;而中医治疗是从整体观念出发,发挥辨证论治的调节作用,通过药物、针灸、推拿等方法来激发人体自身的抗病能力,调动、发挥机体"阴阳自和"的自我调节机制,以期恢复阴平阳秘、内外和谐的生态平衡。因此,中医学"以平为期"的治疗思想,是对人体的健康、疾病和治疗的理性认识。

三、基本治则

基本治则,是在中医治疗观指导下针对疾病的基本病机确立的治疗原则。主要有扶正祛邪、治标治本、正治反治、调整阴阳、调理气血、调理脏腑、三因制宜等。

(一)扶正与祛邪

扶正祛邪,是针对邪正盛衰病机确立的一个重要治疗法则。疾病发生发展的过程,是正气与邪气双方相互斗争的过程。邪正之间的盛衰,决定疾病的虚实变化,即"邪气盛则实,精气夺则虚。"邪正胜负,又决定着疾病的进退,邪胜正则病进,正胜邪则病退。因此治疗疾病要扶助正气,祛除邪气,改变正邪双方力量的对比,使疾病向痊愈方向转化。

1. 扶正

扶正,即扶助正气,是指使用扶助正气的药物或其他疗法,以增强体质,提高机体的抗邪能力,达到战胜疾病、恢复健康的目的。扶正的方法很多,临床可根据具体病证情况选用,如气虚者益气,血虚者补血,阴虚者滋阴,阳虚者温阳。

2. 祛邪

祛邪,即祛除邪气。就是使用祛除邪气的药物或其他疗法,以祛除病邪,达到邪去正复的目的。临床可根据具体病证情况,选用发汗、攻下、清热、散寒、消导、祛湿、涌吐、化瘀等法。

3. 扶正与祛邪的运用

扶正与祛邪两者相互为用,相辅相成,扶正增强了正气,有助于机体祛除病邪,即所谓"正胜邪自去";祛邪则在邪气被祛的同时,减免了对正气的侵害,即所谓"邪去正自安"。扶正祛邪在运用上要掌握好以下原则:①攻补应用合理,即扶正用于虚证,祛邪用于实证;②把握先后主次,即对虚实错杂证,应根据虚实的主次与缓急,决定扶正祛邪运用的先后与主次;③扶正不留邪,祛邪不伤正。具体运用如下:

(1)单独运用

扶正 适用于虚证或真虚假实证。扶正的运用,当分清虚证所在的脏腑经络等部位及其精气血津液阴阳中的何种虚衰,还应掌握用药的峻缓量度。虚证一般宜缓图,少用峻补,免成药害。

祛邪 适用于实证或真实假虚证。祛邪的运用,当辨清病邪性质、强弱、所在病位,而采用相应的治法。还应注意中病则止,以免用药太过而伤正。

(2)同时运用

扶正与祛邪的同时使用,即攻补兼施,适用于虚实夹杂的病证。由于虚实有主次之分,因而攻补同时使用时亦有主次之别。

扶正兼祛邪 即扶正为主,辅以祛邪。适用于以正虚为主的虚实夹杂证。

祛邪兼扶正 即祛邪为主,辅以扶正。适用于以邪实为主的虚实夹杂证。

(3)先后运用

扶正与祛邪的先后运用,也适用于虚实夹杂证。主要是根据虚实的轻重缓急而变通使用。

先扶正后祛邪 即先补后攻。适用于正虚为主,机体不能耐受攻伐者。此时兼顾祛邪反能更伤正气,故当先扶正以助正气,正气能耐受攻伐时再予以祛邪,可免"贼去城空"之虞。

先祛邪后扶正 即先攻后补。适应于以下两种情况:一是邪盛为主,兼扶正反会助邪;二是正虚不甚,邪势方张,正气尚能耐攻者。此时先行祛邪,邪气速去则正亦易复,再补虚以收全功。

总之,扶正祛邪的应用,应知常达变,灵活运用,据具体情况而选择不同的用法。

(二)治标与治本

治标治本,是根据疾病的病机变化与病情缓急所确立的治疗原则。"本"与"标",是一个具有多种含义的相对概念,借以说明病变过程中各种矛盾双方的主次关系。"本",指本质;"标",指现象。分辨标本的方法,如从正气与邪气来说,正气为本,邪气为标;从病因与症状来说,病因为本,症状为标;从先病与后病来说,先病为本,后病为标;从新病与旧病来说,旧病为本,新病为标;从病变部位来说,脏腑为本,肌表为标等。一般来说,"本"代表疾病过程中占重要地位和起主要作用的方面;"标"代表疾病过程中居次要地位和起次要作用的方面。但这种标本主次关系并不是不变的,在特殊的情况下"标"也可能转化为主要的方面。因此,在治疗上就应该分清先后缓急,有的当先治其标,有的当先治其本,有的又以标本兼治为宜。这是处理疾病过程中不同矛盾的灵活方法。

1. 急则治其标

急则治其标,是指标病甚急的情况下,如不先治其标病,患者会有很大痛苦,甚至危及患者生命或影响本病的总体治疗,故应先治标病的原则。如肝病出现因腹水胀满、二便不通而致的呼吸喘促的危急症状时,治疗应立足于先解决标病甚急的腹水及二便不通等,待腹水消减,二便通畅以后再治肝之本病。又如大出血的患者,无论属于何种出血,均应当首先止血以治其标,而后针对病因以治其本。

2. 缓则治其本

缓则治其本,是指在病情缓和,暂无危急病状的情况下,针对疾病的根本进行治疗的原则。因标病根源于本病,本病得治,标病自然会随之而除。如肺痨咳嗽,其本多为肺肾阴虚,故治疗不应用一般的止咳法治其标,而应滋养肺肾之阴治其本,则咳嗽也自然会消除。但"缓则治本"与"急则治标"是相对而言的,应根据疾病的主次矛盾变化而变化。另外,先病宿疾为本,后病新感为标,新感已愈而转治宿疾,也属缓则治本。

3. 标本兼治

标本兼治,是指标病与本病并重时所遵循的一个治疗原则。此时单治本或单治标,都不能适宜治疗病证的要求,故必须标本兼顾而同治。如患者里热亢盛,出现大便燥结、口干舌燥、舌绛苔黄焦等症,此为邪热内结为本,阴液劫伤为标,标本俱急,可用滋阴泻热之法,标本兼顾。

(三)正治与反治

正治与反治,是根据疾病的病机(本质)与临床表现的性质是否一致所确立的治疗原则,是指所用药物性质的寒热、补泻效用与疾病的本质、现象之间的从逆关系而言。即《素问·至真要大论》所载:"逆者正治,从者反治。"在一般情况下,疾病发生发展过程中的现象和本质是一致的。但疾病的变化是错综复杂的,有时也会出现疾病的表象与疾病的本质完全相反的现象,如真热假寒、真寒假热、真实假虚、真虚假实等。因此,针对疾病的表象(包括假象)而言,就有正治和反治的区别。

1. 正治

正治,是指疾病的临床表现和本质完全一致情况下的治疗原则,由于采用的方药与疾病证候性质相逆,又称"逆治"。临床上大多数疾病的外在征象与病变本质是相一致的,如热证见热象、寒证见寒象等,故正治是临床最为常规的治疗原则。正治主要包括以下内容。

(1)寒者热之

寒者热之,是指寒性病证出现寒象,用温热的方药或方法来治疗。如表寒证用辛温解表的方药,里寒证用辛热温里的方药,及寒证给予温热饮食等。

(2)热者寒之

热者寒之,是指热性病证出现热象,用寒凉的方药或方法来治疗和护理。如表热证用辛凉解表的方药,里热证用苦寒清里的方药,或发热患者给予清凉饮料、物理降温、调低病室温度、清淡饮食等。

(3)虚则补之

虚则补之,是指虚损性病证出现虚象,用补益作用的方药或方法来治疗。如阳虚用温阳的方药,阴虚用滋阴的方药,气虚用益气的方药,血虚用补血的方药。

(4)实则泻之

实则泻之,是指实性病证出现实象,用攻逐邪实的方药或方法来治疗。如食滞用消食导滞的方药,水饮内停用逐水的方药,瘀血用活血化瘀的方药,湿盛用祛湿的方药。

2. 反治

反治是顺从疾病的征象(假象)而治的一种治疗原则,又称"从治"。反治适用于疾病的某些症状与本质不相符甚至相反的病证。究其实质,仍是在治病求本法则的指导下,针对疾病的本质而进行治疗。反治主要有热因热用、寒因寒用、通因通用、塞因塞用四种方法。

(1)热因热用

热因热用,是指用热性药物治疗具有假热症状的病证。适用于真寒假热证,即阴寒内盛,格阳于外,虚阳外越,形成内真寒而外假热的证候,常见有四肢厥冷、下利清谷、脉微欲绝等真寒症状及面红、口渴、身热等假热症状。治疗时,顺其假象应用热因热用之法。热因热用从表面上看是用热药治疗热的症状,但从病机来讲,仍属于热药治寒证。

(2)寒因寒用

寒因寒用,是指用寒性药物治疗具有假寒症状的病证。适用于真热假寒证,即阳热内郁,不能外达,格阳于外,形成内真热而外假寒的证候,常见有壮热、口渴、便干尿少、舌红苔黄等实热症状及四肢厥冷、脉沉等假寒症状。治疗时,顺其假象应用寒因寒用之法。寒因寒用从表面上看是用寒药治疗寒的症状,但从病机来讲,仍属于寒药治热证。

(3)通因通用

通因通用,是指用通利的药物治疗有通泻症状的实证。适用于真实假虚证,如食积引起的腹泻,用消导泻下法治疗;膀胱湿热引起的小便频数,用清热利尿法治疗等等。

(4)塞因塞用

塞因塞用,是指用补益的药物治疗闭塞不通症状的虚证。适用于真虚假实证,如脾虚失运引起的腹胀痞满,用补脾益气法治疗;肾虚引起的尿闭,用温补肾阳法治疗等等。

总之,正治与反治,虽在方法上有逆从不同,但究其实质,都是在治病求本思想指导下,针对疾病的真象、本质而治的法则。

(四)调整阴阳

调整阴阳,是根据阴阳失调病机确立的治疗原则。疾病的发生,从根本上说是阴阳的相对平衡遭到破坏,出现了阴阳的偏盛偏衰。因此调整阴阳,补偏救弊,使其恢复相对平衡,是临床治疗的重要法则之一。

1. 损其有余

损其有余,是针对阴阳偏盛病理变化所确立的治疗原则。阴阳偏盛,即阴偏盛或阳偏盛。阴盛则寒,阳盛则热,临床表现均为实证,应根据实则泻之的原则损其有余。对阳盛则热的实热证,根据热者寒之的原则,用寒凉的药物来清泻阳热。对阴盛则寒的实寒证,根据寒者热之的原则,用温热的药物来温散阴寒。

由于"阴胜则阳病,阳胜则阴病"(《素问·阴阳应象大论》)。因此,在阴阳偏盛的病变中,应注意有无另一方偏衰的情况存在。若有相对一方偏衰时,则当兼顾其不足,配以滋阴或助阳之品。

2. 补其不足

补其不足,又称补其偏衰,是针对阴阳偏衰的病机所确立的治疗原则。阴虚者补阴;阳虚者补阳;阴阳两虚者,当阴阳双补;亡阴或亡阳者,当回阳救逆或救阴固脱。这些都是属于补其不足。临床常用者主要有以下四种方法。

(1)阳病治阴

阳病治阴指阴液不足所致阳热相对偏亢的虚热证,用滋阴的方法治疗。阴不足,阳有余,则虚火上炎。此并非火热之有余,乃水之不足,不宜用寒凉药物直折其热,须滋阴养液之方药,使阴气复而阳热自退。即"壮水之主,以制阳光"(王冰)。

(2) 阴病治阳

阴病治阳指阳气不足所致阴寒内生的虚寒证，用温阳的方法治疗。阳不足而致阴寒内生，此并非阴邪有余，乃火之不足，不宜用辛热药物以攻寒，须用温补阳气之方药，使阳气复而阴寒自消。即"益火之源，以消阴翳"（王冰）。

(3) 阴中求阳，阳中求阴

阴中求阳，即在治疗肾阳虚证时，于温补肾阳方药中加入适量滋补肾阴之品，使"阳得阴助而生化无穷"；阳中求阴，即在治疗肾阴虚证时，于滋补肾阴的方药中加入适量的温补肾阳之品，使"阴得阳升而泉源不竭"。这是根据阴阳互根互用原理确立的治疗方法。

(4) 阴阳双补

阴阳双补是针对阴阳互损病机确立的治法，适用于阴阳两虚证。临床多见于外感疾病的后期和慢性迁延性疾病。由于阴不足而损阳，阳不足而损阴，最后导致阴阳两虚，治疗时应补阴与补阳同时并用。

(五) 调理气血

气血是构成人体的基本物质，亦是脏腑生理活动的物质基础，疾病过程中，每伴有气血失调的病理变化。调理气血就是针对气血失调的病机而确立的治疗原则。

1. 调气

调气是针对气虚和气机失调病机所确立的治则。

(1) 补气

气虚证宜补气。由于气的来源主要是先天之精气、水谷之精气和自然界之清气，其生成与肺主气、脾主运化、肾藏精气的生理功能有关，因此，在补气时，应注意调补脾肺肾的生理功能，而调补脾胃尤为治疗气虚的重点。

(2) 调理气机

调理气机适用于气机失调引起的病证。其原则和方法，可概括为以下两个方面。

顺应脏腑气机的升降规律　脏腑有着特定的气机升降出入规律，如脾气主升，胃气主降，肝主升发，肺主肃降等。调理气机时应针对其证候特点而顺应这种规律，如肺气、胃气宜降，脾气宜升提，肝气宜疏等。

调理气机紊乱的病理状态　气机紊乱有多种表现形式，如气滞、气逆、气脱、气闭等。治疗时应针对其不同的证候性质而调理，如气滞者宜行气；气逆者宜降气；气闭者宜开窍通闭；气脱者宜益气固脱。

2. 理血

理血是针对血虚和血的运行失常病机所确立的治则。

(1) 补血

血虚证宜补血。由于血的生成和功能与心主血、肝藏血、脾生血、肾精化血等有着密切联系，因此，补血时应注意调补上述脏腑的生理功能，而调补脾胃尤为治疗血虚证的重点。因气能生血，故常在补血的方药中配入补气药物，以收补气生血之效。

(2) 调理血行

血液对脏腑组织的营养和濡润作用，必须通过血液的正常运行才能得以实现。在致病因素下，血的运行失常可出现血瘀、血热，或出血等病理变化。调理血行，即根据血液运行出现的病理变化而进行调理。血瘀者,宜活血化瘀;血热者,宜清热凉血;出血者,当根据导致出血的病因、病机而施以不同的治法,如清热止血、益气摄血、化瘀止血、收涩止血等。

3. 气血双调

气血双调是针对气血关系失常病机所确立的治则。气血之间,存在着互根互用的关系,古人称"气为血之帅,血为气之母"。气血关系失调,常有气病及血,或血病及气的病理变化,表现为气血同病。在治疗时,当气血双调,使气血关系恢复到正常状态。常用方法有以下几种。

(1) 气血双补

气血双补是指益气与养血并用的一种治法。适用于气血两虚证。临床根据气血的虚损程度和主次,或以益气为主,辅以养血;或以养血为主,佐以益气。益气养血并用,达到气血双补的目的。

(2) 行气活血

行气活血是指行气与活血化瘀并用的一种治法。适用于气滞血瘀证。若为气滞导致血瘀者,应以行气为主,佐以活血化瘀;若为血瘀导致气滞者,应以活血化瘀为主,兼以行气。行气活血并用,以恢复气血的正常运行。

(3) 益气摄血

益气摄血是指补益中气而制止出血的一种治法。适用于气虚不能摄血所致的出血证。临床常以益气健脾为主,佐以收涩止血,以达到制止出血的目的。

(六) 调理脏腑

调理脏腑,是针对脏腑失调病机所确立的治疗原则。疾病在发生、发展过程中,不管是外感疾病,还是内伤疾病,每引起脏腑的阴阳气血失调和脏腑的机能紊乱,因而调理脏腑,就成为中医治疗疾病的一项重要内容和基本原则。临床运用这一原则,既要注意调整脏腑的阴阳气血,又要注意协调脏腑之间的关系,使之恢复到平衡有序的状态。

1. 调理脏腑的阴阳气血

脏腑的生理功能不同,其阴阳气血失调的病理变化不尽一致。因此,应根据脏腑病理变化的特点,采用相应的治疗方法,虚则补之,实则泻之,以恢复脏腑阴阳气血的平衡。如肝体阴而用阳,其阴阳气血失调,多见肝气、肝阳有余,肝血、肝阴不足。在治疗时,肝气郁结者,宜疏肝理气;肝火上炎者,宜清降肝火;肝血不足者,宜补养肝血;肝阴不足者,宜滋养肝阴;肝阳上亢、肝风内动者,宜滋阴潜阳、平肝息风等。

2. 顺应脏腑的生理特性

由于脏腑的阴阳五行属性、气机升降出入规律、苦欲喜恶等生理特性不同,因此在调理脏腑时,须顺应脏腑的生理特性而治。例如,脾胃属五行之土,而脾为阴土,阳气易损;胃为阳土,阴气易伤。脾喜燥恶湿,胃喜润恶燥;脾气主升,以升为顺,胃气主降,以降为和。故治脾常宜甘温之剂,以助其升运,而慎用阴寒滋腻之品,以免助湿伤阳;治胃常用甘寒之剂,以助其通降,而慎用温燥之剂,以免化燥伤阴。

3. 协调脏腑之间的关系

人体是一个有机整体,脏腑之间在生理上相互为用,在病理上也相互影响。当某一脏腑发生病变时,会影响到其他脏腑,故在治疗脏腑病变时,不能单纯考虑一个脏(腑),而应从整体出发,注意调整各脏腑之间的关系。如咳喘病证,病位虽在于肺,但与五脏六腑都相关;因心血不足,心脉瘀阻而致肺气失降的喘咳,应温补心阳;因肝火亢盛,气火上逆所致的咳血,则应清泻肝火;因脾虚湿聚生痰,痰湿壅肺,以致肺失宣降的咳嗽咳痰,应健脾燥湿;由肾阴虚不能滋肺,肺失津润而引起的干咳、口咽干燥,则应滋肾润肺;若因大肠热结,肺气不降而致的气喘,则宜通腑泻热。正如《素问·咳论》所载:"五脏六腑皆令人咳,非独肺也。"同样,其他脏腑的病变,也应根据各脏腑生理、病理上的联系和影响,注意调整其间的关系。

(七)三因制宜

三因制宜,即因时制宜、因地制宜、因人制宜。三因制宜,是指治疗疾病要根据季节气候、地理环境以及患者的体质、性别、年龄等不同情况,制订适宜的治疗原则和采用适宜的治疗方法。由于疾病的发生、发展与转归,常受时令气候、地理环境、体质因素等多方面因素的影响,因此在治疗疾病时,应充分考虑以上因素,从而制订相适宜的治则和采用适宜的治疗方法。

1. 因时制宜

四时气候的变化,对人体的生理、病理有一定的影响,而反常的气候则更是诱发疾病的重要条件。根据不同季节气候特点来确定治疗用药的治则,称为因时制宜。如夏季人体肌腠疏松,汗出较多,即使外感风寒,用药也不宜过于辛温发散,以防开泄太过,损伤津气,还可给予清凉饮料以补充津液、清降暑热。冬季则腠理致密,出汗较少,外感风寒时可适当重用辛温发散之品,并可食热粥以助汗,使寒从汗解。

2. 因地制宜

因地制宜,就是要根据不同地区的地理环境特点,来考虑治法与用药的治则。不同地区由于气候条件及生活习惯的不同,人的生理和病理也不尽相同,所以治疗与用药也应当有所区别。如我国西北高原地区气候干燥寒冷,所以病多燥寒,治疗时宜偏于辛润;东南沿海地区气候潮湿而温热,所以病多湿热,治疗时宜偏于清化。即使相同的病证,治疗用药亦当考虑不同地区的特点。例如同一风寒表证,都需用辛温解表药,在西北干寒地区往往要用麻黄、桂枝,而在东南湿热地区常常选用荆芥、防风、香薷、藿香等,而且用量也轻。

3. 因人制宜

根据患者年龄、性别、体质等不同特点,来考虑治疗用药的原则,称为"因人制宜"。

(1)不同年龄的治疗用药原则

年龄不同,生理状况和病理反应也有差异,治疗用药就要考虑这些情况,区别对待。如小儿生机旺盛,气血未充,脏腑娇嫩,易寒易热,易虚易实,病情变化迅速,故用药忌投峻攻、大补,药量宜轻。青壮年生机旺盛,体质强壮,患病多热证实证,若用攻伐之品,剂量可稍重。老年人脏腑功能衰退,患病多虚,或虚实错杂,用药宜平和,攻伐之品应中病即止,慎用峻烈药物,以防耗其元气。

(2)不同性别的治疗用药原则

男女性别不同,各有其生理病理特点,治疗用药亦当有别,特别是妇女有经、带、胎、产的不同情况,用药要审慎。如月经期,慎用破血逐瘀之品,以免造成出血不止;妊娠期间,禁用或慎用峻下、破血、走窜或有毒的药物,以免影响胎儿等。

(3)不同体质的治疗用药原则

由于先天禀赋和后天调养的影响,人的体质是不相同的,存在着强弱不同和阴阳之偏。人的体质差异,用药也应注意。如体质强者,病证多实,耐受攻伐,故用药宜重;体质弱者,病证多虚或虚实错杂,治疗宜补,祛邪则药量宜轻。再如偏阳盛或阴虚之体,当慎用温热之品;偏阴盛或阳虚之体,当慎用寒凉之药等。

总之,因时、因地、因人制宜的治疗原则,体现了中医治疗疾病的整体观念和辨证论治特点,在临床上要很好地灵活掌握。

第四节　康复原则

一、康复学的意义

康复,即恢复平安或健康之意。中医康复学,是以中医理论为指导,研究各种有利于疾病康复的方法和手段,使伤残者、慢性病者、老年病者及急性病缓解期患者的身体功能和精神状态最大限度地恢复健康的综合性学科。中医康复学历史悠久,有着完整而独特的理论和丰富多彩、行之有效的康复方法,对于帮助伤残者消除或减轻功能缺陷,帮助慢性病、老年病等患者祛除病魔,恢复身心健康,重返社会,均发挥着极其重要的作用。

二、康复的基本原则

前述养生原则、预防原则、治疗原则基本上都适应于康复治疗。区别在于目的不同,康复的目的,旨在促进和恢复病残障者的身心健康;康复的侧重点是恢复功能,重返社会。中医康复学研究、治疗的对象是残疾者、老年人、慢性病者等,单一的方法和技术难以取得好的疗效,因此,在康复过程中主张遵循《素问·异法方宜论》提倡的"圣人杂合以治,各得其所宜"的原则。因此康复的总原则是"杂合以治"。所谓"杂合以治",就是综合运用各种方法和技术;"各得其所宜",便是根据客观病情的需要,而分别采用不完全相同的多种方法和技术。

在"杂合以治"思想的指导下,康复的基本原则主要有形体保养与精神调摄结合、内治方法与外治方法结合、药物治疗与饮食调养结合、自然康复与治疗康复结合等。

(一)形神结合,功能优先

形神结合,是指形体治疗与精神调摄相结合。早在《内经》中就把"形与神俱"作为身体健康的基本要求,即人的健康既要身体强健,也应保持心理、精神的良好状态。因此,康复医疗必须从形和神两方面进行调理。养形,一是通过药物或食疗,注重补益精血,以滋养形体。二是注意适当运动,以促进周身气血运行,增强抗邪能力。调神主要是通过语言疏导、娱乐等方法,使患者消除不良情绪,保持乐观平和的精神状态,树立战胜疾病的信心,以积极的心态配合医生进行康复治疗。总之,通过形体保养与精神调摄,使形体安康,精神健旺,形神协调,以期达到身心整体康复的目的。

康复医学以功能障碍为主要作用对象,因此,功能康复是其主要治疗目的。中医认为神是生命活动的主宰,形神合一构成了人的生命。《淮南子·原道训》曰:"夫形者生之舍也,气者生之充也,神者生之制也。"功能康复即是训练"神"对"形"的支配作用。如导引、运动训练、气功等方法,即是形与神俱的康复方法。如偏瘫运动功能的丧失,就是神对肢体的主宰作用的丧失,强调主动运动训练的重要性,与现代康复学的运动再学习的指导思想完全相同。

(二)内外合治,因人而异

内外结合,即内治法与外治法相结合。内治法一般是指药物内服的方法。外治法则包括非内服药物的多种疗法,如针灸、推拿、气功、传统体育、药物外用等等。内治法可调整脏腑阴阳气血,恢复和改善脏腑组织的功能活动;外治法能通过经络的调节作用,疏通体内气血运行。临床可根据病情需要,内外结合,综合调治,以促进患者的整体康复。一般来说,病在脏腑者,以内治为主,可配合外治;病在经络者,以外治为主,可配合内治;若脏腑经络同病者,则内治与外治并重。如高血压病常以药物内治为主,可配合针灸、推拿、磁疗等外治之法,以增强疗效。

(三)药食结合,保护脾胃

药食结合,是指药物治疗与饮食调理相结合。药物治疗具有康复作用强、见效快的特点,是康复医疗的主要措施。但恢复期的患者大多病情复杂,病程较长,长期服药,既难以坚持,又可能会损伤脾胃功能。饮食虽不能直接祛邪,但能调节脏腑机能,促进疾病康复。很多中药本身就是食物,比如山药、山楂、蜂蜜、红枣等。食物也具有一定的药效,如小麦可补心安神,豆制品具有宽中益气、调和脾胃的作用等。在药物康复医疗过程中,可根据病情需要,有选择地多吃一些有利于某病康复的食物,做到药物治疗与饮食调养相结合,不仅能增强疗效,还可以预防药物的副作用,有助于患者康复。

(四)自然康复与治疗康复结合

自然康复是借助自然因素促进患者康复的方法,如日光浴、森林浴、海水浴、温泉浴、泥疗、沙疗、磁疗、鲜花疗法、颜色疗法等,音乐疗法也常归属于自然康复疗法的范畴。人与自然界是密不可分,人在影响和改造自然的同时,也在时刻受到大自然的影响,不同的自然因素会对人体产生不同的影响,如空气疗法可使人头脑清醒、心胸开阔,有利于全身气机的调节;日光疗法可温养体内的阳气,促进气血流通等等。因此,在运用各种康复疗法的同时,可以有选择性和针对性地结合自然康复法,可以缩短康复进程。

 目标检测

一、选择题

(一)单项选择题

1. 见肝之病,先实其脾气,这种治疗属于(　　)
   A. 早期治疗　　B. 治病求本　　C. 扶正祛邪　　D. 控制传变　　E. 急则治标
2. "寒因寒用"的治则是(　　)
   A. 虚寒证用寒药　　　　　　B. 实寒证用寒药
   C. 假热证用寒药　　　　　　D. 假寒证用寒药
   E. 虚热证用寒药
3. "塞因塞用"的治则,适用于治疗(　　)
   A. 虚实夹杂　　B. 真实假虚证　　C. 真虚假实证　　D. 表实里虚证　　E. 上实下虚证
4. 中医治疗疾病的基本观念是(　　)
   A. 调整阴阳　　B. 治病求本　　C. 扶正祛邪　　D. 标本缓急　　E. 因人因地制宜
5. 中医学"治未病"的指导思想,最早见于(　　)
   A.《内经》　　B.《难经》　　C.《伤寒杂病论》D. 诸病源候论　　E.《温疫论》
6. 下列属于反治法则的是(　　)

A. 热者寒之　　B. 热因热用　　C. 阴病治阳　　D. 虚则补之　　E. 阴中求阳

7. 正虚邪实而不耐攻伐的患者一般采用(　　)
   A. 扶正为主　　　　　　B. 祛邪为主
   C. 扶正祛邪并用　　　　D. 先扶正后祛邪
   E. 先祛邪后扶正

8. "寒因寒用"的治则适用于(　　)
   A. 寒热错杂　　B. 真寒假热　　C. 真热假寒　　D. 阳虚生寒　　E. 阴盛则寒

9. "阳病治阴"的治法适用于(　　)
   A. 虚热证　　B. 实热证　　C. 虚寒证　　D. 实寒证　　E. 寒热错杂证

10. "虚则补之，实则泻之"属于(　　)
    A. 反治法　　B. 治标法　　C. 从治法　　D. 标本兼治法　　E. 正治法

11. 下列哪种治法属于反治法(　　)
    A. 热者寒之　　B. 热因热用　　C. 上病下取　　D. 阴病治阳　　E. 阳中求阴

12. "壮水之主，以制阳光"指(　　)
    A. 阴中求阳　　B. 阳中求阴　　C. 阳病治阴　　D. 阴病治阳　　E. 治寒以热

13. 攻补兼施治则适用于何证(　　)
    A. 虚证　　B. 真实假虚证　　C. 实证　　D. 真虚假实证　　E. 虚实夹杂证

14. 真实假虚证的治疗原则应是(　　)
    A. 祛邪兼扶正　　B. 扶正兼祛邪　　C. 先祛邪后扶正　　D. 单独祛邪　　E. 先扶正后祛邪

15. 真虚假实证的治疗原则应是(　　)
    A. 单独祛邪　　　　　　B. 单独扶正
    C. 先扶正后祛邪　　　　D. 扶正兼祛邪
    E. 祛邪扶正并重

16. "通因通用"适用于下列哪种病证(　　)
    A. 脾虚泄泻　　B. 肾虚泄泻　　C. 食积泄泻　　D. 气虚泄泻　　E. 寒湿泄泻

17. "塞因塞用"不适用于下列哪种病证(　　)
    A. 脾虚腹胀　　B. 血枯经闭　　C. 肾虚尿闭　　D. 气郁腹胀　　E. 阴虚便秘

18. 阴中求阳的治疗方法是指(　　)
    A. 在扶阳剂中适当佐以滋阴药　　B. 在滋阴剂中适当佐以扶阳药
    C. 温阳散寒同时佐以扶阳　　　　D. 充分滋阴的基础上配以补阳剂
    E. 以上皆不是

19. 阴病治阳适用于下列何证(　　)
    A. 实热证　　B. 实寒证　　C. 阴阳两虚　　D. 虚寒证　　E. 虚热证

(二)多项选择题

20. 中医学"治未病"是指(　　)
    A. 未病先防　　B. 治标治本　　C. 既病防变　　D. 正治反治　　E. 三因制宜

21. 养生的基本原则通过以下哪项来实施(　　)
    A. 适应自然　　B. 调摄精神　　C. 饮食有节　　D. 锻炼形体　　E. 避邪防病

22. 下列治则属于"正治"的是(　　)

A.寒者热之　　B.热者寒之　　C.虚则补之　　D.实则泻之　　E.以通治通
23.下列属于治则的是(　　)
　　A.扶正　　　　B.祛邪　　　　C.正治　　　　D.反治　　　　E.养血
24."因人制宜"原则包括考虑患者的(　　)
　　A.性别的差异　　　　　　　　B.年龄的不同
　　C.体质的差异　　　　　　　　D.地理环境的特点
　　E.气候特点
25.下列属于因时制宜范畴的是(　　)
　　A.夏季慎用温热　　　　　　　B.冬季慎用寒凉
　　C.暑邪致病应解暑化湿　　　　D."春不用桂枝"
　　E."夏不用麻黄"
26.临床治疗时,应慎用寒凉药物的季节是(　　)
　　A.春　　　　　B.夏　　　　　C.长夏　　　　D.秋　　　　　E.冬
27.中医的基本治则,主要有(　　)
　　A.正治与反治　B.治标与治本　C.扶正与祛邪　D.调整阴阳　　E.三因制宜
28.中医养生的主要作用为(　　)
　　A.增强体质　　　　　　　　　B.预防疾病
　　C.增强心理调摄能力　　　　　D.延缓衰老
　　E.促进病体康复

二、问答题

1.怎样做到适应自然养生?
2.正治适用于哪些病证?
3.何谓反治?适用于哪些病证?
4.扶正与祛邪有何关系?
5.扶正适用于哪些病证?
6.祛邪适用于哪些病证?
7.何谓阴中求阳?
8.治疗疾病时,为何要因时、因地、因人制宜?
9.简述调摄精神在养生实践中的重要性。
10.如何理解既病防变?具体措施有哪些?
11.简述标本的概念。
12.简述寒因寒用、热因热用、塞用塞用、通因通用的含义及适用证候。

附:中医体质分类与判定

(中华中医药学会 2009 年 4 月 9 日发布)

一、判定方法

回答《中医体质分类与判定表》中的全部问题,每一问题按 5 级评分,计算原始分及转化分,依标准判定体质类型。

原始分=各个条目分值相加。

转化分数=[(原始分-条目数)/(条目数×4)]×100

二、判断标准

平和质为正常体质,其他 8 种体质为偏颇体质。判断标准见下表。

体质类型	条件	判断结果
平和质	转化分≥60 分 其他 8 种体质转化分均<30 分	是
	转化分≥60 分 其他 8 种体质转化分均<40 分	基本是
	不满足上述条件者	否
偏颇体质	转化分≥40 分	是
	转化分 30~39 分	倾向是
	转化分<30 分	否

三、中医体质分类与判断表

平和质(A 型)

请根据近一年的体验和感觉,回答以下问题	没有 (根本不)	很少 (有一点)	有时 (有些)	经常 (相当)	总是 (非常)
(1)您精力充沛吗?	1	2	3	4	5
(2)您容易疲劳吗?*	1	2	3	4	5
(3)您说话声音低弱无力吗?*	1	2	3	4	5
(4)您感到闷闷不乐、情绪低落吗?*	1	2	3	4	5
(5)您比一般人耐受不了寒冷(冬天的寒冷,夏天的冷空调、电扇等)吗?*	1	2	3	4	5
(6)您能适应外界自然和社会环境的变化吗?	1	2	3	4	5
(7)您容易失眠吗?*	1	2	3	4	5
(8)您容易忘事(健忘)吗?*	1	2	3	4	5

判断结果:□是　　□基本是　　□否

(注:标有 * 的条目需先逆向计分,即:1→5,2→4,4→2,5→1,再用公式转化分)

气虚质(B型)

请根据近一年的体验和感觉,回答以下问题	没有 (根本不)	很少 (有一点)	有时 (有些)	经常 (相当)	总是 (非常)
(1)您容易疲乏吗?	1	2	3	4	5
(2)您容易气短(呼吸短促、接不上气)吗?	1	2	3	4	5
(3)您容易心慌吗?	1	2	3	4	5
(4)您容易头晕或站起时晕眩吗?	1	2	3	4	5
(5)您比别人容易患感冒吗?	1	2	3	4	5
(6)您喜欢安静、懒得说话吗?	1	2	3	4	5
(7)您说话声音低弱无力吗?	1	2	3	4	5
(8)您活动量稍大就容易出虚汗吗?	1	2	3	4	5
判断结果:□是　　□基本是　　□否					

阳虚质(C型)

请根据近一年的体验和感觉,回答以下问题	没有 (根本不)	很少 (有一点)	有时 (有些)	经常 (相当)	总是 (非常)
(1)您手脚发凉吗?	1	2	3	4	5
(2)您胃脘部、背部或腰膝部怕冷吗?	1	2	3	4	5
(3)您感到怕冷、衣服比别人穿得多吗?	1	2	3	4	5
(4)您冬天更怕冷,夏天不喜欢吹电扇、空调吗?	1	2	3	4	5
(5)您比别人容易患感冒吗?	1	2	3	4	5
(6)您吃(喝)凉的东西会感到不舒服或者怕吃(喝)凉的吗?	1	2	3	4	5
(7)您受凉或吃(喝)凉的东西后,容易腹泻、拉肚子吗?	1	2	3	4	5
判断结果:□是　　□基本是　　□否					

阴虚质(D型)

请根据近一年的体验和感觉,回答以下问题	没有 (根本不)	很少 (有一点)	有时 (有些)	经常 (相当)	总是 (非常)
(1)您感到手脚心发热吗?	1	2	3	4	5
(2)您感觉身体、脸上发热吗?	1	2	3	4	5
(3)您皮肤或口唇干吗?	1	2	3	4	5
(4)您口唇的颜色比一般人红吗?	1	2	3	4	5

续阴虚质(D型)

(5)您容易便秘或大便干燥吗?	1	2	3	4	5
(6)您面部两颧潮红或偏红吗?	1	2	3	4	5
(7)您感到眼睛干涩吗?	1	2	3	4	5
(8)您感到口干咽燥、总想喝水吗?	1	2	3	4	5

判断结果:□是　　□基本是　　□否

痰湿质(E型)

请根据近一年的体验和感觉,回答以下问题	没有 (根本不)	很少 (有一点)	有时 (有些)	经常 (相当)	总是 (非常)
(1)您感胸闷或腹部胀满吗?	1	2	3	4	5
(2)您感到身体沉重不轻松或不爽快吗?	1	2	3	4	5
(3)您腹部肥满松软吗?	1	2	3	4	5
(4)您有额部油脂分泌多的现象吗?	1	2	3	4	5
(5)您上眼睑比别人肿(上眼睑轻微隆起的现象)吗?	1	2	3	4	5
(6)您嘴里有黏黏的感觉吗?	1	2	3	4	5
(7)您平时痰多,特别是感到咽喉部总有痰堵着吗?	1	2	3	4	5
(8)您舌苔厚腻或有舌苔厚厚的感觉吗?	1	2	3	4	5

湿热质(F型)

请根据近一年的体验和感觉,回答以下问题	没有 (根本不)	很少 (有一点)	有时 (有些)	经常 (相当)	总是 (非常)
(1)您面部或鼻部有油腻感或者油光发亮吗?	1	2	3	4	5
(2)您脸上容易生痤疮或皮肤容易生疮疖吗?	1	2	3	4	5
(3)您感到口苦或嘴里有异味吗?	1	2	3	4	5
(4)您大便黏滞不爽、有解不尽的感觉吗?	1	2	3	4	5
(5)您小便时尿道有发热感、尿色浓(深)吗?	1	2	3	4	5
(6)您带下色黄(白带颜色发黄)吗?(限女性回答)	1	2	3	4	5
(7)您的阴囊潮湿吗?(限男性回答)	1	2	3	4	5

判断结果:□是　　□基本是　　□否

血瘀质（G型）

请根据近一年的体验和感觉,回答以下问题	没有（根本不）	很少（有一点）	有时（有些）	经常（相当）	总是（非常）
(1)您的皮肤在不知不觉中会出现青紫瘀斑（皮下出血）吗？	1	2	3	4	5
(2)您的两颧部有细微红丝吗？	1	2	3	4	5
(3)您身体上有哪里疼痛吗？	1	2	3	4	5
(4)您面部晦暗或容易出现褐斑吗？	1	2	3	4	5
(5)您会出现黑眼圈吗？	1	2	3	4	5
(6)您容易忘事（健忘）吗？	1	2	3	4	5
(7)您口唇颜色偏暗吗？	1	2	3	4	5

判断结果：□是　　□基本是　　□否

气郁质（H型）

请根据近一年的体验和感觉,回答以下问题	没有（根本不）	很少（有一点）	有时（有些）	经常（相当）	总是（非常）
(1)您感到闷闷不乐、情绪低沉吗？	1	2	3	4	5
(2)您精神紧张、焦虑不安吗？	1	2	3	4	5
(3)您多愁善感、感情脆弱吗？	1	2	3	4	5
(4)您容易感到害怕或受到惊吓吗？	1	2	3	4	5
(5)您胁肋部或乳房胀痛吗？	1	2	3	4	5
(6)您无缘无故叹气吗？	1	2	3	4	5
(7)您咽喉部有异物感,且吐之不出、咽之不下吗？	1	2	3	4	5

判断结果：□是　　□基本是　　□否

特禀质（I型）

请根据近一年的体验和感觉,回答以下问题	没有（根本不）	很少（有一点）	有时（有些）	经常（相当）	总是（非常）
(1)您没有感冒也会打喷嚏吗？	1	2	3	4	5
(2)您没有感冒也会鼻塞、流鼻涕吗？	1	2	3	4	5
(3)您有因季节变化、温度变化或异味等原因而咳喘的现象吗？	1	2	3	4	5
(4)您容易过敏（药物、食物、气味、花粉、季节交替时、气候变化等）吗？	1	2	3	4	5

续特禀质（Ⅰ型）

(5)您的皮肤起荨麻疹(风团、风疹块、风疙瘩)吗？	1	2	3	4	5
(6)您的皮肤因过敏出现过紫癜(紫红色瘀点、瘀斑)吗？	1	2	3	4	5
(7)您的皮肤一抓就红，并出现抓痕吗？	1	2	3	4	5

判断结果：□是　　□基本是　　□否

示例1：

某人各体质类型转化分如下：平和质75分，气虚质56分，阳虚质27分，阴虚质25分，痰湿质12分，湿热质15分，血瘀质20分，气郁质18分，特禀质10分。根据判定标准，虽然平和质转化分≥60分，但其他8种体质转化分并未全部＜40分，其中气虚质转化分≥40分，故此人不能判定为平和质，应判定为气虚质。

示例2：

某人各体质类型转化分如下：平和质75分，气虚质16分，阳虚质27分，阴虚质25分，痰湿质32分，湿热质25分，血瘀质10分，气郁质18分，特禀质10分。根据判定标准，平和质转化分≥60分，且其他8种体质转化分均＜40分，可判定为基本是平和质。同时，痰湿质转化分在30～39分之间，可判定为痰湿质倾向。故此人最终体质判定结果是平和质，有痰湿质倾向。

参考文献

[1] 孙广仁,郑洪新.中医基础理论[M].3版.北京:中国中医药出版社,2012.
[2] 李德新.中医基础理论[M].北京:人民卫生出版社,2002.
[3] 宋传荣,何正显.中医学基础概要[M].2版.北京:人民卫生出版社,2010.
[4] 朱文峰.中医诊断学[M].2版.北京:中国中医药出版社,2007.
[5] 刘燕池,雷顺群.中医基础理论[M].北京:学苑出版社,2005.
[6] 郭辉.中医基础学[M].北京:中国医药科技出版社,1998.
[7] 孟景春.中医养生康复学概论[M].上海:上海科学技术出版社,1992.
[8] 苏新民.中医护理学[M].西安:西安交通大学出版社,2013.
[9] 吴润秋.中医学基础[M].北京:中国中医药出版社,2006.
[10] 张珍玉.中医学基础[M].北京:中国中医药出版社,1993.
[11] 叶玉枝.中医基本理论[M].2版.北京:人民卫生出版社,2013.
[12] 何晓晖.中医基础理论[M].2版.北京:人民卫生出版社,2010.
[13] 王敏勇.中医基础理论[M].北京:中国中医药出版社,2015.